护理心理学基础

查庆华　龚晴　姚淳　主编

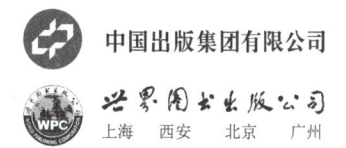

中国出版集团有限公司

世界图书出版公司

上海　西安　北京　广州

图书在版编目（CIP）数据

护理心理学基础/查庆华，龚晴，姚淳主编.—上海：上海世界图书出版公司，2024.2
ISBN 978-7-5232-0803-8

Ⅰ.①护… Ⅱ.①查…②龚…③姚… Ⅲ.①护理学－医学心理学－教材 Ⅳ.①R471

中国国家版本馆CIP数据核字（2023）第178041号

书　　　名	护理心理学基础
	Huli Xinlixue Jichu
主　　　编	查庆华　龚　晴　姚　淳
责任编辑	芮晴舟
装帧设计	汤　梅　郁　悦
出版发行	上海世界图书出版公司
地　　　址	上海市广中路88号9－10楼
邮　　　编	200083
网　　　址	http://www.wpcsh.com
经　　　销	新华书店
印　　　刷	江阴金马印刷有限公司
开　　　本	787 mm×1092 mm　1/16
印　　　张	15
字　　　数	300 千字
版　　　次	2024年2月第1版　2024年2月第1次印刷
书　　　号	ISBN 978-7-5232-0803-8/R·720
定　　　价	66.00元

版权所有　侵权必究

如发现印装质量问题，请与印刷厂联系
（质检科电话：021-52715559）

护理专业"互联网+"融合型教材系列丛书编委会

主任/总主编：沈小平

上海市海外名师、国家外国专家局科教文卫类专家、全国医学高职高专教育研究会护理教育分会副会长、上海市高职高专医药健康类专业教学指导委员会副主任/医药分专业委员会主任、上海思博职业技术学院董事副校长兼卫生技术与护理学院院长

主审：章雅青

教育部护理学专业认证工作委员会副主任委员、教育部高等学校护理学类专业教学指导委员会委员、上海市护理学会护理教育专委会主任、《上海交通大学学报（医学版）》编辑部主任/常务副主编

副主任：

叶　萌　上海思博职业技术学院
杨　蕾　上海城建职业学院
蒋　颖　上海健康医学院

秘书长：

叶　萌　上海思博职业技术学院

编委（以姓氏拼音为序）：

白姣姣	复旦大学附属华东医院	王婷婷	上海立达学院
蔡　敏	上海中医药大学附属中西医结合医院	王　挺	上海城建职业学院
常嘉琪	吉林职工医科大学	王　莹	上海市第一康复医院
程　云	复旦大学附属华东医院	吴景芳	上海震旦职业技术学院
董　萍	上海交通大学医学院附属精神卫生中心	许方蕾	同济大学附属同济医院
顾妙娟	复旦大学附属华山医院	杨　雅	上海大华医院
郭智慧	上海国际医学中心	姚　淳	上海济光职业技术学院
侯黎莉	上海交通大学医学院附属第九人民医院	俞海萍	同济大学附属东方医院
胡三莲	上海交通大学医学院附属第六人民医院	张　捷	上海中侨职业技术大学
李　红	上海交通大学医学院附属国际和平妇幼保健院	张　林	复旦大学附属上海公共卫生临床中心
李晓静	上海市浦南医院	张伟英	同济大学附属东方医院
李玉梅	同济大学附属肺科医院	张晓宇	上海东海职业技术学院
林　斌	无锡卫生高等职业技术学院	张雅丽	上海思博职业技术学院
刘晓芯	上海交通大学医学院附属胸科医院	张　颖	复旦大学附属华东医院
卢敏芳	甘肃省武威职业学院	张玉侠	复旦大学附属中山医院
陆群峰	上海交通大学医学院附属上海市儿童医院	周花仙	复旦大学附属浦东医院
栾　伟	上海中医药大学附属曙光医院	周文琴	上海中医药大学附属龙华医院
马志华	上海思博职业技术学院	周　璇	昆明卫生职业学院
毛燕君	同济大学附属肺科医院	周一峰	上海南湖职业技术学院
彭　飞	海军军医大学附属长征医院	朱凌燕	上海交通大学医学院附属第六人民医院
阮春凤	上海交通大学医学院附属仁济医院	朱唯一	上海交通大学医学院附属瑞金医院
孙　敏	上海市第四康复医院	朱晓萍	同济大学附属第十人民医院
王　蕾	同济大学附属皮肤病医院		

《护理心理学基础》编写委员会

主　编：查庆华　龚　晴　姚　淳
副主编：戴小诗　陶冬艳
编　者：

查庆华　上海交通大学医学院附属瑞金医院
龚　晴　上海交通大学医学院附属精神卫生中心
姚　淳　上海济光职业技术学院
戴小诗　上海市浦东模范中学
陶冬艳　昆明卫生职业学院
陈海燕　上海交通大学医学院附属精神卫生中心
胡　颖　上海交通大学医学院附属瑞金医院
胡琰霞　上海交通大学医学院附属瑞金医院
李玉华　上海市宝山区精神卫生中心
刘　佳　重庆医药高等专科学校
刘　箫　重庆市第五人民医院
刘　玥　上海交通大学医学院附属精神卫生中心
汪　靖　上海交通大学医学院附属瑞金医院
杨　柳　上海交通大学医学院附属瑞金医院

上智云图
使用说明

一册教材 = 海量教学资源 = 开放式学堂

微课视频
知识要点
名师示范
扫码即看
备课无忧

教学课件
教学课件
精美呈现
下载编辑
预习复习

在线案例
具体案例
实践分析
加深理解
拓展应用

拓展学习
课外拓展
知识延伸
强化认知
激发创造

素材文件
多样化素材
深度学习
共建共享

"上智云图"为学生个性化定制课程,让教学更简单。

PC 端登录方式: www.szytu.com

详细使用说明请参见网站首页
《教师指南》《学生指南》

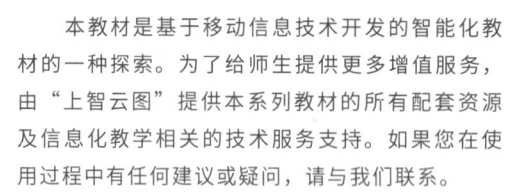

　　本教材是基于移动信息技术开发的智能化教材的一种探索。为了给师生提供更多增值服务,由"上智云图"提供本系列教材的所有配套资源及信息化教学相关的技术服务支持。如果您在使用过程中有任何建议或疑问,请与我们联系。

教材课件获取方式:
1. 课件下载 www.hedubook.com;
2. 上智云图 www.szytu.com;
3. 编辑邮箱 1626182826@qq.com;
4. 电话 (021) 52718669。

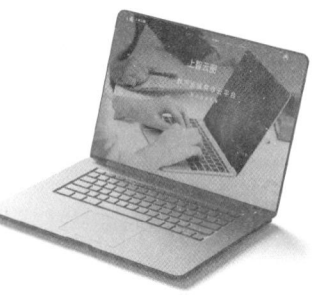

课程兑换码

微信二维码

总序 Prologue

医学教育是卫生健康事业发展的重要基石，作为我国医学教育的重要组成部分，护理高职高专教育为我国医疗卫生行业输送了大批实用技能型人才。本人在国内外医学教育领域学习工作50年，从事护理高职高专教育20年，深感当前编写一套适应现代化、国际化人才培养需求的教材的重要性和迫切性。

2020年9月，国务院办公厅印发《关于加快医学教育创新发展的指导意见》，提出以新理念谋划医学发展、以新定位推进医学教育发展、以新内涵强化医学生培养、以新医科统领医学教育创新，同时强调要"大力发展高职护理专业教育，加大护理专业人才供给"。

为更好地适应新时期医学教育改革发展的要求，培养更多能够满足人民健康需求的高素质、实用型护理人才，上海市高职高专医药健康类专业教学指导委员会规划了护理专业"互联网+"融合型教材共26个品种，旨在更好地为护理教育事业服务，向各级医疗机构输送更多的护理专业人才。

护理专业"互联网+"融合型教材的开发背景及其特色主要表现在以下几个方面：

一、社会对护理人员素质的要求日益提高，护理专业课程备受关注。随着医疗行业的不断发展和升级，对护理人员素质的要求也越来越高，要求具备丰富的专业知识和实践技能，同时具备更高的职业素养。因此，护理专业"互联网+"融合型教材的开发是顺应时代要求的必然选择。

二、护理课程的理论与实际操作相结合，重视实践技能培养。传统的护理教育注重护理知识的掌握，但往往在实践技能培养手段方面有所不足。而护理专业"互联网+"融合型教材强调理论与实践同步，重视实践技能的培养，且教材融入了丰富的"互联网+"教学手段，使学生能够获得更加全面的护理知识和技能。

三、护理课程的国际化发展趋势，力求与国际接轨。随着国际化进程的不断推进，护理课程的国际化发展趋势也越来越明显。护理专业"互联网+"融合型教材融入了国际化教育理念，使学生的知识和技能具有更加广阔的国际视野和竞争力。

四、护理课程的多元化发展趋势，需要满足不同角色和层次的需求。新型护理类高校教材针对不同层次的学生需求，设置了不同难度和深度的知识点，更能满足学生的不同需求。

综上所述，新型护理类高校教材具备理论联系实践、国际化、多元化等特点，对于适应时代要求、提高护理人员素质、满足社会发展需求具有重要意义和价值。

总主编 沈小平

2023年6月于上海

前言

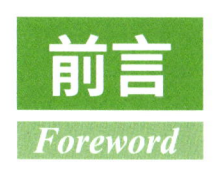

随着护理学科的飞速发展，在完善专科护理的同时，患者的心理护理也越来越受到重视。为了使患者的身心都得到高质量的护理，就要求临床护理人员具备护理心理学基础知识和人文关怀的实践技能，提升护理质量与患者满意度。

本教材按照"十三五"护理事业发展规划纲要和党的十九大"健康中国战略"，根据《国务院关于印发国家职业教育改革实施方案的通知》〔国发（2019）4号〕、《教育部财政部关于实施中国特色高水平高职学校和专业建设计划的意见》〔教职成（2019）5号〕、《教育部等九部门关于印发<职业教育提质培优行动计划（2020—2030）>的通知》〔教职成（2020）7号〕等通知的精神进行编写，内容全面，层次清晰。每章都配有相关案例，方便记忆和理解；课程内还包含在线资源，形式上有拓展阅读、复习与自测等，便于学生更好地掌握所学内容。另外，在线学习资源更新较为便捷，保证了教学内容的与时俱进，使课堂教学紧跟临床进展，提高了教材的实用性与新颖性。

全书共十章，包括心理学基础、身心疾病的种类、心理评估的方法、心理护理的策略、护理人员的心理特征、各类患者的心理表现以及心理学的研究方法等内容。另外，还编写了护理心理学的实训方案，更具备临床教学的可操作性，基本囊括了护理心理学的相关内容，适合高职院校的师生使用。

本教材在编写过程中得到了各方的支持与帮助，特别感谢各位编写老师的认真努力。本书的参编人员均为临床一线的护理专家及护理学院的资深教师，具有丰富的临床与教学经验。在编写过程中，各位专家共同讨论、互审稿件、多次修改，保证了教材内容的正确和完整。

由于编写时间有限，本教材难免有疏漏和不当之处，敬请各位读者和同行不吝指正，提出宝贵意见，以帮助我们提高教材的质量。

查庆华

2023年7月

目录 Contents

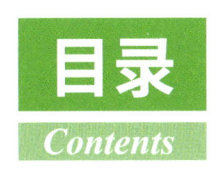

1 第一章 绪论
第一节 概述/3
第二节 护理心理学的历史、现状和趋势/4
第三节 学习护理心理学的意义/8

11 第二章 心理学相关基础知识
第一节 心理过程/13
第二节 个性心理/20
第三节 护理心理学相关的主要心理学理论/30

38 第三章 健康、应激与心身疾病
第一节 心理健康/40
第二节 应激与应对/42
第三节 心理挫折与防御机制/47
第四节 心身疾病/50

55 第四章 心理评估和心理护理
第一节 临床心理评估/57
第二节 临床心理护理/78

85 第五章 患者心理
第一节 患者和患者角色/87
第二节 患者心理需求/93
第三节 患者常见的心理变化和心理问题/98

104 第六章 护士心理

第一节　护士角色/106
第二节　护士心理素质的教育与管理/111

122 第七章 护患关系及沟通

第一节　护患关系/124
第二节　护患沟通/128

135 第八章 临床各类患者的心理护理

第一节　慢性病患者的心理特点与心理护理/137
第二节　急危重症患者的心理特点与心理护理/141
第三节　手术患者的心理特点与心理护理/143
第四节　肿瘤患者的心理特点与心理护理/146
第五节　临终患者的心理特点与心理护理/151
第六节　孕产妇的心理特点与心理护理/158
第七节　儿童患者的心理特点与心理护理/164
第八节　老年患者的心理特点与心理护理/171
第九节　移植患者的心理特点与心理护理/176

181 第九章 临床护理心理学的研究方法与实践

第一节　概述/183
第二节　临床护理心理学研究的常见类型/185
第三节　临床护理心理学的常用研究方法/192

202 第十章 护理心理学临床实训

第一节　气质类型调查分析/204
第二节　A型行为调查实验/211
第三节　心理健康量表测验/214
第四节　危机干预的技能训练/220
第五节　心理护理练习/222
第六节　护理人员心理品质及其培养练习/224

227 参考文献

第一章 绪 论

章前引言

19世纪60年代，南丁格尔创立了第一所护士学校，南丁格尔积极倡导护士职业人格应具有"高尚的品格、相当的专业知识、专门的操作技能"等。随着现代医学的快速发展，医学领域分工更加精细，护士专业技能更加凸显；随着医学技术革新加快，要求护士在工作中不断尝试应用、推广新技术，以指导和改进护理工作；随着人口老龄化加速，慢性病居家患者人数日益增加，要求护理工作逐渐走出医院，面向社区，社会保健已经成为护士的职业技能之一。现代护士应形成以"临床护理管理、社会护理管理、家庭护理、卫生保健与健康等"相结合的综合性职业形象。

护理心理学的形成和发展是社会发展和人类健康的需要，也是现代护理观的核心和具体体现。护理心理学课程研究是当前护理教育研究的热点。近年来，护理心理学课程研究从片面注重患者心理特征转变到开始关注护士心理素质，患者心理护理从依靠主观观察、猜测以及个人经验上升到客观可实证研究，强调心理学基础理论在心理护理中的应用以及护理心理学课程教学的实践改革。护理心理学正为临床心理护理工作的开展提供理论依据和实践参考。

学习目标

1. 理解护理心理学的发展简史。
2. 理解国内外护理心理学的现状。
3. 识记护理心理学的概念、特征及作用。
4. 掌握护理心理学学科发展趋势及任务。
5. 掌握学习护理心理学的意义。

思政目标

护理工作中，面对患者能够"真诚待患、对症治疗"；对待患者的隐私，能够"严保秘密、赢得信任"；对于护理心理学知识，要"努力钻研、提高能力"。护理工作者需承载治病救人、救死扶伤的神圣使命；关爱患者、解除患者的身心痛苦。倡导爱国、敬业、诚信、友善的护士品质。

案例导入

一场关于抽血机器人的讨论会

病房内，一场讨论会正在如火如荼地开展。事情的起因在于患者王爷爷，他去某医院就诊，抽血时由该医院的全自动"静脉智能穿刺采血机器人"来进行操作。王爷爷将自己通过采血机器人，完成装载采血管和采血针、绑扎压脉带、识别静脉血管、喷消毒液、精准穿刺、采血量控制、血液标本混匀、穿刺点按压等全程血液标本采集工作细细讲来，他还将此次抽血的照片和视频给大家分享。王爷爷说，整个过程持续大约1分钟，做到了一针见血，新鲜的抽血经历，生动的讲解，吸引了一波同病房其他患者甚至护士来听王爷爷讲述，刚踏入临床工作的护士小李，因对采血机器人的原理十分有兴趣也来到王爷爷旁边听他讲述。王爷爷看到小李，立即招呼小李来他病床边，边招手边说道："小李呀，你快来，你看看你们护士的工作就要被机器代替了，这个机器以后一旦推广，说不定病房连护士也没有了……"

思考题

1. 你觉得小李和王爷爷的护患关系好吗？为什么？
2. 如果你是护士小李，你同意王爷爷的话吗？如果同意，你的观点是什么？如果不同意，那么你又该如何回答王爷爷的话？

第一节 概述

一、护理心理学的概念

护理心理学（nursing psychology）是我国高等护理教育课程之一，目前未形成一致公认的定义，综合国内许多学者的认识，目前可将护理心理学定义为：是心理学和护理学相结合的学科，是从护理情境与个体相互作用的观点出发，将心理学的理论和技术应用于护理领域，研究在护理情境这一特定社会生活条件下个体心理活动发生、发展及其变化规律的学科。

定义所指"个体"，包括护士和护理对象。表述"护理情境"为"特定的社会生活条件"，指护理情境并不局限于医院。此外，广义的"护理情境"，还包括所有影响护理对象、护士心理活动规律的社会条件。

二、护理心理学的特征与作用

（一）护理心理学的特征

1.重视个体内在心理因素的影响　相同护理情境下，个体可因心理因素不同而发生不同的心理反应。对于罹患有同一疾病的患者，有以乐观、开朗积极面对的；也有以悲观、忧郁、终日沉默表现的。这种面对同一事件可产生截然不同的心理活动，说明个体内在心理因素在特定情境中对自身心理活动具有决定性影响。

2.重视护理情境的探讨　护理心理学探讨不同护理情境对个体心理活动的影响。同一患者相同疾病，如若该患者感受到医护人员镇定自若且医术娴熟、井然有序的处理，他就可能放松紧张的情绪，产生有利于疾病转归的心理活动；反之，若患者面对着杂乱无序的场合以及医护人员的惊慌失措、手忙脚乱等，则会加重该患者的紧张情绪，甚至产生导致疾病恶化的心理活动。

3.重视护理情境与个体间相互作用　对护理对象个体心理活动规律的研究，既要了解护理对象个体心理活动如何受护理情境中其他个体或团体的影响，也要了解护理对象个体心理活动如何影响护理情境中的其他个体或团体。

（二）护理心理学的作用

1.描述护理情境下护士以及护理对象的行为　护理心理学的第一个任务就是对行为进行准确的观察，即描述护士、护理对象两类人群的心理活动。记录那些患有各种躯体疾病、心身疾病或心理障碍、神经精神疾病等的个体，在面对疾病面前不同的行为表现；记录不同护理人员面对日常工作压力的心理行为变化。护理人员将运用科学客观的方法来记录这些行为数据。

2.解释护理情境下护士以及护理对象的行为规律　护理心理学是研究个体的心理特点、心理问题产生的原因以及心理护理方法；同时针对护士，研究护士的心理活动如何受他人或团队影响、影响他人或团队。如疾病对患者心理活动产生的负面影响；不同年龄和性别的个体患病后不同的心理反应；社会背景和经济状况对患者心理活动的影响；患者施行手术过程前后的心理特点；患者的心理状况对疾病的进程、治疗效果、预后及康复等的影响；他人的言行、表情对患者心理活动的影响以及不同疾病、不同年龄患者的心理特点；护士角色人格要素特质、护士职业获益感等。

3. **预测护理情境下护士及护理对象的行为** 护理心理学中的预测是表述在护理情境下，护士及护理对象某一特定行为即将发生的可能性和这种特定关系将被发现的可能性。对于患者心理活动潜在原因的精确解释，常常有助于对未来行为做出精确的预测。如预测护士职业倦怠感、抑郁患者危机干预时机等。

4. **控制护理情境下护士及护理对象的行为** 控制意味着支配行为的发生或不发生——启动行为、维持行为、停止行为，并且影响行为的形式、强度或发生频率。控制行为的能力很重要，因为它为护理心理学提高了帮助护士及护理对象提升生活质量的途径，从而维护和促进护士及护理对象的身心健康。如引导意外创伤患者的创伤后成长；采用团体心理干预方式，助力乳腺癌根治术患者重建自信和提升生活质量；护士留职医院干预研究等。

第二节 护理心理学的历史、现状和趋势

一、护理心理学的发展简史

护理心理学作为由心理学和护理学交叉形成的新兴独立学科，历史短暂。我国普通高等教育"九五"规划首次将《护理心理学》列入高等护理教育的国家级规划教材，可视为我国当代护理心理学发展的标志之一。

（一）护理心理学的起源

人类应对一切由生老病死所引发病症的护理措施，都包含护理心理学的萌芽。我国几千年传统医学关于人的身心的论述，深刻影响着护理的理念。故护理心理学的源头或可追至人类社会诞生之初。

3 000多年前，古印度的《吠陀经》即有身心辩证关系的思想萌芽；2 000多年前《阇逻迦集》即明确提出"护士必须心灵手巧，有纯洁的心身""护士应注意患者的需要，给患者以关心"等论点；"西医之父"希波克拉底创建的"体液学说"，认为医治疾病应考虑患者的个性特征因素，主张划分人的气质类型并提出护理应根据患者个性特征等；创立于4世纪的大教会病院，认为"照顾患者伤残与拯救患者灵魂"同等重要。

我国古医学论著《黄帝内经》就心理因素对人体健康与疾病的影响做过精辟的论述，如"喜怒不节则伤脏，脏伤则病起于阴"等。在分析疾病原因时，特别强调社会、心理因素的致病作用，提出"喜怒惊忧恐皆可损伤人体，精神内伤，身必败之"等心理相互影响的诊治观。此时的护理心理学虽然关注情绪对健康的影响，但都处于原始起源阶段。

（二）护理心理学近代发展史

南丁格尔创立第一所新型护士学校，标志着护理心理学进入到近代发展阶段。南丁格尔认为："个体由于社会职业、地位、民族、信仰、生活习惯、文化程度等不同，所患疾病与病情也不同，要使千差万别的人都达到治疗或康复所需的最佳身心状态，是一项最精细的艺术。"她提出，护士必须"区分护理患者与护理疾病之间的差别，着眼于整体的人"。南丁格尔认为护士作为专门学科人才，应是人类健康使者，护士应具备心理学知识，满足患者的需求等。南丁格尔以其独到见解创建了全新的护理概念，护理心理学已逐渐步进入准科学发展阶段。

（三）护理心理学现代发展史

20世纪70年代，美国护士罗杰斯（Rogess）提出"护理的服务对象是所有人""应重视人是一个整体，除生理因素以外，心理、社会，经济等方面因素都会影响人的健康状态和康复程度"。因此，在疾病护理的同时，开始重视心理护理。1973年，美国医学教授恩格尔（G.L.Engel）提出"生物—心理—社会医学模式"理论以后，在护理领域进一步强化了人是一个整体观念。1980年，美国护理学会将护理概念更新为："护理是诊断和处理人类对现存的和潜在的健康问题的反应。"更明确地提出，护理对象应包括已患病的人、尚未患病但可能会患病的人、未患病但有"健康问题"的人。全新的护理概念，无疑赋予了护理心理学展现特色的历史使命，也带给护理心理学千载难逢的发展机遇。

1995年11月，中国心理卫生协会护理心理专业委员会在北京成立，这是我国护理心理学发展的重要标志。2013年12月24日，成立中国心理学会护理心理学专业委员会，覆盖了全国20多个省市自治区20多所院校（含"985"院校5所、"211"院校6所）及医院，这对我国的护理心理学发展具有非常重要的里程碑意义。随着我国护理学研究生教育层次、规模的不断提升，国内更多高等护理院校相继开展护理心理学方向的研究生培养，护理心理学进入学科快速发展阶段，我国护理心理学在人才培养、教学研究和临床运用方面取得了很大进步。

二、国内外护理心理学的现状

（一）国外护理心理学发展现状

1.临床护理模式与心理学理论的高度融合　发达国家普遍倡导的整体护理之核心内容有二，即护理程序与护理诊断，两者都贯穿心理学的科学理论。临床心理护理作为整体护理的核心内容，以个性化护理、程序化护理、文化护理等形式，在充分的护患沟通中得以体现。在临床护理实践中，以护理程序为核心，对患者生理、心理、社会等方面的资料进行全面评估，进而做出护理诊断，制定并实施将患者心身视为整体的护理计划。护理程序强调护理过程是个持续的循环过程，认为只要人活着，就有生理、心理和社会等活动；还认为人是一个开放系统，与环境不断地相互作用，健康问题就会不断出现等，其中都贯穿发展心理学、社会心理学等学术思想精髓。

2. 心理学知识与人才培养目标的紧密结合　为了提高护理专业人才适应人类健康事业发展所需要的能力，一些发达国家和地区，在普及高等护理教育时，根据现代护理人才的培养目标，对专业教育的课程设置及人才的知识结构进行了大幅度调整，特别强调护士应具有丰富的包括心理学在内的人文学科知识。欧美等发达国家在课程设置中显著增加了心理学课程的比重，如美国四年制本科护理教育的课程计划中，平均每年有近百学时的心理学课程内容，包括普通心理学、发展心理学、生理心理学、社会心理学、变态心理学、临床心理治疗学等；且其课程设置灵活多样，如心理健康、治疗性沟通、心理问题评估、心理护理实践等。培训教材选择及教学组织由任课教师自主决定，培训中特别强调护患关系及治疗性沟通对患者身心康复的重要性及护士的沟通技能训练，使护士能充分注意患者的社会和情感需要并帮助患者学会自护；护士实施患者身心状态评估、干预时，既可大范围地选择他人开发的通用工具、对策，也可采用自行研制的量表和方案。

3. 护理实践变革与心理学内涵的协同拓展　随着"整体护理""以患者为中心"的理念的深入，引发了护理实践领域的一系列变化：①强调患者的心理、精神、社会状况与其健康的关系。②护士角色兼有照顾者、教育者、研究者、管理者。③医护是协作的伙伴，分工且合作。④患者的感受、情绪、要求得到护士的重视，患者可参与其治疗、护理方案的决策，且主观能动性得以调动。⑤重视患者的个体差异，许多护理制度、措施均以患者为出发点。⑥大量增加人的心理与行为、人际交往、环境等内容的课程教学，建立了以人的健康为中心的护理教育新模式。

（二）国内护理心理学发展现状

1. 学科建设与专业教材日趋成熟　1991年人民卫生出版社出版的高等医学院校教材《医学心理学》，将护理心理学归为医学心理学的一个分支学科，1996年经有关学者讨论正式命名为《护理心理学》并被列为"九五"国家重点教材，由此护理心理学成为一门独立的学科。护理心理学作为一门具有心理学本质属性，应用于护理实践领域的新型独立学科，随着人类健康观发展，在进一步确定学科发展目标、构建独特的理论体系和实践应用模式的过程中逐渐走向成熟。"十一五"普通高等教育本科国家级规划教材《护理心理学》（上海科学技术出版社，2010年第2版）入选2011年国家精品教材，标志着我国《护理心理学》教材建设的新跨越。

2. 学科人才培养与专业教学日益完善　首先，随着护理心理学知识的普及与临床心理护理实践的开展，护理心理学人才队伍得到建设，他们既具有丰富的临床经验，同时又是有护理心理学造诣的护理专家，还有许多是热爱心理护理工作的护理骨干，并且培养了一批护理心理学学科带头人。同时，由于重视护理人员自身心理素质训练，优秀的护理人才不断产生。其次，专业基础教育的实施日益完善。《护理心理学》作为护理教育的必修课，始于20世纪80年代初我国恢复高等护理教育后，不久就从浅显的知识性讲座过渡到了系统传授专业化理论的必修课。目前，护理心理学教学工作日益广泛深入，本科教学方面，教学方法活动丰富新颖；研究生培养方面，已经招收了护理心理学专业的硕士、博士研究生，为培养专业性心理护理人才和具有较高心理素质的心理护理专家奠定了基础。

3.学术研究与临床应用相辅相成　目前，广大护理工作者积极开展心理护理的应用研究，随着心理护理方法研究的不断深入，对患者心理活动共性规律和个性特征探索的科学研究，取代了既往千篇一律的经验总结；标准化心理测验的量化研究正在逐渐取代陈旧的研究方法；心理护理的研究开始注重研究设计和影响因素控制，研究论文大多采用量表或问卷评估患者的心理状况，以生命质量评估护理效果，还有大量的文章采用Meta分析，这些都是护理心理学科研方法的进步。研究论文在数量上逐年递增，许多护理工作者探究针对性的心理护理方法，在临床心理护理中不断强调根据患者的人格心理特征，实施个性化护理，开展因人而异、因病而异的心理护理方法，提高了心理护理的质量和效果，有效地推动了我国心理护理事业的发展。

4.学科实践与优质护理互为促进　2010年1月，国家卫生部在全国卫生系统启动"优质护理服务示范工程"之后，对本土的护理心理学发展，无疑是一个很大的推动。如权威发布的相关文件指出："护理工作与患者的接触最直接、最连续、最密切、最广泛，不仅直接影响着患者在看病就医过程中的体验和感受，而且关系到医疗行业和医院服务面貌的改变，因此，护理工作在改善服务，为人民群众送温暖、送方便、送关爱、送扶助，提升人民群众满意度方面具有优势，大有作为。"全面实施"优质护理服务"对护士的职业素质提出了更高要求，特别提出"护士要切实履行好对患者的专业照顾、病情观察、治疗处置、心理支持、沟通和健康指导等护理职责，提高护理质量、保障患者安全，以爱心、耐心、细心、责任心为患者服务"。这其中的"四心（爱心、耐心、细心、责任心）"均需基于护士运用心理学原理保持自身良好的身心状况及职业心态。"优质护理服务"要求护士了解患者心理状况，帮助患者排忧，减轻焦虑和恐惧，做好患者的心理护理，这些工作必须渗透在对患者无微不至的照顾中，体现在对患者的护理过程中"。要求护士较系统掌握心理护理的知识和技能，帮助患者达成其自身条件下的最适宜身心状态，切实把"优质护理服务"落到实处。

三、护理心理学的发展趋势和任务

（一）护理心理学的发展趋势

1.护理心理学为促进人类健康而发展　现代社会的高速发展，突出了心理压力对人们健康的困扰，如精神疾病、心理压力与社会心理因素密切相关的心脑血管疾病、肿瘤等发病率大大增高，且其发病年龄显著提前；社会发展和生活节奏等任何变化，都可对个体身心健康造成直接威胁，均需要卫生保健事业的提前干预。护理心理学的理论研究与实践探索，都应充分体现其对人类健康事业的不可或缺的支撑作用；既突出专业特色，又与其他学科协同合作，更多地为维护人类身心健康提供服务。

2. 护理心理学紧随现代护理学趋势而发展　正如国家卫生部负责人曾经指出的："随着我国经济社会发展水平的不断提高，人民群众满足基本物质需求的同时，更加重视身体健康，注重改善生活质量，对医疗护理服务有更高和多样化、多层次的需求。随着我国工业化、城镇化、人口老龄化进程日益加速，人们的生活方式发生改变，疾病谱更复杂，疾病负担日趋加大，老年护理需求激增等，都对医疗卫生体系的调整、服务能力的提升、服务方式的转变提出了更高要求，对护理服务的内涵和外延、护理服务项目的数量和质量产生重要影响。"随着护理心理学的全方位发展，所受益的不仅仅是患者，更有护士、医务工作者、患者家属等。同时也真正能使患者的康复时间大大缩短并且使病情复发率大大下降。

（二）护理心理学的任务

1. 理论任务　护理心理学的理论任务主要围绕学科发展这方面展开。其内容包括确立学科发展的指导思想，结合国情，从实际出发，瞄准学科前沿，强化学科理论对自身研究领域的描述、理解、预见和控制，突出专业特色，完善理论体系，探索应用模式；形成学科理论的完整体系，全面理顺护理心理学的学科范畴，构建理论框架，澄清模糊概念并实现有效控制。护理心理学研究，只有充分理解所研究对象心理现象产生、发展与变化的主客观原因，才能真正建立起专业特点鲜明的理论体系，实现对研究对象心理规律的预见和控制。

2. 实践任务　将护理心理学学科理论运用于护理实践领域，构成了学科的实践任务，包括提供护士人才培养的心理学指导与咨询，提高护士人才培养的成功率、优良率；提供临床心理护理的科学方法和规范模式，用心理学的原理和方法，为广大临床护士提供规范化、可操作性强的心理护理模式；研究并解决护理过程中的人际关系问题，研究并提供给护士主导护患关系的方法和技巧，以及帮助护士调控患者间、患者与家属间关系的有效对策；策划并提供有益于护士职业心理素质培养的人际氛围方案等。

第三节　学习护理心理学的意义

一、适应医学模式的转变

医学模式是指对人的疾病和健康所持的观点。它不仅反映出医学科学总的特征，同时直接影响人们认识和处理医学研究对象的思维方式。生物医学模式的建立，使得生物致病因素引起的传染病、寄生虫病、营养缺乏等疾病逐渐得到有效控制，它为人类的卫生健康事业立下了不可磨灭的功绩。但在当今生活节奏日益加快、竞争日趋激烈、人类进入情绪重负的时代，另一类非传染性、功能性疾病逐渐成为人类健康的大敌，此时生物医学模式的缺陷就越来越显现。正由于如此，人们提出了生物—心理—社会医学模式，即现代医学模式。

由于受传统医学模式的影响和心理知识的贫乏，人们对由于心理、社会为主要作用因素造成的疾病认识不到位或误解，因而在护理实践中，护理人员也只是注意患者的具体疾病、数据，而忽视患者这个整体及影响患者的社会、心理、环境等制约因素，造成延治、误诊等不应该有的悲剧发生。护理人员通过理论系统的学习，将患者视为整体的人，帮助患者适应不同环境下的治疗与护理工作，从精神上解除患者的恐惧和痛苦，体现护理人文关怀。

在新的医学模式的要求下，现代护理工作的内容与范围发生了深刻变化。即从单纯疾病的护理，扩展为全面照顾患者的生物、心理、社会诸方面的要求；从患者个体扩展为关注影响患者的家庭、社区和单位；从只处理患者的痛苦，扩展到亦关心患者为促进健康的所有要求。护理心理学是医学心理学发展到一定程度，并随医学模式转变而与护理学结合的产物。护理心理学正在推动着护理学的发展，有助于提高护理人员的整体医学观念。

二、有助于提高护理质量

由于社会的压力及生活的改变，使人的生活方式、人际交流、社会角色等发生了重大变化，进而产生种种心理问题。这就要求护理人员不仅了解心理问题产生的原因，更要掌握心理护理的方法和手段，以解除负性情绪对人的健康的影响。

护理心理学是以维护个体的心理健康水平，全面增进健康的一门交叉、应用学科。了解和掌握有关认知、情绪、人格以及社会文化等因素与健康疾病的相互关系，有利于对疾病病因和发病机制的认识和理解；针对患者一般的心理反应和不同患者的心理特点，制定相应的护理计划，有的放矢地开展心理护理，以此促进整体护理水平和全面质量护理的提高。

三、提高护理心理评估和心理干预能力

临床护理评估是整体护理的重要一环，护理心理学的主要研究任务之一就是研究心理评估理论和技术。通过本书第四章的学习，护士可以遵循心理评估的原理、方法以及原则，融合心理学、医学、护理学、社会学等综合知识技能，掌握科学的临床心理评估技术，帮助患者实施正确有效的心理评估技术，能够为患者提供客观准确的心理活动量化测评工具，提升护理心理评估能力并能建立心理护理效果评估的科学体系。

护理心理学研究对患者异常心理活动进行干预的理论和技术，这是心理护理过程中最重要的方面。通过本书第九章的学习，将心理学的理论、技术和方法运用到临床，根据患者心理问题的性质、人格特征以及自身的经验等，针对患者当前存在的和潜在的心理问题及心理特点，研究出具体的心理护理技术，在心理健康教育的基础上，选择合适的心理干预方法，进而确定出个性化的心理护理方案。学习护理心理学可以研究如何运用心理学知识和技术促进患者的心

身健康，促进护理心理学理论和技术的完善和发展，最终提升心理干预的能力，增进患者的全面健康。

案例回顾

相信通过本章的学习，同学们对于王爷爷的问题有了清晰的答案，对护理心理学也有了更多的感触。

随着"健康的一半是心理健康"理念的深入人心，护理心理学作为综合性、实践性兼具的学科，将心理学与护理学进行融合，致力于患者、护士的心理健康问题。作为护士不仅需要掌握知识内涵，还需利用其解决实际的问题。通过细致化、全面化地了解患者的身心特点以及心理活动规律，并根据自身掌握的丰富知识与心理辅导技巧、护理技能等进行最科学的看护与照顾。同时护理心理学也要与时俱进，不仅仅要适应日新月异的科技（如案例所说的自动采血机器人）对学科发展的改变，也要适应不同疾病（如新冠肺炎）对于学科的挑战，服务于人类的健康事业，体现护理人文理念。

第二章
心理学相关基础知识

章前引言

心理学是一门既古老又年轻的科学,早期属于哲学范畴。1879年,德国生理学家冯特(Wilhelm Wundt)在莱比锡大学建立了世界上第一个心理实验室,标志着科学心理学的开端。心理学有着丰厚的哲学渊源和科学思想土壤,经历了各种挑战和变革,逐渐形成和创造了当代的繁荣和辉煌。本章我们将从最基本的心理学基础知识学起,逐步走进心理学,了解并领悟它奇妙的科学魅力。

学习目标

1. 识记感觉、知觉概念及特性；记忆的概念及分类。
2. 识记思维的概念、特性及分类。
3. 识记情绪的概念及分类。
4. 识记意志的概念及特征。
5. 识记需要层次理论；气质与性格的概念；性格的类型。
6. 理解情绪理论、情绪与健康的关系。
7. 理解能力发展与能力差异；动机冲突。
8. 掌握护理心理学相关的心理学理论。

思政目标

临床护理工作中，护士需要面对各种不同性格的患者，熟练运用心理学相关基础知识来对待并处理好患者发生的各种现存或潜在的心理问题，对于护理心理学知识，除了需要熟悉掌握还应该理论联系实际，在日常护理工作中将心理护理这项工作切实地做到位，真正履行治病救人、救死扶伤的职责，关心关爱患者。倡导爱岗、敬业、诚信、友善的护士品质。

案例导入

张伯伯，60岁，确诊白血病后住进了血液肿瘤化疗病房，每日愁眉苦脸，悲伤不已，认为"十个癌症九个埋，剩下一个不是癌"，觉得自己的病已不可能医治了，只能等待死亡了。几天之后又对护士说觉得自己可能被误诊了，因为自己一生兢兢业业、老老实实，从没有做过对不起别人、对不起社会的事，白血病这种被称为"血癌"的毛病不可能发生在自己的身上，况且自己还有一年就要退休，正想好好享受美好人生，怎么就会生病了呢！在化疗期间，张伯伯不能积极地配合医生进行治疗，而是因为化疗治疗带来的不适反应每天胡思乱想，不敢正视现实，天天以泪洗面，对周遭的人说放不下老伴和子女，对负责他的护士小王说他想死掉算了！

思考题

1. 张伯伯的情绪处于一种怎样的状态？
2. 面对化疗期间的张伯伯，护士小王需要落实哪些护理措施？
3. 阐述情绪与健康的关系，结合实际谈谈如何帮助张伯伯。

第一节 心理过程

一、认知

认知是人们认识客观事物的过程，即是对信息加工处理的过程，由感觉、知觉、记忆、思维和想象等认知要素构成。

（一）感觉

1.概念　感觉（sensation）是人脑对直接作用于感觉器官的客观事物个别属性的反映。日常生活中，外界的许多刺激物作用于人的感觉器官，经过神经系统的信息加工，在人脑里产生了各种各样的感觉。例如，感受到一定的温度、闻到某种气味、看到某种颜色、听到某种声音等。感觉是最简单的心理现象，但却十分重要。一切较高级的心理活动都在感觉的基础上产生，感觉是人们认识客观世界的基础。

2.分类　根据刺激来自有机体外部还是内部，可将感觉分为外部感觉和内部感觉。外部感觉感受来自外部世界的刺激和作用，反映外部客观事物的个别属性，其感受器位于身体表面，有视觉、听觉、嗅觉、味觉和皮肤触觉等。内部感觉感受身体位置和运动及内脏的不同状态，反映机体运动和内脏器官状态的信息，其感受器位于身体的内部器官和组织内，有运动觉、平衡觉和内脏感觉等。

3.感受性与感受阈限　机体对刺激的感觉能力的大小称为感受性；感受性的大小用感觉阈限的大小来度量。要引起感觉，刺激必须达到一定的量，这种刚刚能引起感觉的刺激量就称为绝对感觉阈限；绝对感受性指刚刚能够察觉出最小刺激量的能力。要引起一个感觉变化，刺激必须增加或减少到一定数量，能察觉出两个刺激的最小差别量称为差别阈限；对两个刺激最小差别量的感觉能力，称为差别感受性。

4.感觉的特性

（1）感觉适应：由于刺激物对感受器的持续作用而使感受性发生变化的现象。适应可以引起感受性的提高，也可以引起感受性的降低。从亮处进入暗室时，开始什么也看不清楚，一会儿就能看清了，表明感受性升高了。温度觉、触压觉适应很快，例如，洗热水浴一会儿就不觉得烫，厚重的衣服久穿在身就不觉得重；听觉的适应不大明显；痛觉则很难适应，这具有重要的生物学意义。

（2）感觉对比：同一感受器接受不同的刺激而使感受性发生变化的现象，包括：①同时对比，即几个刺激物同时作用于同一感受器时产生的感觉对比；②先后对比，即几个刺激物先后作用于同一感受器时产生的感觉对比。

（3）感觉后像：当刺激停止作用以后，感觉并不立即消失，还能保持一个极短的时间，这种暂时保留下来的感觉叫作后像。其中视觉后像表现得最为明显，看电影和电视都是依靠视觉后像的作用；而医院手术室内医护人员的工作服多采用浅绿色，也是利用视觉后像原理缓解手术中医护人员的视觉疲劳。

（4）联觉：当某种感官受到刺激时出现另一感官的感觉和表象称为联觉。例如，红、橙、黄等类似阳光或者火焰的颜色，使人有温暖的感觉，被称为暖色；而青、蓝、绿灯与海水、蓝天、森林的颜色相似，使人有清凉的感觉，被称为冷色。不同的颜色可以引起不同的心理效应，如蓝色使人镇静，常用作医院病房墙壁的颜色。

（5）感觉补偿：指某感觉系统的功能丧失后由其他感觉系统的功能来弥补。如盲人失去了视觉功能，其听觉、触摸觉较常人更敏锐，能通过声音辨别附近的建筑物、地形，通过触摸觉阅读盲文等。人的感受性也能在个体实践活动中获得提高和发展，如钢琴家可以分辨琴键之间的20~30个中间音，而一般人仅能分辨几个中间音。

（二）知觉

1.概念　知觉（perception）是人脑对直接作用于感觉器官的客观事物整体属性的反映。感觉和知觉的关系：都是客观事物直接作用于感觉器官产生的。感觉是对客观事物个别属性的反映，知觉往往需要多个器官参与活动，反映事物的多种属性，知觉不是感觉的简单相加，是对客观事物进行分析、综合后形成的事物完整的形象。

2.知觉的特性

（1）整体性：人们对于知觉对象的不同属性或不同部分往往看作一个统一的整体来反映。人在刺激不完备的情况下仍能保持完整知觉，这是因为事物的各个部分和属性分别作用于人的感觉器官，它们之间就形成了固定联系。

（2）选择性：在知觉过程中，人们可以根据自己的需要选择知觉对象。这种有选择地知觉外界事物的特性称为知觉的选择性。知觉的选择性与被知觉事物的特点和个人的兴趣、需求有密切关系。由于知觉的选择性，才使人能够把注意力集中到少数重要的刺激物上，排除次要刺激的干扰，从而更有效地认识外界事物，适应外界环境。

（3）理解性：人们在知觉过程中，会根据自己的知识经验，对感知到的事物进行加工处理，通过语言加以概括，赋予确定意义。

（4）恒常性：当客观条件在一定范围内变化时，知觉映象在相当程度上仍保持其稳定不变的现象。例如，对物体形状的知觉不因它在视网膜上投影的变化而变化，称为形状恒常性。

（三）记忆

1.概念　记忆（memory）是指过去经历过的事物在人脑中的反映，它是人脑对外界信息的编码、存储和提取的过程。

2.记忆的基本过程　包括识记、保持、再认和回忆3个过程。

（1）识记：识记是人们识别并记住事物的过程。它是记忆的首要环节，可分为有意识记和无意识记。有意识记是指有目的、有计划并有一定意志努力的识记，比如背诵古诗词的过程。无意识记则是不带有预先目的和计划性,也无须通过意志努力的识记,比如行走在马路上时偶然留意到某个路牌名。

(2) 保持:保持是识记的事物在大脑中储存和巩固的过程,它是实现回忆的必要前提。

(3) 再认和回忆:再认和回忆是大脑中保持的事物的提取过程。当经历过的事物再次出现时,能够识别出来就是再认;而使过去经历过并未呈现在眼前的事物在大脑中重新显现的过程称为回忆。

3.记忆的分类　按信息在大脑中存留的时间长短可将记忆分为瞬时记忆、短时记忆和长时记忆3类。

(1) 瞬时记忆:瞬时记忆又叫感觉记忆,在刺激过后事物映像在感觉系统内存留时间很短,仅0.25~2秒,相当于外界信息输入感觉系统的短暂登记过程。瞬时记忆具有鲜明的形象性,对其加以注意可以变成短时记忆;如果不加注意,很快就会消失。

(2) 短时记忆:在刺激过后,事物映像在感觉系统内存留的时间为1~2分钟。短时记忆体现在大脑对来自感觉记忆和长时记忆的信息进行有意识的加工。大脑一方面通过注意接受感觉记忆输入的信息,使其为当前的认知活动服务,另一方面又根据当前认知活动的需要,从长时记忆中提取先前储存的信息进行操作。这一关联短时记忆与当前任务处理的系统也称为工作记忆,可以被理解为一个临时的心理"工作平台"。在这个工作平台上,人们对信息进行操作处理和组装,以帮助我们理解语言、进行决策以及解决问题。它是一个容量有限的系统,一般认为是7±2个项目,这些项目可以是数字、无意义的文章或汉字、英文字母等。

(3) 长时记忆:长时记忆是记忆信息存储时间保持较长的记忆,通过编码可在大脑中保留数日、数年甚至终身。长时记忆的功能具有备用性,只在需要时才会被提取到短时记忆中。

4.遗忘　识记过的信息不能再认和回忆或者错误地再认和回忆叫作遗忘。关于遗忘的原因,不同理论有不同解释。衰退理论认为,遗忘是由于记忆痕迹随时间推移而自然消退的结果;压抑学说认为,遗忘是由于经验和无意识冲突所导致;干扰理论则认为,遗忘是识记和回忆之间受到其他刺激干扰的结果。

德国心理学家艾宾浩斯(H.Ebbinghalls)通过研究发现,人的遗忘在数量上的变化是有规律的,在识记后的最初20分钟至2天内,遗忘发展得很快,后来则逐渐减慢,10天后遗忘程度的差异已经很小了(艾宾浩斯遗忘曲线)。此后,其他多位研究者的实验也都支持了遗忘过程并不均匀这一结论。

5.记忆与临床护理　护士要有良好的记忆品质,通过识记有关的疾病护理常规、良好的护理操作记忆能力,为患者提供可靠、准确的护理服务;还要善于记忆患者的诊断、治疗内容,患者发生病情变化时能迅速回忆和联系。另外,临床不同病情患者的记忆能力不一样,对精神疾患、阿尔茨海默症等有记忆障碍的患者,护士在工作中要特别注意记忆力障碍对他们的影响,并提供相应的护理。

(四) 思维

1. 概念　思维 (thinking) 是人脑对客观事物间接的概括的反映，即人们对感性材料进行分析和综合、作出判断、进行推理的认识活动过程。思维反映了客观事物的本质特征及事物之间的规律联系。例如，护士巡视病房，发现某患者面色苍白、呼吸急促、四肢湿冷、脉搏细速，判断患者可能休克了。虽然她此时并没有测量血压，但她运用已有的知识经验（休克患者的典型表现），对感觉到的现象（面色、呼吸、脉搏、皮温）在头脑中进行了加工、处理，提出假设，检验假设，推断出患者可能处于休克状态，这个过程就是思维。

2. 思维的分类　按思维的方法可将思维分为3类：动作思维、形象思维和抽象思维。动作思维是指伴随实际动作进行的思维活动，形象思维是借助事物表象进行的思维活动，而抽象思维是指利用概念进行判断和逻辑推理的思维活动。

3. 思维的特征　思维的特征包含以下几个方面：

（1）间接性和概括性：间接性表现在思维是借助于其他事物为媒介间接地认识事物。概括性表现在思维对一类事物共同本质特征概括性地认识或对事物之间规律性的内在联系的认识。

（2）目的性和指向性：在解决问题和创造性活动中，思维具有明确的目的和对象。

（3）逻辑性和连贯性：思维往往是用概念作出判断和推理，使之前后衔接，合乎逻辑。

4. 思维过程　思维过程主要体现在解决问题的活动中。它主要包括分析和综合、比较和分类、抽象和概括以及具体化等一系列过程。

（1）分析和综合：分析是大脑将事物的整体分解成部分的心智活动，综合则相反，是把事物的各个部分联系起来的心智活动。

（2）比较和分类：比较是大脑确定事物之间异同的心智活动，分类是大脑根据事物的共同点和差异点，将其区分为不同种类的心智活动。

（3）抽象和概括：抽象是指大脑提炼出事物本质属性的心智活动，概括是大脑将提炼出来的事物的本质属性联合起来的心智活动。

（4）具体化：具体化是指把抽象概括形成的对事物的一般认识应用于具体事物的心智活动。

5. 思维与临床护理　思维与临床护理的关系密切。科学的护理行为要以科学的思维作为前提，护理质量的优劣既取决于护士本人的经验、知识和技术，也取决于护士的临床思维水平和深度。如果护士的临床思维是混乱、错误、主观的，其后果将十分严重，因为这种思维的结果将作用于患者。因此，临床护士要特别注意自己的临床思维能力、评判性思维能力和创新思维能力。

(五) 想象

1. 概念　想象 (imagination) 是思维的特殊形式，是人脑对已有表象进行改造，形成事物新形象的心理过程。

2. 分类 根据想象产生时有无预定目的，可分为无意想象和有意想象。

（1）无意想象：是指无预定目的、不由自主产生的想象，是一种自发、简单、缺乏自我调节控制的心理想象，比如做梦。

（2）有意想象：指根据一定的目的自觉进行的想象。根据想象的独立性、新颖性和创造性的不同，又把有意想象分为再造想象、创造想象和幻想。

1）再造想象：根据语言、文字的描述或图表、模型的示意，在头脑中形成相应的事物新形象的心理过程。形成正确再造表象的基本条件是：能正确理解词与符号、图样标志的意义，有丰富的表象储备。

2）创造想象：是不依据现成描述而在头脑中独立创造出事物新形象的心理过程。创造想象比再造想象有更大的独立性、新颖性和创造性，比再造想象更复杂、更困难。

3）幻想：是一种与生活愿望结合并指向未来的想象，它是创造想象的一种特殊形式。幻想有积极幻想和消极幻想之分。积极幻想指健康、有社会意义的幻想；消极幻想指完全脱离现实生活，违背事物发展规律，并且毫无实现可能的幻想。

3. 想象与临床护理 想象能突破时间和空间的束缚，起到对机体的调节和预见未来的作用。爱因斯坦说："想象力比知识更重要，因为知识有限，而想象力概括着世界上的一切，推动社会进步，是知识的源泉。"护士在临床工作中，对患者病情的了解不可能逐个亲自感知，常通过病案的描述、患者及医生的口头叙述，在头脑中形成有关患者病情的各种印象，这对护士及时了解患者的病情、及时治疗护理具有一定的意义。

（六）注意

1. 概念 注意（attention）是人的心理活动对一定对象的指向和集中。指向性和集中性是注意的两大特性。所谓指向是心理活动有选择性地针对某一事物；所谓集中是指心理活动深入到所选择的事物中去。

2. 注意的分类 注意可分为不随意注意、随意注意和随意后注意。

（1）不随意注意：是指预先没有目的，并且不需要意志努力的注意，如在安静的自习教室里，一个同学突然大笑，这时候大家都会注意他。

（2）随意注意：是指有目的的、需要意志参与的注意。如老师在课堂上讲课，学生集中注意在讲课内容上。它是注意的高级形式，是一种积极主动的注意，但由于它需要意志的努力，所以往往比较耗费精力，容易产生疲劳。

（3）随意后注意：是在随意注意的基础上产生的一种与任务相关却又不需意志努力的注意。如学习转呼啦圈的人，一开始是需要较多的意志努力去做，但随着熟练程度的增加，开始不再需要意志努力，也能把活动完成。注意的表现存在个体差异，这些差异与神经系统功能有关，也与实际生活中的教育、训练有关，通过锻炼可以使个体的注意改变和提高。

二、情绪

（一）概念

情绪是对一系列主观认知经验的统称，是多种感觉、思维和行为综合产生的心理和生理状态。情绪具有鲜明的情境性，经常带有冲动性，往往是比较外在的表现，多与个体的自然需求是否满足相联系，随着情境的改变和需要满足程度的改变而改变。一般认为人有两个情绪系统，一个是快速反应系统，主要在潜意识水平进行工作，它会对受到的刺激信息进行快速筛选，帮助我们对潜在的重要事件线索做出快速响应，这一速度甚至快于这些线索到达意识的速度。例如，当我们在深夜熟睡时突然听到巨响，会在还没明白发生什么事情的瞬间做出恐惧逃避的反应，这一反应主要依靠脑深部自动运作的回路，并不需要意识的控制。另一个情绪系统则与意识处理有关，当我们在大脑中回想一次游乐场的经历时会感觉到兴奋刺激，这时产生情绪的速度比潜意识通路的速度慢，但它却会为意识提供更加完整的信息。这一系统依赖大脑皮质进行工作，因此在大脑中对某一事件的看法或认知会直接影响到我们对它的情绪反应。正因为此，恐惧症患者虽然在意识层面清楚自己的恐惧并不理性，但仍会感觉到紧张害怕。当这两个系统相互影响，可能导致潜意识和意识共同作用，产生所谓的"直觉"。

（二）情绪状态类型

1.心境　是指一种比较持久的、影响个体的整个心理状态和精神活动的情绪状态，具有渲染性和弥散性。临床上十分常见的抑郁症，属于心境障碍，即由各种原因引起的以显著而持久的心境低落为主要特征的一组疾病。

2.激情　是一种短暂、激烈、爆发式的情绪状态，强度较大。个体处于激情状态时，往往失去意志力对行为的控制，具有冲动性。

3.应激　指突然发生的紧急状况所引起的高度紧张的情绪状态，引发应激反应的刺激称为应激源。在应激状态下，个体往往会在心理上感受到超乎寻常的压力，在生理上也承受着超过平常的负荷，以充分调动体内的各种资源去应付紧急、重大的事变。应激是我们用来评价和应对环境中的威胁和挑战的过程。除了心理上情绪体验（如恐惧、抑郁、焦虑等）的变化之外，在生理上常常表现为自主神经系统和内分泌系统的改变。这一过程通常会经历3个阶段：戒备反应阶段（动员资源）、对抗阶段（应对压力）和衰竭阶段（储备耗尽）。在这个过程中，机体的应激反应最初是保护性的，用以适应环境的急剧变化，但如果长期经受过于强烈的应激，容易对人体造成生理和心理上的伤害。

（三）情绪与临床护理

临床护理工作中，护士保持良好的情绪状态是做好护理工作的前提，也能对患者的情绪产生积极的影响。反之，护士不能自我调节好情绪，甚至把不良情绪转移发泄到患者身上，会加重患者的消极情绪，导致护患关系紧张，不利于患者的康复。因此，掌握一定的情绪调节方法对临床护士十分重要。

（四）情感

情感是人对客观事物是否满足自己的需要而产生的态度体验。情感相比情绪而言，往往表现得深刻而持久，具有较大的稳定性，它是以内心体验的形式稳定地蕴藏在人格当中，多与个体的社会需求是否满足相关，为人类所独有。

三、意志

意志（will）是推动一个人积极主动地进行活动的强大动力。它是人类心理过程的重要组成部分。

（一）概念

意志是人们自觉地确立目的，并根据目的支配、调节行动，通过克服困难和挫折，实现预定目标的心理过程。在人们的实践活动中，凡是基于某种愿望或需要，确定一个奋斗目标，通过自我调节其生理、心理活动，克服困难，努力实现预定目标的心理过程就是意志。

（二）特征

人的意志离不开行动，它总是要通过行动表现出来，并支配和调节人的行动，故把受意志支配的行动称为意志行动。意志行动的基本特征有以下几方面。

1. 以随意运动为基础　意志行动以随意运动为基础，根据实践的目的去组织、支配和调节一系列的动作，组成复杂的行动，从而实现预定的目的。

2. 与克服困难相联系　目的确立与实现过程中总会遇到各种困难，所以战胜和克服困难的过程，也是意志行动的过程。

3. 有自觉目的的行动　意志行动的目的性特征是人与动物的本质区别。人在活动之前，活动的结果已作为行动目的以观念的形式存在于人脑中。在活动中，方法选择、步骤安排等始终从属于目的，并以预先所确定的目的作标尺评价自己的活动结果。因此，没有目的，就不会有意志行动。

（三）意志品质

意志品质是一个人奋发前进的内部动力，其诸多方面并非孤立，而是有着内在联系的有机整体。

1. 自觉性　指人对行动的目的及其意义有明确的认识，并能主动地支配和调节自己的行动使之符合该目的的要求。自觉性主要表现为理智的行动，既不轻易接受外界的影响，又不拒绝任何有益的建议，在行动中不畏艰险，一往无前。

2. 坚韧性　指人能以充沛的精力和百折不挠的精神克服一切困难和挫折，坚决完成既定目的的任务，不达目的誓不罢休的品质。

3. 果断性　指人能迅速、有效、不失时机地采取决断的品质。表现为对自己的行为目的、方法及可能的后果都有深刻的认识和清醒的估计，能在矛盾冲突中迅速权衡利弊，分析判断，明辨是非，并能当机立断，敢作敢为，即使面临危险甚至危及生命，也能挺身而出，大义凛然。果断性在护理工作中有重要意义，例如，医护人员在急救时当机立断，能及时帮助患者化险为夷，转危为安。

4.自制力　指善于克制情绪并能有意识地调节和支配自己的思想和行动的意志品质。意志的自制力主要表现在两个方面：一是善于迫使自己去执行所采取的决定；二是善于抑制与自己的目的相违背的一切愿望、动机、情绪和行为。

第二节　个性心理

一般地说，人格是个性心理的简称。由于人格的复杂性，我国心理学界对人格的概念和定义尚未有一致的看法。我国第一部大型心理学词典——《心理学大词典》中的人格定义反映了多数学者的看法，即："个性，也可称为人格。指一个人的整个精神面貌，即具有一定倾向性的心理特征的总和。"

一、个性心理倾向性

（一）需要

1.概念　需要（need）是有机体感到某种缺乏而力求获得满足的心理倾向，是人脑对生理和社会需求的反映。

需要是内外环境的客观需求在人脑中的反映，这种要求可以来自内部，例如饥渴的需要；也可以来自机体外部，例如，领导对下属的严格要求。需要总是指向能满足某种需要的客体或事件，即追求某种客体得到需要的满足。

需要是有机体内部的一种不平衡状态，常以一种"缺乏感"作为体验，以意向、愿望的形式表现出来。例如，大量出汗后，身体中水分缺乏会产生喝水的需要；患者来到陌生的医院环境会产生安全的需要。当需要得到满足时，这种不平衡状态会暂时得到消除，而当新的不平衡产生时，又会有新的需要产生。

需要是人的活动的基本动力，是个体积极性的源泉。人的各种活动，从饥渴饮食到从事物质资料的生产、文艺的创作、科技的发明，都是在需要的推动下进行的，需要导致了推动人进行活动的动机，从而指引人的行为。

2.种类

（1）按需要的起源：可分为生理性需要和社会性需要。生理需要是个体为了维持生命和种族的延续所必需的一些需要，是与生俱来的，体现了需要的自然属性，例如，充饥解渴、防寒避暑、睡眠及性的需要等。生理需要对有机体维持生命、延续后代有重要意义。人与动物都有生理性需要，但需要的内容、对象和满足的手段或方法都不同。社会性需要是个体在成长过程中，通过各种经验的积累所获得的一种特有的需要，是后天形成的人的高级的需要，体现了需要的社会属性，例如，人们对学习、劳动、人际交往、获得成就的需要、爱的需要等。

（2）按需要指向的对象：可分为物质需要和精神需要。物质需要是指以占有物质产品而获得满足，比如对衣、食、住、行的需要，对学习、工作和劳动条件的需要等。一般地说物质需要大多属于生理性需要，有的也包括社会性需要的成分。精神需要是指占有社会精神产品，如文艺作品、阅读报纸、杂志、观看电视电影及发展迅速的线上媒体等，以此获得需要的满足。精神需要基本是社会需要。

3.需要层级理论　由美国人本主义心理学家马斯洛（Abraham Harold Maslow,1908—1970）提出，他认为个体的需要可以分为5个层次：即生理、安全、归属与爱、尊重和自我实现。

（1）各层级的含义：生理需要是人的需要中最基本、最强烈、最具有优势的一种需要，是对生存基本条件的需要，如衣食住行等。它是推动人们行动的强大动力，如果没有得到满足，那么除了食物外，一个人对其他东西会毫无兴趣，所谓"仓廪实而知礼节""衣食足而知荣辱"就是这个道理。

安全需要是在满足生理需要的基础上出现的需要，表现为人们对秩序、稳定、工作与生活保障的需要，如生命安全、财产安全、劳动安全、职业安全和心理安全，以求免受威胁、免于孤独、希望生活稳定、免于灾难等。

当上述需要基本满足后，就会产生进一步的社会性需要——归属与爱的需要，是个人渴望得到家庭、团体、朋友、同事的关爱、理解，是对友情、信任、温暖、爱情的需要。社交的需要比生理和安全需要更细微、更难以捉摸。表现为需要参加一定的组织、依附于某个团体，对友谊、情感和爱的需要，给别人爱和接受别人的爱等。此时人们会把这种需要看得高于世界上任何其他的东西，甚至忘了当初他饥肠辘辘时，曾经认为爱是多么不切实际和不值一提。

尊重的需要包括自我尊重和他人尊重。一方面指渴望有成就、有实力、独立和自由，对环境有施加影响的能力；另一方面指渴望威望与荣誉，需要别人的尊重、赞许和对自己工作成绩的认可。尊重的需要得到满足，会使人充满自信，否则容易产生自卑、虚弱和无能感。

自我实现的需要位于需要层次之巅，是人类需要发展的高峰，指人们能最充分地发挥自己的潜在能力，实现个人的理想与抱负，成为所期望的人物。简而言之，是一个人自我进步的愿望，"一种想要变得越来越像人的本来样子、实现人的全部潜力的欲望"。自我实现意味着充分地、活跃地、忘我地、集中全力地、全神贯注地体验生活。这是一种创造的需要。在人的自我实现的创造性过程中产生出一种"高峰体验"的情感，是人存在的最高、最完美、最和谐的状态，使人具有一种欣喜若狂、如痴如醉的感觉。

（2）各层次的关系：马斯洛认为，5个层次的需要是由低向高的，层次越低，力量越强。需要的满足过程逐级向上，当最低一级的需要获得满足后，才向上一个高层次的需要发展。越是高级的需要，就越为人类所特有。层次越高，越难满足。人的行为是由优势需要决定的。同一时期内，个体可存在多种需要，但只有一种占支配地位。各层次需要互相依赖，彼此重叠。较高层次需要发展后，低层次的需要依然存在，只是对人行为的影响比重有所下降。不同层次需要的发展与个体年龄增长相适应，也与社会的经济发展、文化教育程度有关。高层次需要的满足比低层次需要的满足会要求更多的前提条件和外部条件。对大多数人而言，满足自我实现的需要是一个终身奋斗的目标，只有少数人才能达到真正的自我实现。

马斯洛的需要层次理论系统地探讨了需要的实质、结构以及发生发展的规律。这不仅对建立科学的需要理论具有一定的积极意义，而且在实践上也产生了重要影响。护理管理者可以依据这个理论，制订满足护士需要的措施，调动起护士工作的积极性。但该理论也有不足之处：①关于需要是按阶梯逐渐实现的观点带有机械主义的色彩，忽视了高层次需要对低层次需要的调节作用，连马斯洛本人也承认，他"并不完全了解殉道、英雄、爱国者、无私的人"；②忽视了个人主观能动性和各种需要间的复杂联系，没有看到人的理想、信念、世界观对需要的调节作用；③认为需要的发展是一种自然成熟的过程，这严重低估了环境和教育对需要发展的影响，忽视了社会存在对人的成长的重要影响；④忽视了个体在同一时间往往存在多种需要，容易产生动机争斗等。

（二）动机

1.概念　动机（motive）是指由特定需要引起的，欲满足各种需要的特殊心理状态和意愿。动机是在需要的基础上产生的，是推动人活动并使活动朝向某一目标的内部动力。在同一时间、空间内会存在好几种动机，但这些动机在强度上是各不相同的。决定人们行为并实际发挥作用的动机只是其中的主导动机或称为优势动机。

动机产生的原因：①内在条件，即需要，包括生理性需要和社会性需要；体内失衡的匮乏状态——需求—驱力—行为；②外在条件，即诱因，包括物质的和精神的。动机是由需要与诱因共同组成的。因此，动机的强度或力量既取决于需要的性质，也取决于诱因力量的大小。

动机的功能：①始动的功能，引发人的活动；②维持调节功能；③指向功能，引导这一活动向某一目标进行。

2.种类　按照不同的划分标准，动机可有多种分类：

（1）根据动机的性质，可分为生理性动机和社会性动机。生理性动机也称生物性动机，是以有机体自身的生物性需要为基础推动人们去活动，例如，饥、渴、疼痛、睡眠等。社会性动机也称为心理性动机，以人的社会文化的需要为基础。人有社会交往的需要、成就的需要、认识的需要等，因而产生了相应的交往动机、成就动机和认识动机等。

（2）根据动机的来源，可分为外在动机和内在动机。外在动机是指人在外界的要求与外力的作用下所产生的行为动机，例如，儿童为得到父母或老师的奖赏而学习或为避免惩罚而遵守纪律。内在动机是指由个体内在需要引起的动机，例如，护理学生因为对护理学的浓厚兴趣而自觉主动地学习。

3.动机冲突　现实生活中经常同时存在多种动机，这些动机的强度在随时变化，而驱动人的行动的主导动机的确立又往往不那么顺利。所以，当动机结构中同时存在性质和强度非常相似或相互矛盾的动机时，个体就会难以决定取舍，表现为行动上的犹豫不决，这种相互冲击的心理状态，称为动机冲突。

（1）双趋冲突：两个事物有同样的吸引力，产生同等强度的动机，而由于条件限制，只能选其中的一个目标。此时个体表现出难以取舍的矛盾的心理，就是双趋冲突，"鱼与熊掌不可兼得"描述的就是双趋冲突。

（2）双避冲突：两个事物同时对个人造成威胁、厌恶感，产生同样的逃避动机，但由于条件和环境的限制，不得不选择其中的一个，这种称为双避冲突。例如，"前有狼，后有虎""前有大河，后有追兵"描述的正是这种处境。

（3）趋避冲突：指某一事物对个体具有利与弊的双重意义，使人产生两种动机态度：好而趋之恶而远之。所谓"想吃鱼而又怕鱼刺"，就是这种冲突的表现。再比如，学生想参加校篮球队为学校争光，又怕耽误时间影响自己的学业成绩；青年人想为社会做好事又怕别人不理解；患者为了治愈疾病必须手术但又害怕做手术等。

（4）多重趋避冲突：指在实际生活中，人们面对2个或2个以上的目标，而每个目标又分别具有吸引和排斥两方面的作用，人们必须进行多重的选择而左顾右盼，难以抉择的心态即为多重趋避冲突。例如，大一新生想选修一些有吸引力的课程，但又害怕考试失败；想参加校篮球队为学校争光，又怕耽误时间影响自己的学业；想参加学校的公共协会学习公共关系学问，但又怕不被接受而面子上不好看。这种复杂的矛盾心理，就是多重趋避冲突。

动机冲突可以造成个体不平衡，不协调的心理状态，严重的心理冲突或持续时间较长可以引起个体的心理障碍。

二、个性心理特征

（一）能力

1.概念　能力（ability）是指成功地完成某项活动所必需的心理特征，它直接影响活动效率。

能力有两层含义：①指已经表现出来的实际能力，例如，会说英语、会开车、可以做开胸手术等；②指潜在能力，即尚未表现出来的能力，它是通过学习、训练后发展起来的能力。实际能力和潜在能力是不可分割的。

能力与活动是紧密联系的。一方面人的能力在活动发展并在活动中得到表现。例如，一位护士长的管理能力，是在长期的护理管理实践中锻炼出来的，也只有在管理活动中才能施展他的管理能力。另一方面从事任何活动都必须有一定的能力作为条件和保证。例如，一个人要从事绘画活动，她必须具备色彩鉴别、形象思维等能力。离开活动，人的能力不仅无法形成和发展，而且也失去它存在的作用和意义。

要成功地完成某种复杂的活动，只具备一种能力是不够的，通常需要多种能力相结合。多种能力的有机结合称为才能。例如，一个优秀的护士要有扎实的护理操作能力、敏锐的病情观察能力、准确的语言表达能力和灵活的临床思维能力，这些能力的有机结合就构成了护士的才能。如果一个人某方面的才能有高度的、杰出的、创造性的发展称为天才。天才并非是天生的，它是在良好素质的基础上，通过后天环境、教育的影响，加上自己的主观努力发展起来的。

2.种类　按能力的倾向性可把能力分为一般能力和特殊能力。

（1）一般能力：指从事一切活动所共同需要的能力，也就是我们平时所说的智力，如观察、记忆、思维、想象等能力，它是人们完成任何活动所不可或缺的。心理学界对智力问题的研究形成了较多的相关理论，并以各种理论为依据定出许多智力检测工具。

（2）特殊能力：指完成某项专门活动、从事特殊职业或专业所需要的能力，如数学能力、音乐能力、绘画能力、体育能力等。

人们从事任何一项专业性活动既需要一般能力，也需要特殊能力。两者的发展也是互相促进的。一般能力是特殊能力的重要组成部分；特殊能力的发展又有助于一般能力的发展。

3.能力发展与能力差异

（1）能力的发展规律：在人的一生中，能力发展的趋势大致如下：童年期和少年期是某些能力发展最重要的时期，从3～13岁，智力的发展与年龄的增长几乎是同步的，以后随着年龄的增长，智力的发展趋于缓和；在20岁左右，人的智力发展达到顶峰，以后保持水平状态直到35岁；之后智力开始缓慢下降，到60岁以后智力迅速衰退。

（2）能力的差异：是指人与人之间在智力、体力及工作能力等各方面的差异，是由性别、年龄、文化背景等因素造成的。

1）能力水平的差异：在一般能力方面，能力的水平差异主要指智力发展水平的差异。心理学家通过大量研究得到一个共同的结论，即就人群总体地说，能力的个体差异呈正态分布，两头小，中间大。根据韦氏智力测验结果，把智力商数（intellignece，IQ，简称智商）超过130的人称为智力超常，智商低于70的人称为智力低常，普通人的智商在100左右，称为中常。

2）能力类型的差异：指能力在质的方面的差异，表现在知觉、记忆、表象、思维等方面。在知觉能力方面有分析型、综合型、分析—综合型、情绪型；在记忆能力方面有视觉型、听觉型、运动型、混合型；在表象方面有视觉型、听觉型、动觉型、综合型；在思维能力方面有形象型、抽象型、中间型。另外，人的特殊能力的差异也很明显。例如，有文学才能的人具有敏锐而又深刻的观察自然和社会的能力、丰富的想象力、较强的语言表达能力等；而具有音乐才能的人，则是具有敏锐的音乐感觉能力、较强的听觉表象记忆能力等。因而，人们在能力上表现出各有所长、各有所短。

3）能力发展早晚的差异：即能力的年龄差异，有的人能力发展较早，在儿童时期就显露出非凡的智力和特殊能力，属于才华早露或称早慧。古今中外能力早慧者不胜枚举。另一种是大器晚成，指智力的充分发展在较晚的年龄才表现出来。这些人在年轻时并未显示出众的能力，但到中年才崭露头角，表现出惊人的才智。达尔文年轻时被人认为智力低下，但之后他成为进化论的创始人。就多数人来说，能力突出表现在中年，中年是成才和创造发明的最佳年龄。

4）能力的性别差异：关于智力的性别差异研究较多，但结论各异，而基本一致的结论有两方面：①男女智力的总体水平大致相等，但男性智力分布的离散程度比女性大；②男女的智力结构存在差异，各自具有自己的优势领域。例如，男性的空间知觉能力明显优于女性，女性的听觉能力特别是对声音的辨别和定位明显优于男性；女性比男性口语发展早，在语言流畅性及读、写、拼等方面均占优势，男性在语言理解、言语推理等方面比女性强；男性偏于抽象思维，女性偏于形象思维；男女的特殊能力及职业选择有明显的差异，表现为有些职业适合男性，有些适合女性，主要原因是男女在身体结构、生理特性上的差异，也受传统观念与习俗的影响。

（二）气质

1.概念　气质（temperament）是一个人生而具有的典型的、稳定的心理特征，是个体心理活动动力特征的总和。所谓心理活动的动力特征是指个体在心理活动的强度和稳定性（如情绪的强弱、注意力集中时间长短等）、速度和灵活性（如知觉的速度、思维的灵活程度）、指向性（如倾向于外部事物还是倾向于内部体验）等方面的特征。气质为人全部心理活动表现染上了一层浓厚的色彩，它与日常生活中人们所说的"脾气""秉性""性情"等含义相近。

可以从以下4个方面来理解气质：①人的气质具有明显的先天性，受神经系统活动过程的特性所制约；②气质不能决定人的社会价值，也不直接具有社会道德评价含义；③气质不能决定个人的成就；④气质与性格、能力等其他个性心理特征相比，更具有稳定性。

2.气质的生理基础与分类学说

（1）希波克拉底的体液学说：最著名的气质学说是由古希腊著名医生和学者希波克拉底提出的体液说。他很早就观察到不同的人有不同的气质。他认为人体内有4种体液：血液、黏液、黄胆汁和黑胆汁。根据这4种体液的不同配合比例，将人的气质划分为4种不同的类型，即多血质（血液占优势）、黏液质（黏液占优势）、胆汁质（黄胆汁占优势）、抑郁质（黑胆汁占优势），这4种体液的不同配合使人们有不同的体质（表2-2-1），机体的状况取决于4种液体的正确配合，当配合恰当时，身体便健康，否则就会出现疾病。

表2-2-1 气质类型的行为表现特征

类型	行为特征
多血质	活泼、易感、好动而不持久、注意力易转移、兴趣易变换、情绪体验不深刻、外露
黏液质	安静沉着、注意力稳定、善于忍耐、情绪反应慢、持久、不外露
胆汁质	精力充沛、动作有力、性情急躁、情绪易暴发、外露且强烈、冲动
抑郁质	反应迟钝、敏感怯懦、情绪体验深刻、持久、不外露、易伤感、善于观察小事细节

古代所创立的气质学说用体液解释气质类型虽然缺乏科学根据，但人们在日常生活中确实能观察到这4种气质类型的典型代表。现实生活中属于某一种类型的人很少，多数人是介于各类型之间的中间类型，即混合型。

（2）巴甫洛夫的高级神经活动类型学说：俄国生理学家巴甫洛夫提出了气质的高级神经活动学说，对气质形成的生理机制作了较为科学的解释。

巴甫洛夫对条件反射的实验研究发现，高级神经活动过程是兴奋和抑制的过程，具有3种基本特性：①神经过程的强度，是指神经细胞兴奋和抑制的工作能力和耐力；②神经过程的平衡性，是指兴奋过程与抑制过程的相对力量，两者力量大体相等是平衡，否则就是不平衡；③神经过程的灵活性，即兴奋过程与抑制过程相互转变的速度，兴奋与抑制相互转变迅速为灵活，反之为不灵活。根据神经过程的这3种基本特性，巴甫洛夫得到了动物高级神经活动的4种基本类型：兴奋型、活泼型、安静型和抑制型。

巴甫洛夫认为，从动物研究划分出的这4种基本类型同样适应于人类，人类的高级神经活动类型就是人类气质类型的生理基础。恰巧，这4种高级神经活动类型与传统划分的胆汁质、多血质、黏液质和抑郁质4种气质类型相互对应（表2-2-2）。

表2-2-2 4种气质类型的高级神经活动类型对照表

气质类型	神经类型	神经过程的基本特征		
		强度	平衡性	灵活性
多血质	活泼型	强	平衡	灵活
黏液质	安静型	强	平衡	不灵活
胆汁质	不可遏制性	强	不平衡	—
抑郁质	弱型	弱	—	—

3.气质的意义

（1）气质是个性（人格）赖以形成的条件之一，它体现了个性生物学内涵。

（2）气质本身无好坏之分，气质类型也无好坏之分。每一种气质都有积极和消极两个方面。例如，胆汁质的人可以成为积极、热情的人，也可发展成为任性、粗暴的人；多血质的人工作能力强，易适应新的环境，但注意力不够集中，无恒心等。

（3）气质不能决定一个人活动的社会价值和成就的高低，气质使人的心理活动染上某些独特的色彩，却并不决定一个人性格的倾向性和能力的发展水平。相同气质的人可以成为品德高尚或低劣的人，反之，气质极不相同的人也都可以成为某一职业领域的能手或专家。

（4）气质不影响活动的性质，但可以影响活动的效率。例如，在护理工作中，急诊室的护士要求做出迅速灵活的反应，那么多血质和胆汁质的人较为合适；反之，临床工作中要求持久、细致的工作对黏液质、抑郁质的人较为合适。

（5）对于不同的职业来说，对从业者的气质有不同的要求。例如，在一些特殊职业中（飞机驾驶员、宇航员或运动员），要经受高度的身心紧张，对人的气质特性提出特定的要求，气质的特性影响着一个人是否适合于从事该种职业。因此，测定人的气质特性成为职业选择和淘汰的根据之一。

（6）教育工作中必须根据气质因材施教。例如，严厉的批评会促使胆汁质或多血质的学生遵守纪律、改正错误，但对抑郁质的学生则可能产生不良后果，这就要求教育工作者考虑学生的气质特点进行教育。

总之，气质在人的实践活动中也具有一定的意义，它是构成人们各种个性（人格）品质的一个重要基础。

（三）性格

1.概念　性格（character）是指个体对客观现实的稳定的态度和与之相适应的习惯化了的行为方式。可以从以下几方面进行理解。

（1）性格是具有核心意义的心理特征：个性的差异主要不是表现为气质、能力的差异，而是表现为性格的差异。性格具有直接的社会价值，不同性格特征的社会价值是不一样的。例如，诚实、善良等性格对社会有积极作用，而虚伪、残忍等性格对社会有消极作用。性格的核心意义还表现在它对能力、气质的影响上。性格决定着能力的发展方向，一个品德高尚的人，才能越高对社会的贡献越大；一个心术不正的人，能力越强对社会的危害越大。性格可以改造气质。例如，一个在严酷的生活环境中养成高度自制力的人，会善于控制自己易于冲动、脾气暴躁的气质特征。

（2）性格是一个人比较稳定的心理特征：人的性格不是一朝一夕形成的，但一经形成比较稳定，并且表现在他的日常行为中。因此，人一时性的、偶然性的表现不能代表他的性格特征。例如，一个人经常表现得很勇敢，偶尔表现出胆怯，不能由此认为他是怯懦者；同样一个人平时总是前怕狼后怕虎，在某种情况下也可能做出冒进的举动，也不能因此认为他是一个勇敢的人。只有当一个人的态度及其相应的行为方式不是偶然发生的，而是经常性、习惯性的表现时，才能认为是他的性格特征。虽然性格是稳定的，但也不是一成不变的，性格是在主体与客体的相互作用过程中形成的，同时又在主体与客体的相互作用过程中慢慢地变化着。

（3）性格表现在一个人对现实的态度和他的行为方式中：一般来说，人对现实稳定的态度和人对习惯化的行为方式是统一的，人对现实稳定的态度决定着他的行为方式，而人的习惯化的行为方式又体现了他对现实的态度。正是人对现实的态度和与之相应的行为方式的独特结合，构成了一个人的独特性格。

2.性格和气质的关系　性格和气质相互联系、相互渗透。气质是性格形成的基础，并影响性格的表现方式，例如，同样是助人为乐的性格特征，多血质者在帮助别人时，往往动作敏捷，情感表露在外；黏液质者可能动作沉稳，情感内敛。在生活实践过程中形成的稳定的态度和行为方式，在一定程度上可以掩盖或改造气质，使它服从于生活实践的要求。例如，从体质和操作速度上来说多血质和胆汁质的人适合于当外科护士，但前者缺乏耐心，后者易轻率，要当好外科护士，适应特定的工作环境和实践的要求，这两种不同气质特征经过意志努力都会改变。不同气质类型的人可以形成同样的性格特征，而相同气质类型的人，又可以带动同样动力色彩而性格却互不相同。性格和气质有一定的区别，见表2-2-3。

表2-2-3　气质与性格的区别

性　格	气　质
后天，受社会环境因素的制约	先天，受高级神经活动类型制约
反映稳定的心理特征	反映心理活动的动力特征
决定人的行为有核心意义	决定人的行为具有从属意义
可塑性大，变化快	可塑性小，变化慢
有好坏之分	无好坏之分

3.性格的特征　性格具有非常复杂的结构，它包含着许多特征，这些特征可以概括为以下4个方面。

（1）性格的态度特征：指人在处理各种社会关系方面的性格特征。主要有：对待社会、集体和他人的态度，认真负责还是敷衍了事；对待自己的态度，自尊还是自卑等。

（2）性格的理智特征：指人在感知、记忆、想象和思维等认知过程中所表现出来的特征，主要有：感知中的性格特征，例如，主动观察与被动观察等；记忆中的性格特征，例如，快速记忆型与精确识记型；想象中的性格特征，例如，幻想型与现实型等；思维中的性格特征，例如，分析型与综合型、全面型与片面型等。

（3）性格的情绪特征：指人在情绪活动的强度、稳定性、持续性以及主导心境等方面表现出来的特征。例如，有的人情绪表现强烈，对情绪的控制能力较弱，受情绪影响较大；而有的人情绪体验比较微弱，对情绪的控制能力较强，受情绪影响较小。有的人朝气蓬勃、心情开朗、积极乐观；有的人抑郁寡欢、多愁善感、消极悲观等。

（4）性格的意志特征：指人在意志过程方面的性格特征。主要有：对行为目标的明确程度，有目的性还是盲目性等；在实现目标中的性格特征，坚定不移还是知难而退，主动还是被动等；在紧急情况下的性格特征，勇敢还是怯懦，沉着镇定还是惊慌失措等。

4.性格的类型　性格类型是指一类人身上所共有的性格特征的独特结合。目前还没有一种有充分科学根据的为心理学界所公认的性格分类理论，下面介绍几种比较有代表性的分类学说。

（1）功能优势学说：英国心理学家培因（A.Bain）等人根据理智、情绪和意志3种心理功能在性格结构中哪一项占优势，把人的性格划分为理智型、情绪型和意志型3种性格类型。①理智型性格的人，通常以理智看待事物，并以理智支配自己的行为，理智功能在性格结构中占优势。②情绪型性格的人，情绪体验深刻，言行举止易受情绪左右，情绪功能在性格结构中占优势。③意志型性格的人，具有明确的行动目的，行为自制、坚定而持久，意志功能在性格结构中占优势。

（2）内外倾向学说：瑞士心理学家荣格（C.G.Jung）依据"心理倾向"来划分性格类型，兴趣和关注点指向外部客体为外向型，兴趣和关注点指向主体自身则为内向型。荣格认为，任何人都具有外向和内向这两种特征，但其中一种可能占优势，因而可以确定一个人是内向还是外向。外向型的人感情外露、自由奔放、当机立断，不拘小节、独立性强、善于交际、勇于进取、容易适应环境的变化，但也有轻率的一面。内向型的人，感情深沉、处事谨慎、深思熟虑、缺乏决断能力，但一旦下定决心总能锲而不舍，交际面窄，适应环境不够灵活。

（3）独立顺从学说：美国心理学家魏特金（H.A.Witkin）提出一种构想，认为有一种连续体，属于连续体一端的人往往倾向于更多地利用内在参照标志，对外来信息主动加工，这种人叫作独立于场的人，也叫独立型的人；而属于另一端的人则往往倾向于更多地利用外在参照标志，对外来信息不那么主动地加工，这种人叫作依存于场的人，也叫顺从型人。每个人在场依存性—在场独立性连续体上都处于一定的位置。独立型的人，有主见，不易受外来事物的干扰，具有坚定的信念，能独立地判断事物，发现问题，解决问题，易于发挥自己的力量；顺从型的人，缺少主见，易受外界事物的干扰，常不加批判地接受别人的意见，对朋友和群体依赖性较强，容易与人相处。

三、个性与临床护理

从护理的角度看，护士应具备良好的个性品质，包括树立正确的人生观和价值观、合理适度的需要、正确切实的动机、坚定的信念和稳定良好的性格，才能给予患者真诚、理解、共情的态度和全身心的护理。

从患者的角度看，患者因为文化程度、家庭背景、经济条件等不同，个性特点也是千差万别。护士应从个性理论中理解分析患者的特点，实施个性化的护理。例如，对外向的患者注意关注其情绪变化，对内向的患者给予更多的沟通交流和关注等。

第三节 护理心理学相关的主要心理学理论

一、弗洛伊德精神分析人格理论

精神分析理论（psychoanalysis），又称心理动力理论，19世纪末由奥地利精神科医生弗洛伊德（S.Freud，1856—1939）创立。精神分析理论是现代心理学的奠基石，它的影响不仅仅局限于临床心理学领域，对于整个心理学乃至西方人文科学的各个领域均有深远的影响，可与哥白尼的日心说和达尔文的进化论相提并论。精神分析的主要内容包括潜意识理论、性心理学说、人格学说、释梦学说、心理防御机制理论等。我们就弗洛伊德人格学说作主要介绍。

弗洛伊德认为人格结构由本我、自我和超我3个部分构成。

（一）本我

本我（id）是与生俱来的动物式的活动，相当于潜意识内容不被个体所察觉，是一切心理能量之源。它是人格中最原始的部分，包含生存所需的基本欲望、冲动和生命力。它不理会社会道德和外在的行为规范，唯一的要求是获得快乐，避免痛苦。本我具有要求被即刻满足的倾向，遵循着"快乐原则"（pleasure principle），不看条件、不问时机、不计后果地寻求本能欲望的及时满足和紧张的立即释放。

（二）自我

自我（ego）是现实化的本我，是个体出生后在现实环境中由本我分化、发展而产生的，代表着理性和审慎。大部分存在于意识中，小部分是无意识的。自我是人格结构中最为重要的部分，自我的发育及功能决定着个体心理健康的水平。一方面，自我的动力来自本我，是本我的各种本能、冲动和欲望得以实现的承担者；另一方面，它又是在超我的要求下，要顺应外在的现实环境，采取社会所允许的方式指导行为，保护个体安全。自我遵循着"现实原则"（reality principle），配合现实和超我的要求，延迟转移或缓慢释放本我的能量，对本我的欲望给予适当的满足，调节和控制本我的活动。

（三）超我

超我（superego）是道德化了的自我，它是在长期社会生活过程中，将社会规范、道德观念等内化的结果，类似于良心、良知、理性等，大部分属于意识层面，是人格中最具理性的部分。超我的特点是能按照社会法律、规范、伦理、习俗来辨明是非，分清善恶，因而对个人的动机行为进行监督管制，使人格达到社会要求的完善程度。超我按"至善原则"（principle ideal）行事。

弗洛伊德认为，人格是在企图满足无意识的本能欲望和努力争取符合社会道德标准两者长期冲突的相互作用中发展和形成的，即"自我"在"本我"和"超我"中间起协调作用，使两者保持平衡。如果"自我"无法调节两者之间的矛盾冲突时，就会产生各种精神障碍和病态行为。

精神分析理论的意义在于它是最早的系统地解释人类心理及行为的心理学理论，它既可以解释正常的心理活动，又可以解释异常的心理现象，对理解人类的心理现象及规律有重要的贡献。

二、新精神分析的人格理论

新精神分析学说在弗洛伊德创立之后，经过众多的心理学家的努力得到不断发展，形成众多派别。后来的研究往往被笼统称为新精神分析，包括强调深度分析的荣格学说，初显有文化特点的埃里克森、阿德勒、霍妮、弗洛姆和深入分析亲子关系之人格形成机制的对象关系学派沙利文、科赫特等。

（一）埃里克森人格发展学说

埃里克森的心理社会发展阶段论深受弗洛伊德的影响，也承认生物基础对人生发展阶段的作用，然而更强调社会环境因素的影响。相对于弗洛伊德的人格阶段理论，埃里克森的学说更为乐观，更认同人类积极发展能力的主动性。他受哈特曼的"通常期待环境"观点启发，致力于揭示个体健康成长普遍需要的环境，为此在弗洛伊德心理发展的五阶段基础上提出了人生发展的八阶段理论。

（二）奥地利心理学家阿德勒的理论

强调寻求控制感、力求完美和克服自卑是人类的本能。当我们体验到自卑时，我们便被追求优越的力量所驱动。他指出，"优越"并非一定是比他人优越，而是从一种知觉到的较低的位置发展到较高的位置，从感觉到不足到感觉到增强，通过追求能力、控制、完美从而克服无助感。

（三）卡伦·霍妮文化决定论

卡伦·霍妮是与阿德勒、荣格、弗洛姆等学者齐名的西方当代新精神分析学派的主要代表人物。她对传统精神分析学的修正，主要表现在她以文化决定论取代了弗洛伊德的生物决定论。她认为产生神经症的个人内心冲突，虽然不排斥性压抑、遗传禀赋、童年经历等个人特征，但本质上它却来源于一定社会的文化环境对个人施加的影响。人性、人的各种倾向和追求、人所受到的压抑和挫折、人的内心冲突和焦虑，乃至什么是正常人格、什么是病态人格的标准，所有这一切都因文化的不同而不同。

（四）新精神分析学说的意义

新精神分析学说保持了弗洛伊德临床理论的特点，注重潜意识分析，并且认为潜意识活动主要是由本能欲望压抑所致，临床表现为对分析的抵制。不同在于，新精神分析对于本能的内涵的认识均发生了变化。这是因为随着时代变迁，社会文化状态不同，对个体性本能的不合理限制减弱，而社会竞争激烈，由此引发与弗洛伊德时代不同的普遍心理问题，新精神分析学家从中窥见到人类个体不同于动物的本能需求。所以，新精神分析理论与人本主义观点有某些相似之处。

三、行为主义及相关人格理论

行为主义理论（behaviorism theory）又称"刺激—反应"理论，是心理学发展进程中的一大重要流派，是20世纪20年代由美国心理学家华生（J.B.Watson，1878—1958）在生理学家巴甫洛夫（I.P.Pavlov）经典条件反射理论的基础上创立的。美国心理学家斯金纳（B.F.Skinner，1904—1990）和班杜拉（A.Bandura，1925—2021）等进一步完善了行为主义理论。

行为主义认为，人的正常和病态行为包括外显行为及其伴随的心身反应形式，这些都可以通过学习过程而形成。这样学习就成为支配行为和影响心身健康的重要因素。通过对行为学习各环节的干预，可以矫正问题行为，进而治疗和预防疾病。

与护理心理学相关的行为主义理论主要有：经典条件反射、操作条件反射、社会观察学习理论及内脏操作条件反射。

（一）经典条件反射理论

20世纪初，巴甫洛夫在研究消化的生理过程中通过实验发现条件反射现象，他创立了经典的条件反射理论。

1.经典条件反射实验　巴甫洛夫用食物刺激狗的口腔产生唾液分泌反射。食物作为非条件刺激所引起唾液分泌的反射过程称为非条件反射。当非条件刺激（食物）与唾液分泌无关的中性刺激（如铃声）总是同时出现，经过一定时间结合以后，铃声成为食物的信号，转化为条件刺激。此时，铃声引起唾液分泌的反射过程称为条件反射。

所以，经典条件反射就是指某一中性环境刺激（铃声、气味、语言等）通过反复与非条件刺激相结合的强化过程，最终成为条件反射，从而引起原本只有非条件刺激才能引起的行为反应。

条件反射是在非条件反射的基础上经过学习而获得的习得性行为，是大脑皮质建立的暂时神经联系。这种条件反射过程不受个体随意操作和控制，属于反应性的行为。

2.经典条件反射的重要现象

（1）强化：是指中性刺激与非条件刺激反复结合的过程。两者结合的次数越多，条件反射的形成就越巩固。一切自体内外的有效中性刺激都可以成为条件刺激，形成条件反射。例如，经常上医院打针的儿童就容易对注射器或药物产生条件反射的恐惧反应。

（2）泛化：是反复强化的过程，不仅条件刺激本身能够引起条件反射，而且某些与之相近似的刺激也可引起条件反射的效果，其主要机制是大脑皮质内兴奋过程的扩散。长期打针的儿童，不仅看到注射器会产生条件反射性恐惧，而且看到穿白大衣的人也会出现害怕反应。

（二）操作条件反射理论

操作条件反射理论是桑代克和斯金纳等行为心理学家通过实验建立起来的。

1.操作条件反射实验　斯金纳用自制的"斯金纳箱"解释操作性条件反射的建立过程。在实验箱内装一个特殊装置，按压一次杠杆就会出现一些食物，然后在箱内放一只处于饥饿状态的老鼠，老鼠在箱内乱窜，偶尔会按压杠杆获得了食物。经过强化，老鼠按杠杆的次数逐步增加，逐渐"学会"了通过按杠杆来获取食物，即操作性条件反射形成。按压杠杆是老鼠偶然的自发行为，行为后得到食物，食物又作为奖赏该行为的"强化物"强化了这一行为，斯金纳称为强化训练。在实验中，行为反应后的结果可以是愉快的，也可以是痛苦的（如将食物换成电击）。刺激可以从无到有逐渐增强，也可以从有到无逐渐减弱。

2.操作反射条件的类型　根据操作条件反射中个体行为之后的刺激性质以及行为变化规律的不同，将操作条件反射分为以下几种情况。

（1）正强化：指个体行为的结果导致了积极刺激增加，从而使该行为增强。如用食物奖励，老鼠按压杠杆的行为增加。

（2）负强化：指个体行为的结果导致了消极刺激减少，从而使该行为增强。如若将食物换成电击，老鼠避开按压杠杆的行为增加。

（3）消退：指行为的结果导致了积极刺激减少，从而使行为反应减弱。例如，学生做了好事，受到老师的表扬和同学的关注（积极刺激），会使这种行为得到加强；但如果大家熟视无睹，就可能会使积极刺激水平下降，导致这种行为逐渐减少。

（4）惩罚：指行为的结果导致了消极刺激增加，从而使行为反应减弱。例如，个体出现酗酒行为时，立即给予电击等痛苦的刺激，可以使酗酒等不良行为逐渐减少。

（三）社会观察学习理论

社会观察学习理论由美国心理学家班杜拉创立。该理论认为，人类的许多行为都不能用传统的学习理论来解释，现实生活中的个体在获得习惯行为的过程中并不都得到强化。班杜拉把依靠直接经验的学习（传统的学习理论）和依靠间接经验的学习（观察学习）综合起来说明人类的学习。观察学习是社会学习的一种最主要形式，人类的大量行为都是通过观察他人的所做做为以后进行模仿学习而学会的。通过对具体榜样（或示范者）行为活动的观察和模仿，可以使人学会一种新的行为类型。例如，某个儿童在幼儿园吃完饭后，主动把椅子摆放整齐，得到了老师的表扬。其他小朋友观察了他的表现，也学习他的样子，吃完饭后把椅子摆放好。

观察模仿学习可分为主动和被动2种类型。主动模仿学习是指学习者不仅观看被模仿者的表现，而且参与其中，与模型一起学习；被动模仿学习是指只看被模仿的行为表现但不直接参与其活动。班杜拉认为，如果给那些有行为问题的人提供模仿学习的机会，就有可能改变他们的不良行为，建立健康的行为。

观察学习强化非常重要，除了直接强化外，班杜拉还提出了另外2种强化：替代性强化和自我强化，其中替代性强化是影响学习的一个重要因素。替代性强化指观察者因看到榜样受强化而得到间接的强化；自我强化依赖于社会向个体传递某一行为标准，当个体的行为表现符合甚至超过这一标准时，就对自己的行为进行自我奖励。班杜拉指出，观察学习也可以在既没有模型也没有奖励的情况下发生，个体仅靠观察他人的行为反应就可以达到学习的目的。

(四)内脏操作条件反射

1967年米勒(N.E.Miller)进行了内脏学习实验,证实了内脏反应也可以通过操作性学习加以改变,他的实验也称为内脏操作条件反射。

在内脏学习实验中,米勒用食物强化的方式,对动物的某一种内脏反应行为,例如,心率下降,进行奖励。经过这种选择性的定向训练之后,结果动物逐渐学会了"操作"这种内脏行为,使心率下降。采用实验方法,米勒还分别使动物学会了一定程度内的"操作"心率增加、血压升高或下降、肠道蠕动增强或减弱等反应。

虽然米勒的内脏学习实验还有待深入研究,但内脏操作条件反射理论对于护理心理学还是有一定意义的。根据这个理论,人类的各种内脏活动,似乎可以通过内脏学习过程获得意识的控制;某些心身疾病症状的产生,如心跳加快、肠蠕动增加、哮喘等可能与个体的意识性条件操作有关;生物反馈、气功治病等的原理可能与内脏学习有关。

(五)行为主义理论的意义

行为主义理论的贡献在于,从理论上提出,除少数天生具有的本能行为(非条件反射)外,人类的绝大多数行为都是通过经典条件反射、操作条件反射、内脏操作条件反射和社会观察学习4种机制习得的。行为学习理论涉及范围很广,以各种学习理论为依据的行为治疗方法已成为目前国内外许多心理治疗者使用的重要方法。护理人员需要学习一定的行为干预技术,如正强化法、松弛训练、示范法等,以提高科学化、程序化心理护理水平。

四、人本主义人格理论

人本主义理论(humanistic theory)于20世纪50~60年代兴起于美国,是美国心理学主要理论流派之一,创始人是美国心理学家马斯洛(A.H. Maslow,1908—1970)和罗杰斯(C.R. Rogers,1902—1987),规定了4项工作原则:①心理学的首要研究对象是具有经验的人;②研究的重点是人类的选择性、创造性即自我实现;③研究个人与社会有意义的问题;④注重人的尊严和提高人的价值。人本主义认为,人是具有潜能和成长的个体,关心人的价值和尊严,主张研究对人类进步即社会文明有积极作用的问题,被称为心理学中的第三思潮。

(一)马斯洛的需要层次论

该理论认为,需要是分层次的,由低到高依次是生理需要、安全需要、社交需要、尊重需要和自我实现需要;需要能够影响行为,但只有未满足的需要能够影响行为,满足了的需要不能成为激励工具;当人的某一级需要得到最低限度满足后,才会追求高一级的需要,如此逐级上升,成为推动继续努力的内在动力。

(二)罗杰斯的自我理论

罗杰斯认为,刚出生的婴儿并没有自我的概念,随着与他人、环境的相互作用,开始慢慢地把"我"与"非我"区分开来。当最初的自我概念形成后,人的自我实现趋向开始激活,在自我实现这一动力的驱动下，儿童在环境中进行各种尝试活动并产生出大量经验。通过机体自动评估过程，有些经验会使他感到满足、愉快，有些则相反；满足、愉快的经验会使儿童寻求保持、再现，不满足、不愉快的经验会促使儿童回避。

在儿童寻求的积极经验中，有一种是受到他人关怀而产生的体验，还有一种是受到他人尊重而产生的体验，但这些完全取决于他人。因为他人（包括父母）是根据儿童的行为是否符合其价值标准而决定是否给予尊重，所以他人的关怀与尊重是有条件，这些条件体现着父母和社会的价值观，罗杰斯称这种条件为价值条件。儿童不断通过自己的行为体验到这些价值条件，会不自觉地将这些本属于父母或他人的价值观内化，变成自我结构的一部分。渐渐地，儿童被迫放弃按自身机体评价过程去评价体验，转而使用内化了的社会价值规范去评价体验。这样儿童的自我和经验之间就发生了异化，当经验与自我之间存在冲突时，个体就会预感到自我受到威胁，因而产生焦虑。预感到经验与自我不一致时，个体会运用一定的防御机制（如歪曲、否认、选择性知觉）来对经验进行加工，使之在意识水平上达到与自我相一致。如果防御成功，个体就不会出现心理适应障碍，若防御失败就会出现心理适应障碍。

罗杰斯的以人为中心的治疗目标是为来访者提供"无条件积极关注"的环境，将原本内化而成的自我部分去除，找回属于他自己的四项情感和行为模式。用罗杰斯的话说是"变回自己""从面具后面走出来"，只有这样的人才能充分发挥个人的潜力和功能。

（三）人本主义理论的意义

人本主义理论既不赞成精神分析学派把人看成是本能的牺牲品，认为人的行为是非理性过程所决定的，道德与善行是非自然的悲观看法；同时它也反对行为主义把人视为"巨大的白鼠"排斥道德、伦理和价值观念的机器人心理学。人本主义理论的贡献在于重视人的需要和自我实现，强调人的本性是善的，本质是向上的，强调研究正常人的心理。人本主义心理疗法强调咨询关系的建立及重要性；相信人有充分的潜力并自我实现；发展了来访者叙述的技巧；用来访者代替患者，增强了对来访者的尊重。

五、认知理论

认知理论（cognitive theory）是20世纪50年代在美国兴起的一种心理学理论。它不是由一个心理学家所独创，而是由许多心理学家共同努力发展起来的理论，其中美国临床心理学家埃利斯（A.Ellis，1913—2007）和美国精神病学家贝克（A.T. Beck，1921—2021）的理论在心理治疗领域具有代表性。认知理论的出发点在于确认思想和信念是情绪状态和行为表现的原因，并把纠正和改变不良认知作为理论研究和实践工作的重点。

（一）埃利斯的 ABC 理论

埃利斯认为，在环境刺激或诱发刺激A和情绪后果C之间有信念或信念系统B。A代表与情感有关系的诱发事件（activating events）；B代表当事人对此产生的信念，包括理性或非理性的信念（beliefs）；C代表个人对诱发事件所产生的情绪与行为（consequence）。通常认为，诱发事件A直接引起反应C，事实上并非如此，在A与C中间有B的中介作用。A对于个体的意义或是否引起C受B的影响，即受到人们的认知态度和信念的影响。人天生具有歪曲现实的倾向，所以造成问题的不是事件，而是人们对事件的判断和解释。但人也能够接受理性，改变自己的不合理思考和自我挫败行为。由于情绪来自思考，所以改变情绪或行为要从改变思考着手。ABC理论后来又进一步发展，增加了D和E两个部分，D（disputing）指对非理性信念的干预和抵制，E（effect）指干预效果。以辩论为主要手段，运用D来影响B，使认知偏差得到纠正，对异常行为的转归起重要的作用，是对ABC理论的重要补充。埃利斯的合理情绪疗法就是促使患者认识自己不合理的信念以及这些信念的不良情绪后果，通常修正这些潜在的非理性信念，最终做出理性的选择。

（二）贝克的情绪障碍认知理论

贝克认为生活事件导致情绪和行为反应时要经过个体的认知中介。情绪和行为不是由事件直接引起的，而是经由个体接受、评价、赋予事件以意义才产生的。贝克认为，情绪障碍者有独特的认知模式，并开辟了认知行为理论和相应的认知行为疗法。贝克的认知治疗接受了认知是情绪和行为反应的中介观点，认为情绪和行为不是由事件直接引起的，而是与适应不良的认知有关。贝克提出了情绪障碍的认知模型，该模型包含2个层次，即浅层的负性自动想法和深层的功能失调性假设或图式。贝克还归纳了认知过程中常见的认知歪曲的5种形式，即任意推断、选择性概括、过度引申、夸大或缩小和"全或无"思维。贝克在情绪障碍认知模型的基础上，进一步发展出一套认知治疗技术。旨在改变患者的认知，获得了成功。

（三）认知理论的意义

认知理论为有关人类情绪和行为问题的产生提供了理论解释，对于指导个体心理发展和保持心理健康具有积极意义。在此基础上形成的多种认知治疗以及结合行为治疗的认知行为治疗模式，更是现代护理心理干预最重要的方法之一。

六、积极心理学理论

20世纪60年代，人本主义心理学和由此产生的人类潜能研究奠定了积极心理学（positive psychology）发展的基础。但由于战争等因素的影响，消极心理学模式在整个20世纪占据了心理学发展的主导地位。20世纪末西方心理学界兴起了一股新的研究思潮——积极心理学。这股思潮的创始人是美国当代著名的心理学家马丁·塞里格曼，谢尔顿和劳拉·金，他们认为积极心理学是致力于研究普通人的活力与美德的科学。积极心理学主张人类的积极品质，充分挖掘人固有的潜在的具有建设性的力量，促进个人和社会的发展，使人类走向幸福，其矛头直指过去传统的"消极心理学"。它是利用心理学目前已比较完善和有效的实验方法与测量手段，研究人类的力量和美德等积极方面的一个心理学思潮。

积极心理学主要研究内容集中在对积极情绪的研究，对积极人格特质的研究、对人性优点和价值的研究及对积极社会环境的研究。积极心理学继承了人本主义和科学主义心理学的合理内含，一反以往的悲观人性观，转向重视人性的积极方面，目的是要帮助人们形成良好的心理品质和行为模式。

对心理疾患的预防，积极心理学认为主要应提升个体内部系统的塑造能力，而不是修正其缺陷。人类自身存在着抵御心理疾患的力量，预防的主要任务是建造有关人类自身力量的一门科学，以探究如何在个体身上培养出某些品质，通过挖掘困境中个体的自身力量，做到有效地预防。

在研究视野上，积极心理学摆脱了过分偏重个体层面的缺陷，在关注个体心理研究的同时，强调对群体和社会心理的探讨。尽管积极心理学者强调个体的心理、人格的良好品质，但仍十分重视社会文化环境，如人种、政治、经济、教育、家庭等因素对个体情绪、人格、心理健康、创造力以及对心理治疗的影响。积极心理学主张个体的意识和经验既可以在环境中得到体现，也在很大程度上受到环境的影响，强调环境在塑造人类积极与自然界相互作用方面有重要的意义，因而对群体心理与行为的研究，在积极心理学中占有重要地位。

目前，积极心理学在中国本土化研究尚存在困难。由于东西方社会文化价值的差异，东方集体主义与西方个人主义取向下对快乐、幸福等的理解不同，因此，中国在开展积极心理学研究，必须与我国的传统文化相结合。另外，由于积极心理学产生时间短，存在一些不足也是不可避免的，随着其理论的发展与完善以及研究的进一步深入，这些不足是能够得到改善的。

案例回顾

通过本章的学习，相信大家了解了张伯伯情绪反应的心理学基础，可尝试运用适合的心理学方法帮助患者走出情绪低谷。

第三章
健康、应激与心身疾病

章前引言

　　随着社会的高速发展和护理行业的进步，护士工作的服务范围有了很大的扩展和延伸。作为提供医疗卫生服务的群体，护士的心理健康直接影响着患者的康复，而工作压力又会导致护士身心紧张反应日渐突出。维护护士的心理健康状况，掌握护士心理健康的干预措施，对促进护士身心健康，对护理工作质量的提高有着重要的指导意义。在现实工作和生活中，人们总会遇到各种各样的困难和挑战，或当愿望、目标无法实现时，总会产生种种困扰，严重时甚至会威胁到人们的健康状况。随着医学模式的转变，心理应激理论越来越被更多人所熟悉，因为它不仅有助于认识心理社会因素在疾病发生、发展过程中的作用规律，更能够从干预应激因素的负面影响入手，维护和促进人们的健康。

学习目标

1. 理解应激的中介因素。
2. 理解应激的生理反应、心理反应、行为反应。
3. 理解应激的理论模型。
4. 识记心理健康的定义。
5. 识记心理健康的概念。
6. 识记应激、应激源、应对、社会支持、心身疾病的概念。
7. 识记一般适应综合征。
8. 识记应激源分类。
9. 识记常见心身疾病（冠心病、原发性高血压、糖尿病、肿瘤等）。
10. 识记心身疾病分类。
11. 掌握运用心理应激过程模型解释应激对疾病与健康的影响。

思政目标

具备从心身相互作用关系的角度来看待健康与疾病。

案例导入

心理应激与糖尿病

李先生，50岁，5年前确诊2型糖尿病，一直服用口服药控制血糖，并注意饮食和身体锻炼。可最近的几个月，李先生的糖尿病开始恶化，尽管他依然控制饮食并坚持锻炼。当他向医生咨询时，医生问他的生活习惯在最近的几个月里是否有所改变，他说单位领导又给他增加了几项新的工作，使他的工作压力比以前大多了。压力增大很可能是疾病恶化的原因，医生在调整治疗方案之前，建议他先去与单位领导商量一下能否减轻一些工作压力。幸运的是，他的领导很理解他的处境，允许李先生与另一名员工分担一部分工作。几个星期后，他的病情出现了显著改善。

思考题

本案例中患者的主要应激源是什么？患者可能会出现哪些应激反应？心理应激与血糖控制有何关系？

第一节 心理健康

一、心理健康的定义及评判原则

1946年，世界心理卫生联合会在第三届国际心理卫生大会上将心理健康（mental health）定义为："所谓心理健康，是指在身体智能以及感情上与其他人的心理健康不相矛盾的范围内，将个人心境发展成最佳的状态。"并且在这次大会上也曾认定心理健康的标准为：身体、智力、情绪十分调和；适应环境、人际关系中彼此能谦让；有幸福感；在工作和职业中，能充分发挥自己的能力，过着有效率的生活。

一般认为，心理健康定义为：以积极、有效的心理活动，平稳正常的心理状态，对当前和发展着的社会、自然环境以及自我内环境的变化具有良好的适应功能，并由此不断地发展健全的人格，提高生活质量，保持旺盛的精力和愉快的情绪。

美国心理学家马斯洛等提出了心理健康的10条标准：①充分的安全感；②充分了解自己，并对自己的能力作适当的估价；③生活的目标切合实际；④与现实的环境保持接触；⑤能保持人格的完整与和谐；⑥具有从经验中学习的能力；⑦能保持良好的人际关系；⑧适度的情绪表达与控制；⑨在不违背社会规范的条件下，对个人的基本需要作恰当的满足；⑩在集体要求的前提下，较好地发挥自己的个性。

二、影响心理健康的因素

（一）职业环境因素

在工作中，护士常年面对的是心理、生理双重受损的患者，每天置身于充满病痛的职业环境中，时刻直接面对和真切感受患者的痛苦和丧失，工作负荷大，工作节奏快，工作要求高。护士专业社会地位较低，公众对护理工作的重要性及护士的职业价值认识不足，加之职业的高危险性和高责任度，很容易导致护士群体心身疲惫，也更容易出现心理健康问题。

（二）组织管理因素

由于各种原因，目前我国的护理管理模式不能满足护士角色范围扩大的需求。主要体现在：①护士的角色和工作职责的不明确，引起的职业紧张程度增加；②组织结构中人员缺编，导致护士工作负荷增加，工作负荷与护士工作能力不匹配；③护士组织激励机制不完善，晋升机会少，未充分考虑护士的各种需要，工资和福利待遇与医生及其他医务人员相比有较大的反差，护士感觉自己付出了很多，但是却并没有得到相应的回报，导致最后出现挫折感。

（三）工作性质因素

随着护理学科的发展，"以人的健康为中心"的护理模式，使护士工作已从单纯地执行医嘱转移到为患者提供生理、心理、社会和文化的全面照顾。这种工作转变需要护士付出更多的劳动和精力，而受相对滞后的护理管理理念和组织管理模式的制约，护士的工作职责模糊、工作内容庞杂，工作独立性较小。护士除完成临床护理操作外，还要处理病房中大量事务性工作，满足患者的各种合理需要、尊重患者的各种权利，避免护理差错与护理事故的发生。病房中，反复地打针、拔针、换药，频繁的患者床头按铃声、护士站走马灯般患者家属的问询，都使护士处于高度紧张、忙碌的工作状态。护士长期超负荷工作，还必须时刻保持头脑清醒、精力充沛，心力、体力透支严重，这些都将对护士的身心健康产生不良影响。

（四）人际关系因素

护理工作中的人际关系主要包括护患关系、护患家属关系、护护关系以及护士与其他医务人员方面的关系等。随着社会发展，人们对健康的需求日益提高，患者及家属都认为自身是最需要照顾的，一旦护士工作出现误差，都会导致冲突的产生。此外，在促进患者健康的同时，需要其他医务人员和同行的配合，所以护士还需处理好同其他医务人员的关系。现实的工作中，由于各种原因和误会，往往导致同事间相互推卸责任或不配合的现象，这些矛盾和冲突都是诱发护士心理问题的诱因。

（五）人格特征因素

不同人格类型的护士在情绪、行为上的不同表现会对心身健康产生不同的影响。如A型性格的人遇不良情绪应激，尤其是压抑、愤怒时，更容易表现出恼火、激动、发怒和急躁。C型人格往往表现为内向、乖僻、小心翼翼、情绪不稳、多愁善感、易冲动，常常过分要求自己，具有克制压抑的人格特点。C型行为易发生恶性肿瘤的倾向已为临床观察和实验所支持。D型人格则被称为"忧伤人格"，其倾向是敏感多疑、易兴奋又易疲劳、求全求美、墨守成规、拘谨呆板、心胸狭窄、事后易后悔、责任心重和苛求自己。

三、健康心理学的研究范围

1. 评价行为在疾病病因学中的作用。
2. 预测不健康行为。
3. 评价生理和心理的相互影响。
4. 认识心理因素在疾病体验中的作用。
5. 评价心理因素在疾病治疗中的作用。

第二节 应激与应对

一、应激的概念

应激（stress）也称压力，是个体面临或觉察环境变化对机体有威胁或挑战时做出的适应性和应对性反应过程。对于心理社会性刺激来说，经个体的认知评价产生"环境要求与个体应对能力"不平衡时就会产生应激反应。心理应激（psychological stress）是个体在生活适应过程中产生的关于环境要求与自身应对能力不平衡的认知所引起的一种心身紧张状态，这种紧张状态倾向于通过非特异的心理和生理反应表现出来。

二、应激反应

当个体经认知评价而察觉到应激情况的威胁后，就会引起个体生理、心理、行为和社会的变化，这些变化就是应激反应（stress reaction），又被称为应激的心身反应（psychosomatic response）。

应激的发生，一般都会导致生理、心理和行为的一系列反应，它们经常是作为一个整体而出现的。

（一）应激的生理反应

应激的生理反应涉及神经、内分泌、免疫3个调节系统。

1.应激反应的心理—神经中介途径　应激反应的心理—神经中介途径主要通过交感神经—肾上腺髓质轴。当机体处在急性应激状态时，应激刺激被中枢神经接收、加工和整合，后者将冲动传递到杏仁核，通过第四脑底的蓝斑，使交感神经—肾上腺髓质轴被激活，释放大量儿茶酚胺，引起肾上腺素和去甲肾上腺素的大量分泌导致中枢神经兴奋性提高，从而导致心理的、躯体的和内脏的功能改变，即上述非特应性系统功能增强，营养性系统功能降低。

2.应激反应的心理—神经—内分泌中介途径　应激反应的心理—神经—内分泌中介途径主要通过下丘脑—腺垂体—靶腺轴。腺垂体是人体内最重要的内分泌腺，而肾上腺皮质是腺垂体的重要靶腺之一。塞里曾用全身适应综合征（GAS）来概括下丘脑—腺垂体—肾上腺皮质轴被激活所引起的生理反应，并描述了GAS三个不同阶段生理变化的特点。当应激源作用强烈或持久时，冲动传递到下丘脑引起促肾上腺皮质激素释放因子（CRH）分泌，通过脑垂体门脉系统作用于腺垂体，促使腺垂体释放促肾上腺皮质激素（ACTH），进而促进肾上腺皮质激素特别是糖皮质激素氢化可的松的合成和分泌，从而引起一系列生理变化，包括血ACTH和皮质醇增多、血糖上升、抑制炎症、蛋白质分解和增加抗体等。

3.应激反应的心理—神经—免疫中介途径　心理应激通过神经系统、内分泌系统和免疫系统来影响身心健康。神经、内分泌及免疫系统相互影响，双向反馈调节，构成一个整体。心理应激可激活下丘脑—垂体—肾上腺轴（HPA轴），释放糖皮质激素、促肾上腺皮质激素释放激素、促肾上腺皮质激素，参与免疫调节，其中糖皮质激素可与淋巴细胞胞质内的皮质醇受体结合，使淋巴细胞数目减少，自然杀伤细胞活性降低。

（二）应激的心理反应

1. 认知反应

（1）偏执：当事人表现认识上的狭窄、偏激或认死理，平时很理智的人，此时可变得固执、钻牛角尖、蛮不讲理。也可表现出过分自我关注，即注重自身的感受、想法、信念等内部世界，而不是外部世界。

（2）灾难化：是一种常见的认知性应激反应。当事人表现为过度强调应激事件的潜在和消极的后果，导致整日的不良情绪反应。

（3）反复沉思：即对应激事件的反复思考（反刍），从而影响适应性应对策略如宽恕、否认等机制的出现，导致适应受阻。值得注意的是，这种反复思考不是意识所能控制的，具有强迫症状特性，与某些人格因素有关。

（4）"闪回"与"闯入性思维"：指遭遇严重灾难性应激事件以后，在生活里经常不由自主闪回（flash back）灾难的场景，或者脑海中突然闯入（intrusion）既往的一些灾难性痛苦情景或思维内容，表现出挥之不去的特点。这也是创伤后应激障碍的重要症状之一。

（5）否认、投射、选择性遗忘：这些是心理防御机制的表现形式，在某些重大应激后出现，具有一定保护作用，但过度使用也有其不利的一面。

2. 情绪反应

（1）焦虑：是最常出现的情绪性应激反应。焦虑是个体预期将要发生危险或不良后果时所表现出的紧张、恐惧和担心等情绪状态。在心理应激条件下，适度的焦虑可提高人的警觉水平，伴随焦虑产生的交感神经系统的被激活可提高人对环境的适应和应对能力，是一种保护性反应。但如果焦虑过度或不适当，就是有害的心理反应。

（2）恐惧：恐惧是一种企图摆脱已经明确有特定危险的，可能对生命造成威胁或伤害情境时的情绪状态。伴有交感神经兴奋，肾上腺髓质分泌增加，全身动员，但没有信心和能力战胜危险，只有回避或逃跑。过度或持久的恐惧会对人产生严重不利影响。

（3）抑郁：抑郁表现为悲哀、寂寞、孤独、丧失感和厌世感等消极情绪状态，伴有失眠、食欲减退、性欲降低等，常由亲人丧亡、失恋、失学、失业、遭受重大挫折和长期病痛等原因引起。严重抑郁会导致自杀，故对抑郁反应的人应该深入了解有无消极厌世情绪，并采取适当的防范措施。

（4）愤怒：愤怒是与挫折和威胁有关的情绪状态。由于目标受到阻碍，自尊心受到打击，为排除阻碍或恢复自尊，常可激起愤怒。此时交感神经兴奋，肾上腺分泌增加，因而心率加快，心输出量增加，血液重新分配，支气管扩张，肝糖原分解，并多伴有攻击性行为。患者的愤怒情绪往往成为医患关系紧张的一种原因。

（5）敌意：敌意是憎恨和不友好的情绪。有时与攻击性欲望有关，多表现为羞辱与讽刺。怀有敌意的个体可能提出不合理或过分的要求。

（6）无助：又称失助，是一种类似于临床抑郁症的情绪状态，表现为消极被动、软弱、无所适从和无能为力。它发生于一个人经重复应对，仍不能摆脱应激源影响的情况下。

（三）应激的行为反应

1. 逃避与回避　逃避指已经接触到应激源后而采取的远离应激源的行为；回避指事先知道应激源将要出现，在未接触应激源之前就采取行动远离应激源。两者都是远离应激源的行为。其目的都是为了摆脱情绪应激，排除自我烦恼。

2. 退化与依赖　退化是当人受到挫折或遭遇应激时，放弃成年人应对方式而使用幼儿时期的方式应对环境变化或满足自己的欲望。退化行为主要是为了获得别人的同情支持和照顾，以减轻心理上的压力和痛苦。退化行为必然会伴随产生依赖心理和行为，即事事处处依靠别人关心照顾而不是自己去努力完成本应自己去做的事情。退化与依赖多见于病情危重经抢救脱险后的患者以及慢性病患者之中。

3. 敌对与攻击　敌对是内心有攻击的欲望但表现出来的是不友好、谩骂、憎恨或羞辱别人。攻击是在应激刺激下个体以攻击方式做出反应，攻击对象可以是人或物，可以针对别人也可以针对自己。两者共同的心理基础是愤怒。

4. 无助与自怜　无助是一种无能为力、无所适从、听天由命、被动挨打的行为状态，通常是在经过反复应对不能奏效，对应激情景无法控制时产生，其心理基础包含了一定的抑郁成分。无助使人不能主动摆脱不利的情景，从而对个体造成伤害性影响，故必须加以引导和矫正。自怜即自己可怜自己，对自己怜悯惋惜，其心理基础包含对自身的焦虑和愤怒等成分点。自怜多见于独居、对外界环境缺乏兴趣者，当他们遭遇应激时常独自哀叹，缺乏安全感和自尊心。倾听他们的倾诉并提供适当的社会支持可改善自怜行为。

5. 物质滥用　个体在心理冲突或应激情况下会以习惯性饮酒、吸烟或服用某些药物的行为方式来转换自己对应激的行为反应方式。尽管这些物质滥用对身体没有益处，但这些不良行为能达到暂时麻痹自己、摆脱自我烦恼和困境之目的。

三、应激的中介系统

（一）认知评价

认知评价（cognitive evaluation or appraisal）指个体对遇到的生活事件的性质、程度和可能的危害情况的认知估计。认知评价在生活事件到应激反应的过程中起重要的中介作用。对同样的应激源，认知评价不同，所引起的应激反应也截然不同。认知评价分为初级评价和次级评价：①初级评价：指个体在某一事件发生时立即通过认知活动判断其是否与自己有利害关系。如果初级评价与己无关，则个体进入适应状态；如果初级评价与己有关，则进入次级评价。②次级评价：指一旦初级评价得到事件与己有利害关系的判断，个体立即会对事件是否可以改变即对个体的能力做出估计，这就是次级评价。但随着次级评价的开始，个体会同时进行相应的活动。如果次级评价事件是可以改变的，采用的往往是问题关注应对；如果次级评价事件是不可改变的，则往往采用情绪关注应对。

（二）应对方式

应对（coping）又称应对策略或应付，是个体对应激源以及因应激源而出现的自身不平衡状态所采取的认知和行为措施。应对与心理防御机制不同，前者是应激理论的概念，主要是意识和行为的；后者是精神分析理论的概念，是潜意识的。但两者也存在一定联系，例如，两者都是心理的自我保护措施。

应对的分类有很多。津巴多（Zimbardo）于1985年提出，根据应对的目的把应对分为两类：一类是通过直接的行动改变应激源或个体与应激的关系，如抗争（fight）、逃避（flight）、妥协（compromising）等；另一类是通过麻痹自我感觉的活动改变自我，而不是改变应激源，如使用药物、放松治疗、分散注意和幻想等。比里林斯（Bililings）和莫斯（Moss）提出应对的3种类型：①积极的认知应对，指个体希望以一种自信有能力控制应激的乐观态度评价应激事件，以便在心理上有效地应对应激；②积极的行为应对，指个体采取明显的行动，希望以行动解决问题；③回避应对，指个体企图回避主动对抗或希望采用间接方式如过度饮食、大量吸烟等方式缓解与应激有关的情绪紧张。

（三）社会支持

社会支持（social support）指个体与社会各方面包括亲属、朋友、同事、伙伴等社会人，以及家庭、单位、党团、工会等社团组织所产生的精神上和物质上的联系程度。社会支持可分为客观支持和主观支持。客观支持指个体与社会所发生的客观的或实际的联系程度，包括得到的物质上直接援助和社会网络关系。主观支持指个体体验到在社会中被尊重、被支持、被理解和满意的程度。

社会支持既受其他因素的影响，又影响其他因素。生活事件可以直接导致社会支持的问题，例如，临床发现夫妻经常争吵（生活事件），会导致家庭支持减少。认知因素影响个体社会支持的获得，例如，由于不能正确认识和理解周围朋友的关心，降低了主观社会支持水平。某些应对方式本身就涉及社会支持的问题，如求助、倾诉，因此成功的应对能增加社会支持。个性特征可以影响个体的客观社会支持程度，也可影响其主观社会支持程度。应激反应同样影响社会支持，例如，慢性疼痛综合征患者，后期的社会支持水平会变得很低。社会支持同样也影响认知评价、应对方式和应激反应。

四、应激的处理方法

1.否认作用　是指把已经发生的灾难性事件加以否认，认为它不可能发生，从而减轻心理压力。从心理学的角度来看，否认在一定程度上可以减缓突如其来的打击，使当事人在心理上有一个准备过程，来接受不得不接受的痛苦现实。但是，否认并不能使被否认的问题得到解决，长期否认也会妨碍对现实环境的适应。

2.转移　这是指把对某一方的情绪反应转移到另一方的心理防卫术。把对某对象的强烈感情不自觉地转移到另一对象上，以减轻精神压力。

3.文饰作用　又称合理化，是指人们在达不到自己所追求的目标时，常常想出种种理由来自我安慰，经过文饰，使自己的行为得到合理的解释，维护自己的自尊心。常见形式有酸葡萄心理和甜柠檬心理。

4.反向作用　一般情况下，人的外在行为与其内在动机是一致的，心里怎么想行为上就怎么做，心里的想法在行为上会自然地表现出来。但在有些情况下则不是这样，一个人为了防止自认为不好的动机外露，往往做出与动机方向截然相反的行为。这种外在行为与内在动机相反的现象称为反向作用。反向作用实际上也是对个人的冲动和欲望进行压抑的一种心理表现。

5.压抑　是指人们把自己意识所不能接受的心理内容，不知不觉地排斥到意识之外的过程。由于压抑，痛苦的经历似乎被遗忘了，使人在现实意识中感觉不到焦虑和恐惧。

6.升华　指把被压抑的不符合社会要求的原始冲动或欲望，用符合社会要求的建设性方式表达出来的一种方法。从文艺家的一些著名创作，如歌德的《少年维特的烦恼》等，均可见到升华机制的作用。

7.幽默　当一个人处境困难或陷于尴尬境地时，有时可使用幽默来化险为夷、渡过难关；或者通过幽默的方式间接表达潜意识意图，在无伤大雅的情形中，表达意见，处理问题。我们将这种方法称为幽默作用。例如，大哲学家苏格拉底被妻子泼水后化解尴尬的故事；我国春秋时期"晏子使楚"的故事等。

8.认同　又称"自居作用"，指自我尝试与某一对象潜意识地视为等同，借以减轻焦虑。

9.投射　是指把自己不喜欢或不能接受的性格、态度、意念、欲望转移到外部世界或他人身上并断言别人有此动机，以免除自我责备之苦。但是习惯于以投射来维持自己心理平衡的人，往往会影响对自己的真正了解，也会影响与别人交往。

10.转换　是指把精神上的痛苦、焦虑转化为躯体症状从而减轻心理紧张。例如，常有神经衰弱的患者否认自己思维方式上的问题，而强调内心的紧张是由于身体衰弱或失眠造成的。

11.抵消　从某种象征性的行动来抵消已经发生了的不愉快的事件。如过年时打碎了东西，老年人会说上一句"岁岁平安"。

12.隔离　将痛苦情感与事情分开，并排斥到意识之外。一个受迫害的人，平静地诉说受害经历，而忘掉了与之有关的痛苦经验。某些精神患者对于亲人死亡无动于衷，被视为隔离机制的极端表现。

第三节　心理挫折与防御机制

一、心理挫折的定义及原因

心理挫折是指在个体从事有目的的活动过程中遇到障碍和干扰，致使个人动机不能实现、需要不能满足时的情绪状态。

从心理学角度看，人的其他一切素质本身隶属于人的个性心理范畴，人的言行实际上就是其心理活动的不同程度的外在表现。造成心理挫折的原因很多，有客观的社会因素，但最主要原因还在于主观上的心理动机冲突。

二、心理挫折的表现和反应

心理挫折是人的内心活动，它是通过人的行为表现和摆脱挫折困扰的方式反映出来的。

1.攻击　人在受挫时，生气、愤怒是最常见的心理状态。这在行动上可能表现为攻击。诸如，语言过火、激烈，情绪冲动，容易发脾气，并伴有挑衅、煽动的动作。攻击是在人产生心理挫折感时可能出现的行为，但攻击的程度却因人而异。理智型的人善于作自我调节，比感情易冲动的人能较容易控制自己；文化程度低的人，受挫后产生攻击行为的可能性比较大，经验丰富、见多识广的人，受挫后会有多种排解方法，攻击的可能性就比较小。此外，受挫目标的期望程度、动机范围等因素都可能影响人的攻击性。

2.倒退　是指人遭受挫折后，可能发生的幼稚的、儿童化的行为，如像孩子一样的哭闹、暴怒、任性等。目的是为了威胁对方或唤起别人的同情。

3.畏缩　指人受挫后发生的失去自信、消极悲观、孤僻离群、盲目顺从、易受暗示等行为表现。这时其敏感性、判断力都相应降低。

4.固执　顽固地坚持某种不合理的意见或态度，盲目重复某种无效的动作，不能像正常情况下那样正确合理地做出判断。表现为心胸狭窄、意志薄弱、思想不开朗，这都会直接影响人们对具体事物的判断分析，导致行动失误。

此外，不安、冷漠等都是心理挫折的表现。

三、心理防御机制

（一）心理防御机制的概念

心理防御机制（psychological defenseme chanism）是指个体面临挫折或冲突的紧张情境时，在其内部心理活动中具有的自觉或不自觉地解脱烦恼，减轻内心不安，以恢复心理平衡与稳定的一种适应性倾向。当自我受到超我、本我和外部世界三方面的胁迫时，如果难以承受其压力，则会产生焦虑反应。然而，焦虑的产生，促使自我发展了一种功能，即用一定方式调解冲突，缓和三种危险对自身的威胁，既要使现实能够允许，又要使超我能够接受，也要使本我有满足感，这样一种功能就是心理防御机制。

（二）心理防御机制的分类

按照对现实的歪曲程度，可将防御机制分成四大类：自恋型、不成熟型、神经症型和成熟型。

1.自恋型防御机制　自恋型心理防御机制是一个人在婴儿早期常使用的心理防御机制，包括否认、歪曲和投射。早期婴儿的心理状态属于自恋的，他们只照顾自己，爱恋自己，还不会关心他人，故将该机制称为"自恋型心理防御机制"。最初的婴儿完全生活在"自我世界里"，他们无法辨认自我和外界。在成年人中精神病患者常使用这一心理防御机制，所以也称为"精神病型"防御机制。

（1）否认（denial）：指拒绝承认现实而减轻痛苦。否定那些不愉快的事件，当作根本没发生，不承认不接受似乎就不会痛苦，从而缓解打击，获得心理上的安慰和平衡，以达到保护自我的目的。比如小孩打破东西闯了祸，往往用手把眼睛蒙起来。

（2）歪曲（distortion）：是对外界的现实加以曲解变化，以符合内心的要求，以歪曲作用而呈现的一种防御机制，以妄想和幻觉最为常见。比如明明昨天和女朋友分手，却自以为要和女朋友结婚，甚至还到处向亲朋好友发喜帖。

（3）投射（projection）：又称外投（external projection），是指把自己不能接受的冲动、情绪或缺点妄加在别人身上，从而避免或减轻内心的不安与痛苦。一个对人经常有敌意的人，会说别人都不友好。

2.不成熟型防御机制　此类机制包括退行、幻想和内射，出现于青春期。此外，人格障碍者以及在心理治疗中的成人也常出现。

（1）退行（regression）：当个体遇到挫折与应激时，放弃已经学到的比较成熟的适应技巧或方式，而退行到早期生活阶段的某种行为方式，以原始、幼稚的方法来应对当前情景，降低自己的焦虑。例如，一个孩子本来已能控制大小便，但在母亲生下小弟弟后，又开始尿床。

（2）幻想（fantasy）：当人无力处理现实生活中的一些困难，或是无法忍受一些情绪的困扰时，将自己暂时离开现实，任意想象应如何处理困难，使自己存在于幻想世界，在幻想的世界中得以实现内心的平衡，达到在现实生活中无法经历的满足。儿童的幻想大多是正常现象；正常成人偶尔为之，也可暂时缓解其紧张状态，但若成人经常采用幻想方式，特别是分不清幻想与现实时，即可能为病态心理。

（3）内射（introjection）：指个体（主体）广泛地、毫无选择地吸收外界事物（客体，如某位亲人的性格特质、行为方式等），而将它们内化为自己人格的一部分。由于摄入作用，有时候人们爱和恨的对象被象征地变成了自我的组成部分。古语"近朱者赤，近墨者黑"，就是这个机制。

3. 神经症型防御机制 这是儿童的"自我"机制进一步成熟，在儿童能逐渐分辨什么是自己的冲动、欲望，什么是实现的要求与规范之后，在处理内心挣扎时所表现出来的心理机制。包括合理化、反向、转移和隔离。

（1）合理化（rationalization） 指个体无意识地用似乎合理的解释来为难以接受的情感、行为、动机辩护，以使其可以接受，以求得心理平衡。合理化常有3种表现：一是酸葡萄心理，即把得不到的东西说成"不好的"；二是甜柠檬心理，即当得不到甜葡萄而只有酸柠檬时，就说柠檬是甜的；三是推诿，指将个人的缺点或失败，推诿于其他理由，找人担待其过错。鲁迅先生笔下的"阿Q"是使用合理化防御机制的经典例子。不过，如过度使用此机制，借各种托词以维护自尊，就会自欺欺人，很多强迫症和精神障碍患者就常用此种方法来处理问题。

（2）反向（reaction） 个体对内心难以接受的、不愉快的观念、情感、欲望冲动夸张性地以相反的外在态度或行为表现出来。反向机制如使用适当，可帮助人在生活上适应；但如过度使用，不断压抑自己心中的欲望或动机，且以相反的行为表现出来，将形成心理困扰。在很多精神障碍患者身上，常可见此种防御机制被过度使用。比如某人极需要某种东西或名誉地位，却表现为极力反对、推却或无所谓。

（3）转移（displacement） 指将对某个对象的情感、欲望或态度转移到另一较为安全的对象上，以减轻自己心理上的焦虑。例如，中年丧子的妇人，将其心力转移于照顾孤儿院的孤儿。迁怒于"替罪羊"的行为，也属于转移机制。此外，心理咨询中的移情也属于转移机制较为常见的一种。

（4）隔离（isolation） 将一些不愉快的事实、情景或情感分隔于意识之外，不计自己意识到，以免引起心理上的尴尬、不愉快或焦虑。例如，向他人讲述自己创伤的故事却说这是自己身旁朋友的案例，让自己觉得这件事不是发生在自己身上。

4. 成熟型防御机制 是自我发展成熟之后才能表现的防御机制，其防御的方法不但比较有效，而且可以解除或处理现实的困难、满足自我的欲望与本能，也能为一般社会文化所接受。这种成熟的防御机制包括压抑、升华、幽默等。

（1）压抑（repression） 指个体将不可接受的欲望、思想或记忆不知不觉中压抑到其潜意识中。本我的欲望冲动常常与超我的道德原则相对立并发生冲突，又常常不被现实情境所接受，于是个体（自我）把意识中对立的或不被接受的冲动、欲望、想法、情感或痛苦经历，不知不觉地压制、潜抑到潜意识中去,以至于个体对压抑的内容不能察觉或回忆,以避免痛苦、焦虑,这是一种不自觉的选择性遗忘和主动抑制。被压抑的内容,人们平时虽然意识不到,但在特殊情况下它则会影响人们的日常行为,例如,梦境、笔误、口误等。

(2) 升华(sublimation) 指被压抑的不符合社会规范的原始冲动或欲望另辟蹊径用符合社会认同的建设性方式表达出来,并得到本能性满足。升华是最积极、最富建设性的防御机制,升华不仅能使人的内心冲动得以宣泄,而且可使个人获得成功满足感。例如,孔子厄而著《春秋》,司马迁腐而《史记》出。

(3) 幽默(humor) 指以幽默的语言或行为来应付紧张的情境或表达潜意识的欲望,以表面的开心欢乐来不知不觉化解挫折困境、尴尬场面和内心的失落。幽默其实是智慧的象征。有一次,林肯正面对着观众,滔滔不绝地进行演讲。突然,在人群中有人递给他一张纸条,上面写着"傻瓜"两字。当时旁边的人都盯着林肯,看他如何来处理这样的公然的挑衅。林肯微微一笑说:"本人已经收到许多匿名信,全部都只有正文,不见署名,而今天却正好相反,在这一张纸条上只有署名,却缺少正文!"话音刚落,整个会场上便响起了阵阵掌声,大家都为林肯的机智和幽默而鼓掌,整个会场的气氛由紧张变为轻松,演讲继续进行。

第四节　心身疾病

一、心身疾病概述

(一) 心身疾病的概念

心身疾病(psychosomatic disease)又称心身障碍或心理生理疾病,指心理社会因素在发病、发展过程中起重要作用的躯体器质性疾病和功能性障碍。

1952年的美国精神疾病诊断治疗手册(DSM-Ⅰ)设有"心身疾病"一类;DSM-Ⅱ(1968)将"心身疾病"更名为"心理生理自主神经与内脏反应";DSM-Ⅲ(1980)及DSM-Ⅲ-R(1987)将心身疾病划归为"影响身体状况的心理因素"分类;DSM-Ⅳ又将其更名为"影响医学情况的心理因素";DSM-Ⅴ(2013)将其单独列为一类,称为"躯体症状及相关障碍"。

(二) 心身疾病的人群特征

1.**性别特征**　总体上女性高于男性,两者比例为3∶2,但个别病种男性高于女性,如冠心病、溃疡病、支气管哮喘等。

2.**年龄特征**　65岁以上及15岁以下的老少人群患病率最低;从青年期到中年期,其患病率呈上升趋势；更年期或老年前期为患病高峰年龄。

3.社会环境特征　不同的社会环境，心身疾病患病率不同。以冠心病为例，患病率最高为美国，其次为芬兰、希腊及日本，最低为尼日利亚。一些学者认为，这主要取决于种族差异、饮食习惯、全人口的年龄组成、体力劳动多寡等社会环境因素的影响。

4.人格特征　一些心身疾病与特定的人格类型有关，如冠心病及高血压的典型人格特征是A型人格。癌症的典型人格特征是C型人格，C型人格癌症的患病率是非C型人格的3倍。

（三）心身疾病的范围

传统上，典型的心身疾病包括消化性溃疡、溃疡性结肠炎、甲状腺功能亢进、局限性肠炎、类风湿关节炎、原发性高血压病及支气管哮喘。目前，把糖尿病、肥胖症、癌症也纳入心身疾病范围。以下介绍比较公认的心身疾病分类。

1.内科心身疾病

（1）心血管系统心身疾病：原发性高血压病、冠心病、阵发性心动过速、心率过缓、期前收缩、雷诺病、神经性循环衰弱症等。

（2）消化系统心身疾病：胃十二指肠溃疡、神经性呕吐、神经性厌食症、溃疡性结肠炎、过敏性结肠炎、贲门痉挛、幽门痉挛、习惯性便秘、直肠刺激综合征。

（3）呼吸系统心身疾病：支气管哮喘、过度换气综合征、心因性呼吸困难、神经性咳嗽等。

（4）神经系统心身疾病：偏头痛、肌紧张性头痛、自主神经功能失调症、心因性知觉异常、心因性运动异常、慢性疲劳等。

（5）内分泌代谢系统心身疾病：甲状腺功能亢进、垂体功能低下、糖尿病、低血糖等。

2.外科心身疾病　全身性肌肉痛、脊椎过敏症、书写痉挛、外伤性神经症、阳痿、过敏性膀胱炎、类风湿关节炎等。

3.妇科心身疾病　痛经、月经不调、经前期紧张综合征、功能性子宫出血、功能性不孕症、性欲减退、更年期综合征、心因性闭经等。

4.儿科心身疾病　心因性发热、站立性调节障碍、继发性脐绞痛、异食癖等。

5.眼科心身疾病　原发性青光眼、中心性视网膜炎、眼肌疲劳、眼肌痉挛等。

6.口腔科心身疾病　复发性慢性口腔溃疡、颞下颌关节紊乱综合征、特发性舌痛症、口吃、唾液分泌异常、咀嚼肌痉挛等。

7.耳鼻喉科心身疾病　梅尼埃综合征、咽喉部异物感、耳鸣、晕车、口吃等。

8.皮肤科心身疾病　神经性皮炎、皮肤瘙痒症、斑秃、多汗症、荨麻疹、银屑病、湿疹、白癜风等。

9.其他　癌症、肥胖症等。

二、常见的心身疾病

（一）原发性高血压

原发性高血压是危害人类健康最严重的心身疾病之一，也是最早被列为心身疾病的疾病之一。它是一种多因素疾病，除遗传因素外，心理社会因素有着很重要的影响。

1.情绪因素　当愤怒情绪被压抑时，会造成心理冲突。研究表明，经常处于压抑或敌意的人血液中的去甲肾上腺素水平比正常人高出30%以上。应激引起的神经内分泌或血流动力学反应的水平比普通人的高，这可能会增加血管内壁损伤和动脉粥样硬化物质的累积，最终导致血压升高。

2.环境与文化因素　来源于相同遗传背景，但生活在不同的文化环境下，原发性高血压病的患病率也不相同。这种差别归结于文化不同和所受到的压力不同。不同的生活环境和工作性质产生不同程度的心理紧张。

3.人格特征　一般认为原发性高血压患者的人格特征表现为求全责备、刻板主观、容易激动、具冲动性、过分谨慎、不善表达情绪、压抑情绪但又难以控制情绪。A型行为者的血浆肾上腺素活性较高，对应激呈现高反应性，可引起血压升高。

（二）冠状动脉硬化性心脏病

冠状动脉硬化性心脏病（以下简称冠心病）指由于冠状动脉粥样硬化、管腔狭窄，导致心肌缺血、缺氧的心脏病。冠心病是威胁人类健康最严重和确认最早的一种心身疾病，发病率呈逐年上升趋势，多见于中、老年人。冠心病的确切病因还不十分清楚，近年来，研究发现，冠心病的发生、发展与许多生物、心理和社会因素有关，包括遗传、高血压、糖尿病、高血脂、肥胖等生物因素，心理应激、人格特征、焦虑、抑郁等心理因素，吸烟、饮酒、缺少运动、社会关系不协调等社会因素。

1.心理应激　社会生活中的应激因素如亲人死亡、环境变化等常被认为是冠心病的重要危险因素之一。现代社会，职业压力是最常见的心理应激。

2.人格特征　A型行为具有好胜心强、雄心勃勃、努力工作而又急躁易怒，具有时间紧迫感和竞争敌对倾向等特征。有人将A型行为类型称为"冠心病个性"。世界心肺和血液研究协会（NHLBI）也于1978年确认A型行为属于一种独立的冠心病危险因素。

研究发现，具有A型人格的人，冠心病的患病率高于一般人群；具有A型人格的冠心病患者死亡率、二次心肌梗死发病率以及药物洗脱支架治疗后的危险性明显增加。大量研究也显示A型人格可预测冠状血管疾病的患病率和病死率，严重影响患者的生活质量和幸福感。在冠心病患者中相比于非A型人格的患者，A型人格的患者往往会感知较严重的疾病的程度和较低的对抗疾病的斗志，面对疾病采用更少的对抗并且更多地采用消极应对的方式。

3.社会环境与生活方式　冠心病发病率与社会结构、社会分工、经济条件、社会稳定程度有一定相关性。研究证实，社会发达程度高、脑力劳动强度大、社会稳定性差等均为冠心病的危险因素。另外，吸烟、饮酒过量、高脂与高胆固醇饮食、缺乏运动、肥胖也是冠心病的易感因素。

（三）糖尿病

糖尿病的病因和发病机制十分复杂，目前尚未完全清楚，一般认为是多因素综合作用的结果，其中，心理社会因素具有重要的作用。

1.心理应激　生活事件与糖尿病的代谢控制密切相关，一些糖尿病患者在饮食和治疗药物不变的情况下，由于生活事件的突然袭击，病情在一夜之间迅速加剧，甚至出现严重的并发症。

2.情绪　糖尿病的发生与情绪也有密切关系，不良情绪可使糖尿病患者的血糖浓度迅速升高，进而导致病情恶化。调查发现，糖尿病患者中焦虑的发生率为32%～68%，抑郁的发生率为27%～78%，全部糖尿病患者的精神疾病诊断率为18.7%，显著高于一般人群。不良的情绪对糖尿病的代谢控制和病情转归会产生消极的影响。

3.人格特征　研究表明，糖尿病患者的性格倾向于内向、被动、感情不易冲动。不少患者遇到烦恼时压抑自己，不愿求助或找人倾诉，这种消极的应付方式很容易产生焦虑、抑郁的情绪，而不良情绪通过"免疫—内分泌"机制又成为患病的诱因。

（四）消化性溃疡

消化性溃疡包括胃溃疡和十二指肠溃疡，是较早被公认的常见的心身疾病。我国流行病学调查显示，有60%～84%的初患或复发的消化性溃疡患者，在症状出现前1周受过严重的生活刺激，如人际关系紧张、事业受挫等。

1.生活事件　与消化性溃疡关系密切的主要生活事件因素有：①严重的精神创伤，特别是在毫无思想准备的情况下，遇到重大生活事件和社会的重大改变，如失业、丧偶、失子、离异、自然灾害和战争等；②持久的不良情绪反应，如长期的焦虑、抑郁、孤独等；③长期的紧张刺激，如不良的工作环境、缺乏休息等。

2.人格特征　研究发现，消化性溃疡患者具有内向及神经质的特点，表现为孤独、缺少人际交往、被动拘谨、顺从、依赖性强、缺乏创造性、刻板、情绪不稳定、遇事过分思虑、愤怒而常受压抑，容易焦虑、紧张、易怒，对各种刺激的反应性过强。消化性溃疡患者习惯于自我克制，情绪得不到宣泄，从而使迷走神经反射强烈，胃酸和胃蛋白酶原水平明显增高，易诱发消化性溃疡。

（五）支气管哮喘

支气管哮喘是严重威胁人类健康的慢性疾病，全球患病人数大约为3亿，成人患病率为1.2%～25.5%，儿童为3.3%～29%。研究表明，哮喘的发作与心理社会因素密切相关。

1.心理应激　心理应激因素可能通过以下途径诱发或加重哮喘：①强烈的情绪变化作用于大脑皮质，大脑皮质兴奋作用于丘脑，通过迷走神经，促进乙酰胆碱释放，引起支气管平滑肌收缩、痉挛、黏膜水肿而导致哮喘；②不良的精神刺激通过中枢神经系统引起内分泌功能失调和各种激素分泌异常，包括促皮质激素、去甲肾上腺素、生长激素和内啡肽的变化；③心理功能失调通过中枢神经系统，特别是丘脑下部，干扰机体的正常免疫功能和影响机体对外界各种不良刺激反应的敏感性。

2.职业环境　包括特殊的家庭居住环境，如经常暴露于烟雾中的儿童哮喘患病率远高于对照组儿童；空气污染、呼吸道感染与儿童哮喘的发生关系密切；摄入某些特异性食物可以引起哮喘；以及从事油漆工、汽修工等特殊职业的人群高发哮喘等。易诱发哮喘的药物主要有2类：一类是阿司匹林类及类似的解热镇痛药；另一类是作用于心脏的药物，如普萘洛尔等；磺胺药等也可因引起过敏反应而诱发哮喘发作。此外，大哭大笑等剧烈运动和恐惧紧张等刺激也可引发儿童的哮喘发作。

3.人格特征　早期研究发现，支气管哮喘患者多有依赖、希望被别人同情、较被动、顺从、敏感、易受暗示、希望被人照顾和自我中心等性格。近年来，研究表明哮喘的患者没有单一的或统一的人格类型。

（六）肿瘤

肿瘤的发病原因至今未完全阐明，一般认为是多因素作用的结果，其中心理社会因素是导致肿瘤发生的重要因素之一。

1.生活事件　研究发现，癌症患者发病前的生活事件发生率较高，其中尤以家庭不幸等方面的事件，如丧偶、近亲死亡、离婚等为显著。

2.应对方式和情绪　研究发现，生活事件与癌症发生的关系，取决于个体对生活事件的应对方式和情绪反应。几乎所有肿瘤患者的发病都涉及情绪因素，不良情绪可能贯穿肿瘤诊断治疗的全过程，并与预后显著相关。那些不善于宣泄生活事件造成的负性情绪体验者，即习惯于采用克己、压抑的应对方式者，其癌症发生率较高。有学者指出，不愿表达个人情感和情绪压抑是癌症发病的心理特点。

3.人格特征　研究发现，人格特征与恶性肿瘤的发生有一定的关系，特别是C型人格与癌症的发生关系密切。"C"系取"cancer"的第一个字母，所以C型人格亦称癌症倾向人格，这类人表现为与他人过分合作，原谅一些不应原谅的行为，尽量回避各种冲突，不表达愤怒等负性情绪，屈从于权威。他们在遭遇重大生活挫折时，常陷入失望、悲观和抑郁的情绪中不能自拔，在行为上表现为回避、否认、逆来顺受等。有学者发现具有C型人格特征者癌症发生率比非C型人格者高3倍以上。

案例回顾

主要的应激源是工作量增加，压力增加的应激反应主要体现为生理反应的血糖升高、病情加重。应从应激的生理反应、心理反应和行为反应来理解心理应激与血糖控制的关系。医生建议患者通过应对中积极解决问题的方式来应对压力，以致病情改善。

第四章
心理评估和心理护理

章前引言

本章主要介绍心理评估和心理护理两方面内容。

心理评估主要从护理心理学的视角，具体阐述护理领域的心理测评，包括可供临床护士熟练掌握、普遍使用的临床心理评估理论、方法与技术。临床心理评估是实施临床心理护理过程的先驱环节，主要围绕与护理对象健康密切相关的情绪、行为等情况展开。本章还介绍了临床心理评估常用的方法、工具研制等，推荐了临床经常使用的量表，旨在解决临床心理评估的实际问题。

本章还进一步阐述了临床心理护理的知识。心理护理的基本理论是实施临床心理护理的导向，解释了患者的心理与行为问题及其本质。有效实施心理护理并开展相关研究，必须弄清、掌握心理护理的基本要素及其作用等理论要点，以指导临床心理护理科学、规范的全面实施，才能真正体现临床心理护理的作用。在理论扎实的基础上，护士在临床开展心理护理，掌握相关流程、实施步骤等基本要领，以一定的积累为基础，就可以根据实际情况灵活应变，触类旁通，顺利开展心理护理工作。心理护理是整体护理的核心内容，心理护理的质量决定了临床护士对患者护理质量的高低，是顺利实现现代护理模式总目标的基本保障。

学习目标

1. 识记临床心理评估概念。
2. 理解临床心理评估功能及使用规范。
3. 掌握临床心理评估常用方法，包括观察法、访谈法、心理测验。
4. 理解观察法的设计、注意事项、优缺点。
5. 理解访谈的内容、结构类型、访谈的技巧、优缺点。
6. 掌握心理测验的概念。
7. 掌握标准化心理测验的基本特征。
8. 理解心理测验的种类及使用原则。
9. 掌握常用的临床心理测量量表的使用，包括症状评定量表、应激与应对类评定量表、其他评定量表。
10. 识记临床心理护理的定义。
11. 理解临床心理护理广义概念与狭义概念内涵。
12. 掌握临床护理心理基本四要素。
13. 理解临床护理心理基本要素的作用。
14. 掌握临床心理护理的基本流程。
15. 掌握临床心理护理的实施步骤。

思政目标

培养护士学习并掌握心理评估和心理护理的相关理论和应用技术，运用在日常临床心理护理工作中，改善与患者的沟通、提升患者心理健康水平，达到护患关系和谐平衡，进一步可提升护士积极的职业心态，调动内在潜力，越能促进工作的主动性和创造力，提高整体护理质量，提升职业成就感和自豪感。

案例导入

叶某，36岁，因"情绪低落、伴头晕头痛半年"就诊。

现病史：患者半年前辅助生殖（IVF）下妊娠第2胎，但孕3个月左右意外流产。最近半年情绪低落，每日头痛，还经常无故哭泣；晚间睡眠差，入睡困难、浅睡多梦。不愿出门，基本在家卧床，下地时站立头晕，主诉走在地上感觉像踩在棉花上一样。偶尔看到小区里其他的小朋友，会情不自禁掩面哭泣，胃纳差，无食欲。最近半个月症状加重。

过往史：既往体健、无重大躯体疾病史。前年IVF下，已流产1次。病前性格内向、易生闷气。否认有精神疾病史及家族史，否认躯体疾病遗传史。

体格检查及神经系统检查正常。血常规、肝功能、心电图等均正常。

思考题

1. 根据所学心理评估内容，为叶某制订切实可行的访谈提纲。
2. 如需要为叶某做心理测验，你认为该选取哪种评定量表？
3. 对叶某进行心理护理时，你将进行哪些护理流程和步骤？

第一节 临床心理评估

一、临床心理评估概述

临床心理评估是实施整个心理护理过程中的重要环节，主要围绕与护理对象的健康密切相关的情绪、行为、社会支持等状况展开，在此基础上为患者制定针对性心理护理措施，以促进患者达成身心健康；评估过程中护士与患者的充分沟通，对和谐护患关系、提高整体护理质量均具有重要意义。

（一）临床心理评估的基本概念

心理评估（psychological assessment）指依据心理学理论，应用观察法、访谈法和心理学测验等多种心理学方法获得信息，对个体某一心理现象作全面、系统和深入的客观描述，对心理现状及水平做出综合性评价、鉴定等的过程、手段或技术。心理评估广泛应用于心理学、医学、教育、人力资源等领域。

临床心理评估（clinical psychological assessment），特指将心理评估运用于临床、以临床患者为主要评估对象、可评定及甄别患者心理状态的一系列应用性评估手段和技术。临床心理评估更侧重个体身心健康及其影响因素，以判定、鉴别患者的心理问题或障碍及其心理特征为主。护理领域的临床心理评估，融合心理学、医学、护理学、社会学等综合知识技能的科学评估技术，遵循心理评估的原理、方法及原则，依据护理对象侧重点、排除精神异常人群，可由全体护士参与并熟练掌握，区别于医学心理学的临床心理评估，是体现专业特色的基础方法。

（二）临床心理评估的功能

1.筛选干预对象

（1）区分心理干预等级：临床上普遍存在众多患者的心理评估及干预的需求匹配少数的护士现象。区分患者心理反应的轻、中、重及对应的心理干预等级，可减少临床心理护理的盲目性，提高工作效率及促进实施效果。避免相同的宽泛安慰、疏导等，有所侧重的制定对策，做好个体化干预，更加可充分发挥心理护理对患者身心康复的效用，提高心理护理的效益。

（2）甄别重度心理危机：患者可因疾病产生不同程度的心理失衡、偏差或危机。有的患者可实现有效应对，有的患者深陷痛楚，甚至产生自杀意念。因此，在临床护理中，快速、便捷的心理评估方式尤为重要。如迅速甄别群体中有自杀意念的个体，持续监测遭遇突发事件患者的心理水平，并正确、快速地采取相应干预措施，在最短时间内化解心理危机，监测心理状态，防止意外发生。

2.提供干预依据　临床上各类疾病患者均可发生焦虑、恐惧、抑郁等负性情绪，均非特异性心理反应，所致负性情绪的原因及影响因素各不相同。临床心理评估不仅需要把握患者的心理状态即心理反应的性质、强度等，更需要深入分析其影响因素。明确找寻出患者的负性情绪的主要原因，才可以有的放矢选择相应的干预对策，有效降低患者的负性情绪反应水平、改善患者不良心境。若经评估后确定人格特征、疾病认知、遵医行为、社会支持等某个因素对患者的心理危机具有决定性影响时，便可为选择针对性心理干预策略提供依据。

3.评估干预效果　实施心理干预后，需评价患者的心理危机化解与否，或者化解程度如何。如患者已打消其轻生念头，其情绪或行为一定会有所变化。若干预手段效果明显，患者的负性情绪便会显著降低，可剔除作为心理护理的重点关注对象；若干预时手段针对性不强或者力度不够，患者的负性情绪持续状态可对其身心健康构成更严重威胁，仍需作为心理护理的关注重点，并为患者选择更适宜、更有效的心理干预对策。

（三）临床心理评估的使用规范

使用心理评估技术时，应注意严格掌握使用指征、使用者应当具备专业知识等，以避免心理评估技术使用不规范，给患者造成负面影响。规范使用心理评估技术，主要注意以下几方面。

1.严格掌握使用指征　谨慎选择合适的评估技术，严格按照使用指征操作。进行心理评估时，应遵守心理评估的标准程序和方法，切忌滥用，以免给测评对象造成负性情绪体验等不利于身心的影响。一般标准化心理评估工具都会明确适用人群、评估目标等，若不能严格掌握测评工具的使用指征而随意在非适宜人群中使用，便失去评估的准确性及实际意义。

2.使用心理评估技术者需具备专业资质　要掌握心理评估技术，需具备相应的专业知识和能力，因此并不是所有临床护士都适合使用任意心理评估技术，护士使用心理评估技术前，均需接受相应的培训。

3.避免非专业人员接触其内容　心理评估若越能真实反映评估对象的心理状态，其价值越高。评估对象如果事先在非正式场合已接触评估的内容，再次接受评估时，则可能受环境、心理暗示等影响，无法真实反映其心理状态。

二、临床心理评估的常用方法

临床心理评估通常包括观察法、访谈法和心理测验3类方法，前两类方法多为定性或半定量，而心理测验则多为一种定量的心理评估方法。在临床工作中通常根据需要将不同方法结合使用，互相取长补短，以便获得全面、准确的信息，作出正确的判断。

（一）观察法

1.观察法的概念　观察法是指对个体可观察行为的过程或者结果进行有目的、有计划的观察记录。其目的是描述临床行为表现、评估心理活动、监测行为变化、提供客观依据。

行为观察法是护理领域心理评估最常用的方法之一，人的心理特征通过其行为表现出来的，护理人员对患者行为进行客观准确的观察，根据其观察结果可对患者实施有效的心理护理。

2.观察方案的设计　观察方案设计的好坏直接影响观察的结果，为确保观察结果的客观性和科学性，在设计一个观察方案时，应考虑以下几个方面。

（1）确定观察的目标行为：患者行为的观察内容包括很多，如仪表、言谈举止、气质特征、疾病认知及态度、应对行为等。在实际观察中，必须紧扣可表征患者心理状态的行为特征，可观察患者的单个行为，也可观察其某类被分解行为。临床护士不宜谋求一次把患者所有行为均列为观察目标，以免顾此失彼，反而达不到观察目的。应给每个准备观察的目标行为明确的操作性定义，以便准确地观察和记录。如临床上，有的患者高度紧张表现为不由自主地反复搓手；有的患者看似闭目养神，但是内心冲突激烈。通常这两种行为对其心理评估具有同等意义，但临床上可优先选择易察觉行为作为观察的目标行为。

（2）选择适宜的观察情境及方式：既可在完全自然环境下进行，也可以在实验室情境或特殊环境下进行，在医院中对患者的密切观察大多属于特殊情境下的观察。选择连续性或轮换性观察，是否采用隐蔽性观察等，均需与所设计观察目标相呼应。如连续性观察适合少数患者或单个行为的严密细微观察；轮换性观察则用于多个患者同类问题的综合归纳观察；在不同观察情境下，同一观察者可能表现出不同的行为，采用隐蔽性观察，则可防止患者察觉后，改变最初的状态，抵触或迎合评估者。

（3）设定明确的观察指标：包括确定直接观察时间、观察次数、间隔时间及总观察时间等指标。直接观察的时间一般每次持续10~30分钟，避免因观察者疲劳对观察结果有影响，若需延长连续观察时间，可以通过录像、录音等间接手段观测。若需一天内多次观察，则应分布在不同时间段，以便全面观察患者不同情境、不同时段的行为特点及规律。如观察期跨越若干天，则每天数次观察的时间应保持一致。

（4）观察资料记录方法：①叙述性记录：为常用的观察记录法。可采用录音、录像、笔记或联合使用的方法进行客观记录，也可按观察时间顺序做简单记录表，记录重要观察指标。该方法不仅便于记录所观察行为，还可兼顾推理判断。如记录"患者10分钟内上厕所3次"（描述性行为），推断"患者即将入手术室紧张"（推理性记录）。②评定性记录：根据评定量表的要求进行观察和记录。如记录"根据疼痛评分表，患者自评疼痛评分为3分，为轻度疼痛"。③间隔性记录：也称时间间隔样本，指在观察中有规律地每隔同样长段时间便观察和记录一次，如每隔30秒观察并记录5秒内的观察结果。这种记录方法能够准确反映目标行为随时间变化的特征，间隔时间根据研究需要和目标行为性质而定。④事件性记录：也称事件样本，记录一次观察期内，目标行为或事件的发生频率。这种记录方法常和时间间隔记录结合使用，较多在条件控制较好的观察和实验研究中应用。如患者突然被诊断出癌症，需要接受化疗、支付超高预算的住院费用等，必须记录其特殊事件及其对患者行为的影响。

3.观察法的注意事项　为使行为观察结果具有良好的客观性、准确性和科学性，在进行行为观察时观察者应注意的事项。

（1）尽可能客观、完整和准确观察事件或目标行为。确定观察的目标行为，可以为单个行为，也可以被分解的某类行为。明确界定可能影响目标行为的各种因素。合理探索和解释所观察行为的产生原因。

（2）确定并记录每天观察的次数、时间和地点。尽快记录某一事件的发生（间隔性记录除外）。观察记录中使用日常语言，少用术语。采用描述式记录目标行为时避免用解释方式。

（3）记录事件发生的全过程。详尽记录被观察者叙说重要内容的表达方式、说话时的周围情况。记录被观察者的行为如何被周围环境、被他人的言语、非言语因素所影响。注意他人对被观察者行为的反应。

（4）观察和评估过程中，观察者要经常意识自身"角色"，特别是自己的感觉和反应。观察者需认知、评价其在被观察者心中的整体印象及其可能对观察结果产生的影响。观察者需自控，不对与目标行为关系不大的特殊行为和突发事件表现兴趣。对与观察者年龄或文化背景悬殊者的结果分析应尽可能从被观察者的角度理解其行为。

4.观察法的特点　行为观察法与其他心理评估方法相比，具有自身的优势和局限性。

（1）优势：行为观察法操作相对简便易行，不太受时间、地点或实验条件限制和制约；行为观察法可在被观察者不知情的自然情境下进行观察，被观察者的行为表现相对真实可信；行为观察法可以特殊人群（如语言障碍者、儿童和聋哑人等）中进行。

（2）局限性：行为观察法观察到的只是表面的行为表现，结果不易客观比较；有时某些现象只出现一次，无法重复观察；观察结果还会受到观察者主观意识和自身水平的影响。

（二）访谈法

1.访谈的概念　访谈（interview）是指访谈者（临床工作者）和来访者（患者或来访者）之间所进行的有目的的会谈，是访谈者收集信息、诊断评估和治疗干预的基本沟通手段。

访谈法属于定性或半定量的心理评估方法，是心理评估收集资料的一种重要技术，是护患沟通的必备技能，也是心理咨询、心理治疗的基本技术。

通过访谈来了解来访者的一般情况、来访目的和存在问题，建立初步的人际关系，决定后续是否需要心理测验及测验类型。访谈可以提供许多通过其他方法无法获得的信息，观察到来访者具有特殊意义的行为、自我特征以及反应和态度。通过访谈可以同来访者建立起协调的关系，以保证后续的心理测验和心理咨询顺利进行。

2.访谈的内容

（1）一般性资料访谈的内容：访谈初期的目标是了解来访者的基本信息，即获得一般性人口学信息及基本病情资料。访谈者可按照需求设计一个半定式的访谈检查表，按照规律访谈。主要围绕以下内容进行：①基本情况：包括姓名、年龄、职业、文化和经济状况等。②婚姻家庭：婚姻状况、家庭成员及家庭关系等。③个人习惯：有无特殊嗜好，如烟酒等。④健康情况：既往和现在的健康状况，有无家族遗传史，手术外伤史等。⑤生活状态：如饮食、睡眠、疲劳及精神状况等。⑥生活事件：近期是否发生有特殊生活事件，如经工作状况等突然变化等。⑦社会支持：与家人、同事、朋友之间关系。

（2）心理评估资料访谈的内容：在一般性资料访谈后，往往需要更进一步对其心理状况进行更加特殊的、专业化的心理诊断性访谈。心理诊断性访谈主要围绕病史采集和精神状况检查的内容及诊断需要的资料进行。在进行心理护理前，我们也必须进行大致的心理诊断。访谈者可根据实际情况设计提出问题：①你现在存在哪些主要问题和麻烦？②你能描述一下这些问题最重要的方面么？③你的这些困难是什么时候开始出现的？④它经常发生么？⑤这些问题发生后还经常变化么？⑥出现这些问题后还有别的方面的相继改变么？

在进行心理诊断时，会对来访者进行精神状况或某些特殊部分作详细的检查。根据需要可进行心理（精神）状况检查，主要包括以下几个方面：①感知觉障碍：来访者有无幻觉或错觉、感知综合障碍。②思维障碍：来访者的言语有无联想障碍（如思维松弛、牵连观念等），有无各种妄想。③智力：通过交谈观察来访者是否有明显的智力缺损，决定是否需要智力测验。④定向：检查来访者是否存在时间和空间的定向障碍。⑤注意和记忆：来访者在访谈过程中的注意情况；远、近记忆是否有障碍。⑥情绪表现：检查来访者的心境，情绪反应的强度、适当性和自控能力。⑦行为方式和仪表：观察来访者的行为和仪表。⑧自知力：访谈者对来访者对自己的问题或疾病的自我判断能力进行评估。

3.访谈的类型 按照访谈的结构类型，临床心理评估的访谈形式可分为以下3种。

（1）结构式访谈：又称封闭式访谈，根据特定目的预先设定谈话的结构、程度并限定谈话内容，效率较高。

（2）自由式访谈：又称开放式访谈，来访者较少受约束，能自由的表述见解，交谈气氛较轻松。

（3）半结构式访谈：即访谈者事先准备简洁的访谈提纲，根据评估的内容向来访者提问，同时允许来访者积极参与。

在临床上护理人员对患者进行访谈时，可根据实际情况采取多样访谈形式，如个别访谈和集体访谈、一次性访谈和重复性访谈、面谈和电话访谈等。

4.访谈的技巧　护理人员对访谈具有主导与决定性作用，故必须熟练掌握访谈技巧。访谈的成功主要取决于访谈者与被访谈者之间能否建立良好关系。访谈者需创造一个温暖的氛围，使来访者感到安全、被人理解且不担心受到评判。

（1）措辞：包括以适宜称谓尊称来访者、简化说明访谈目的、对来访者的合作致谢等；访谈用词应当通俗易懂，使用普通话，尽量少用专业术语，以舒缓语气默默引导来访者配合。

（2）提问：可根据提问要点归纳为5种提问方式，其中开放性提问的使用频度最高。①开放性：让患者自由回答，但有限定。如："能告诉我……的原因吗？"②促进性：鼓励患者流畅对答。如："您能更详细的描述当时的情况吗？"③阐明式：鼓励患者给予解释、扩充。如："我推测您会觉得这件事……？"④对质式：对患者询问不一致问题。如："我是否误解了您刚说的……？"⑤直接式：适用于关系和睦的患者澄清问题。如："您刚对他说了什么……？"

（3）记录：获得来访者认同后，向来访者承诺保密，不散播其私密资料，采用合适的记录方式。如使用录音、录像或笔记。

（4）倾听：耐心、专注、诚恳地倾听来访者的表述是访谈取得成效的关键。倾听时应把握4个要点：距离、姿态、举止和应答。适宜的角度、距离，身体稍前倾的姿势、适当地点头微笑、注视、适度赞许和肯定性语言等。由此来体现访谈者对来访者的接纳、肯定、关注和鼓励等感情。不但在访谈中注意到来访者说了什么，而且还通过他们的声音、表情和姿势注重来访者如何在说，通过其讲出来的内容察觉到他们的潜台词以获得实质性信息。非言语行为及其意义解释见表4-1-1。

表4-1-1　非言语行为及其意义解释

非言语行为	可能表明的意义
1.直接的目光接触	人际交往的准备就绪或意愿、关注
2.注视或固定在某人或某物上	面对挑战、全神贯注、刻板或焦虑
3.双唇紧闭	应激、决心、愤怒、敌意
4.左右摇头	不同意、不允许、无信心
5.坐在椅子上无精打采或离开访问者	悲观、与访问者观点不一致、不愿意继续讨论
6.双手反复搓动不安	焦虑、愤怒
7.脚敲打地面	无耐心、焦虑
8.耳语	难以泄露的秘密
9.沉默不语	不愿意、全神贯注
10.手心冷汗、呼吸浅、瞳孔扩大、脸色苍白、脸红、皮疹	害怕、正性觉醒（兴趣、感兴趣）、负性觉醒（焦虑、窘迫）、药物中毒

（5）回应：访谈过程中访谈者对来访者所做的言语及非言语反应。访谈者的反应不仅直接影响来访者的谈话方式和内容，也可在一定程度上限定访谈的整体结构和运行节奏。主要方式有：①认可：表示已经听见来访者的陈述，且希望对方继续说。表示认可可以为言语行为，如"好的""是吗""嗯"等；非言语行为，如微笑、点头、鼓励的目光等。②鼓励：指在访谈中，发现来访者似乎有顾虑，闪烁其词，不知回答是否符合访谈要求时，访谈者需给予适当的鼓励和支持。③适当地自我暴露：来访者有时会询问访谈者的兴趣、经历等私人问题，此时，访谈者若能适当地自我暴露，通过描述自身经验，缓解来访者的紧张情绪，或可拉近两人之间的关系距离，促使来访者更积极地探索自己的内心。

5.访谈的特点　访谈法与其他心理评估方法相比，具有自身的优势和局限性。

（1）优势：访谈法具有很大的开放性和灵活性。访谈者对访谈目标内容控制性强，可与来访者直接交流，易获得较真实可靠的资料。同时，访谈者可与来访者探讨较复杂的问题，获得更深层次信息。

（2）局限性：访谈法最容易产生"偏好效应"，访谈者事先或在访谈开始时所形成的对来访者的"印象"，很容易影响整个访谈的结果。访谈匿名性低，来访者可因某些顾虑不做真实回答。受访谈者的态度、表情、语调等影响，来访者在访谈中有可能提供不准确的信息。访谈法费时费力成本高，访谈所需时间较多，对环境要求也较高。

（三）心理测验

1.心理测验的概念　心理学家常用心理测验来评估人们的某种行为，作为判断个体心理差异的方法。心理测验（psychological test）是指在标准情境下，客观分析和描述个体行为样本的一类方法。心理测验与其他心理评估方法相比，具有标准化、客观化等优点。

（1）行为样本：心理测验通过测量人的行为间接地反映其心理活动的规律和特征，但是任何一种心理测验都不可能涵盖所有方面，必须考虑测题或条目的代表性，采用复杂的测量学方法筛选行为样本。

（2）标准化：标准情境，即测验的实施条件、程序、时间、计分方法、结果判断标准等基本一致。

（3）工具：心理测验的测验工具多以"套"论，相当于尺、天平等标准化测量器具，每套工具均包括测验材料和使用手册；使用手册含如何实施、计分及描述结果等，并交代测验目的、性质及信度、效度等。

（4）结果描述：心理测验的结果描述通常包括数量化描述，即大多数心理测验的描述方法，如SCL-90计分等；还有分范畴描述，多用于定性测验，如主题统觉测验，根据受试者的释图判定其是否有变态人格倾向；通常数量化描述也可对应分范畴描述。

2.标准化心理测验的基本特征　标准化测验（standardized test）指通过一套标准程序设计测验内容、制定评分标准、固定实施方法、具备主要的心理测量学（psychometrics）技术指标、达到国际公认的心理测验。如果测验在以下几方面没能达到要求，测验结果的客观、可信程度便难以确定。主要技术指标包括以下几点。

(1) 常模：常模（norm）是由标准化样本测试结果计算获得的、可供比较的某种形式的标准量数。测验的结果只有与这一标准比较，才能确定测验结果的实际意义，而这一结果是否正确，很大程度上取决于常模样本的代表性。

1) 样本：指标准化常模样本。建立常模首先是选择有代表性的样本，即标准化样本，它是建立常模的依据。为了保证样本的代表性，抽样时首先要考虑影响该测验结果的主要因素，如样本的年龄范围、性别、地区、教育程度、职业等；其次再根据人口资料中相关因素的构成比，采用随机抽样方法获得常模样本。标准化样本的来源应该和测验的使用范围相一致，如样本来自全国，可制定全国常模；若样本来自某区域，则建立区域性常模。

2) 常模形式：①均数：是常模的普通形式，临床量表多采用此形式。以标准化样本的平均值表示。某受试者所得分值（原始分）与均数相比较，才能确定其得分高低。②标准分（standard score）：原始分不具可比性，因此以标准分为常模，来比较之间的差异。标准分的形式很多（如Z分、T分），但其基础都是以统计学正态分布理论来衍化。采用标准分来作为常模形式的基本条件，是测验的原始分在常模样本中呈正态分布。③百分位（percentile rank，PR）：是一种非标准分表示结果的方法，比标准分更通用。一般得分排列为好者在上，差者在下，计算样本分数的各百分位范围。如"某某用《韦氏成人智力量表中国修订本》测试出获得全量表智商为117，相当于85%的百分位……"说明该受试者的智力水平比85%的同龄人好。④划界分（cut-off score）：此类多用于筛选测验和临床评定量表。如《抑郁自评量表》采用划界分标准为：总分40及以下为无抑郁症状，40分以上可能存在抑郁。量表对所测试问题如非常敏感，表明所立的划界分有效，测试对象被列入假阴性的范围少或者没有，错误的概率均会降低。

(2) 信度：信度（reliability）即测验分数的可靠程度。指一个测验工具在对同一对象的几次测量中所得结果的一致程度，它反映了测验工具的可靠性和稳定性。如用尺子来测量一个物体的长短，虽会有误差，但几次测量结果相差不会太大；而用橡皮筋来测量，则由于橡皮筋松紧程度不同，可导致几次结果相差很大。

信度用信度系数（coefficient）表示，其数值在-1~+1，绝对值越接近1，表明测验结果越可靠；绝对值越接近0，表明误差越大，测验结果越不可靠。此外，通常能力测验的信度要求≥0.8；人格测验的信度要求≥0.7。

测量学的测量信度，即指估计误差（error variance）占测验分数总方差的比例，编制测验或实施中均可产生，主要包括：①内容抽样误差，指编制测验筛选有代表性行为样本的抽样误差；②时间抽样误差，指同一受试者在不同时间接受同一检测时产生的误差；③评分者误差，指同一份评分结果由掌握评分标准差异的人评分所产生的差异。采用不同的计算方法估计不同的误差，信度主要有如下几个指标。

1) 重测信度（test-retest reliability）：同组受试者在不同的时间做同一套测验，所得结果进行相关分析，计算其相关系数，评价时间抽样误差。重测信度受测验间隔时间长短、是否练习和记忆能力等因素的影响。因此，不适用于难度测验。

2）分半信度（split-halfreliability）：将一套测验的各项目按难度排序，再按项目的奇、偶序号对等分为两部分，对所测结果进行相关分析，计算相关系数，评价内容抽样误差。分半信度说明的是测验内部各项目之间的稳定性，但当测验中存在任选题或为速度测验时不适用。

3）正副本相关：有些测验编制正副两个平行本，在性质、形式、难度上均有较高的一致性。对同组受试者，一次做正本测验，一次做副本测验，将2次结果进行相关分析，计算相关系数，评价内容抽样误差。正副本信度有2个意义：一个是不同时间的稳定性，一个是对不同项目作回答的一致性。但对于大多数测验来说，建立副本比较困难。

4）评分者：对于主观性题目构成的测验，随机抽取部分测验，由两个或多个评分者按评分标准打分，然后求评分者所得结果间的相关系数，评价不同评分者之间产生的评分误差。

（3）效度：效度（validity）指检测效果的有效性。一个测量工具能够测量出其所要测查内容的真实程度，它反映工具的有效性、正确性。判断某心理测验工具是否有效，需看其是否测查到欲测内容及达到的深度，是否达成编制的目的。效度越高则表示该测验测量的结果所能代表要测量行为的真实度越高，能够达到所要测量的目的；反之，则相反。反映测验效度高低的主要有以下指标。

1）内容关联效度（content-related validity）：指系统评估测验项目反映所测量内容的程度，即测验项目与欲测量内容的相符程度、行为取样是否能代表所测量的心理功能及代表程度。如一个算术测验，所选测验题目一样要能够反映受试者的算术能力水平。一般通过专家评审的方法判断，主要在项目设计时考虑该指标。

2）效标关联效度（criterion-related validity）：用来检验所编制的测验能否有效预测受试者在特定情境中的行为表现，其关键是合理选择效标，即测验结果与其他标准比较。如智力测验多选学习成绩作效标，精神科医师的诊断评定作为精神科症状评定量表的效标。

3）结构关联效度（construct-related validity）：反映编制测验所依据理论的程度。如编制一个智力测验，必依据智力有关的理论，那么该测验所依据的智力理论程度，则用结构效度检验。因素分析是结构效度检验的最常用方法。

除此之外，临床应用心理测验时还应注意测验的增强效度。增强效度是指某些测验与其他测验或检查方法联合应用时，其准确性大大提高。如将精神疾病患者临床资料与明尼苏达多相人格问卷（MMPI）的调查结果综合分析，可提高判断的准确性，提高MMPI的增强效度。

（4）标准化测验：心理测验可分为标准化和非标准化。标准化测验在临床心理学实践中使用更广泛。标准化指检测的编制、实施、计分及结果解释程度的一致性。非标准化测验多用于科研、部分心理治疗、心理咨询工作者的临床实践。

在测验中测量误差的影响会极大干扰测量结果的正确性和可靠性。为使不同被试者所测得分具有可比性,所有被试者的基线资料都必须相同。同样情境的测验中,唯一的自变量是正在受测试个体的能力或人格特征。标准化测验具备以下特征。

1)常模样本的标准化:标准化的心理测验均有常模,但是,有常模的心理测验并不一定都是标准化测验。常模作为供测验比较的量度,其标准化尤为重要。必须要常模样本的代表性好,能够充分反映所测量地域、范围、人群的构成。如受教育情况、职业等因素与智力有明显关联,因此智力测验的常模样本,必须能代表各因素在自然人群中的分布。

2)实施和计分方法标准化:标准化材料,测试题的印刷和成批生产的器具均保证物理性能的一致。操作手册,应包含一套详细的实施程序,向使用者清楚地介绍指导语、实施步骤、时间起止点、提问的变通方式、如何处理测验时出现的问题和注意事项等;简明清晰的记分原则、详细的计分标准和有代表性的示例,以及加减分的原则与标准;还要包括原始分转换标准分的方法和一套方便实用的转换表、统计表等。分析资料标准化:心理测验必须提供测验的信度、效度等重要测量学资料,便于使用者通过技术参数了解测验的可靠性、有效性的程度与范围,并可以通过分析结果,做出准确的判断和推论。

3.心理测验的种类　心理测验种类繁多,根据不同的标准,可以将心理测验归纳为以下几种类型。

(1)按对象分类:分为个别测验和团体测验。个别测验是指在由一位主试者测量一位受试者。优点是对受试者观察仔细,提供相关信息准确,容易控制施测过程。团体测验是在某一时间内由一位或几位主试者同时测量多名或几十名受试者,必要时可配几名助手,其优点是主试者可在短时间内搜集到大量信息,适合科学研究。

(2)按方式分类:分为问卷法、作业法和投射法。

1)问卷法:多采用结构式的提问方式,让受试者以"是"或"否"或在有限的几项选择上做出回答。该种方法,结果评分容易,数据易于处理。如人格测验中的明尼苏达多相人格问卷(MMPI)、艾森克人格问卷(EPQ)及评定量表等都是采用问卷法的形式。

2)作业法:测验形式是非文字的,让受试者进行实际操作。作业法多用于测量感知和运动等操作能力。对于婴幼儿、受文化教育限制的受试者(如文盲、语言不通者或有语言残障的人等)进行心理测验时,主要采用这种形式。

3)投射法:测验材料无固定的结构,可以是意义不明的图像、模糊的墨迹或不完整的句子等。受试者阅读完后根据自己的理解做出描述或回答,借以诱导出受试者的内心反应或经验或情绪。投射法多用于测量人格,如主题统觉测验(TAT)、洛夏墨迹测验等;也可用于异常思维的发现,如填词测验、自由联想测验等。

(3)按目的、功能分类:可分为能力测验、人格测验、神经心理测验、临床症状评定量表、适应行为评定量表、职业咨询测验等。

1)能力测验:包括智力测验、儿童心理发展量表和特殊能力测验。智力测验主要用于儿童智力发育的鉴定、脑器质性损害及退行性病变的参考,也有作为特殊职业选择时的咨询参考。常用的工具有《韦克斯勒成人和儿童智力量表》《比内-西蒙智力量表》《斯坦福-比内智力量表》《瑞文智力测验》等。

儿童心理发展量表主要用于评估出生后至3岁婴幼儿的心理成熟水平。因为该时段儿童的智力分化水平较低，智力测验无法应用。然而，及早发现婴幼儿心理发育障碍对早期干预十分重要，该量表就用于此目的。

特殊能力测验主要是为升学、就业选择以及一些特殊工种人员的筛选所使用的测验，如音乐、美术等方面的能力测验。

2）人格测验：也是心理测验中的一大门类，数量超过智力测验。主要评估受试者的人格特征、病理人格特征。前者如卡特16项人格因素问卷（16 Personality Factor Questionnaire，16PF）、艾森克人格问卷（Eysenke Personality Questionnaire，EPQ）、加利福尼亚心理调查表（California Psychological Inventory，CPI）等。后者的代表如明尼苏达多相人格问卷（Minnesota Multiple Personality Inventory，MMPI），临床上被广泛应用于病理性人格测试。

3）神经心理测验：主要用于评估脑神经功能（高级神经功能）状态，既可用于评估正常人脑与行为的关系，也可用于评定脑损伤患者的神经功能。主要包括个别能力测验，如感知运动测验、记忆测验、联想思维测验等。

4）临床症状评定量表：这是一类数目繁多的心理测验。最先始于精神科症状，用于评定有关的心身症状，用于评估症状程度、疗效等方面。也有可护理专业用的评定量表，如焦虑自评量表、抑郁自评量表等、90项症状评定量表等。

5）适应行为评定量表：指个体能够有效应对生活事件的能力和顺应自然及社会环境的水平。用于评估人们的社会适应能力，包括评定正常社会适应技能量表，如Vineland社会适应量表、AAMD（美国智力发育迟滞协会）适应行为量表；用于评定异常的量表，如Achenback儿童行为量表。

6）职业咨询测验：近些年发展迅速的心理测验。主要用于择业，在选择职业前评估适合自己气质、兴趣、爱好的心理测验，常用的有职业兴趣问卷、性向测验、特殊能力测验等，也常用到人格和智力测验。

4.心理测验的使用原则　　心理测验是严谨且过程复杂的科学技术手段，从理论的建立到工具的制定，都要经过大量反复的论证和修正，实际应用时仍需不断修订常模和验证效度。在应用心理测验时，必须坚持以下原则。

（1）保密原则：认真负责、严格守密、保证测验内容不外泄等，是心理测验工作者必须遵循的职业准则。有些测验的内容涉及家庭关系、内心矛盾、私生活等个人隐私，绝不允许随意扩散传播，损害受试者的尊严。同时，勿随意将测验工具交给无资质人员使用，防止心理测验失控。

（2）客观性原则：对心理测验的结果作出评价时必须要遵循客观性原则。对结果的解释要符合受试者的实际情况，遵循客观事实。下结论时不可带有个人主观意志、草率从事，在做结果评价时应结合受试者的生活背景、经历、家庭情况、社会环境综合评价，以及通过会谈、观察法等所获得的多方面资料全面考虑。

(3) 标准化原则：标准化是心理测验的最基本要求。测量需采用公认的标准化工具，施测方法要严格根据测验指导手册的规定执行标准化步骤：计分标准、解释方法、施测环境及常模均需保持一致。

三、常用的临床心理测量量表

（一）症状评定量表

1.90项症状自评量表（symptom check list 90, SCL-90） 此量表由L.R.Derogatis编制（1973），我国普遍使用的是吴文源修订版。量表由90个项目组成（表4-1-2），分属10个症状因子，分别反映有无各种心理症状及其严重程度。每个项目按5个等级分别计分为：没有=0分；很轻=1分；中等=2分；偏重=3分；严重=4分。一般由受试者据其近况和体会自行评定，也可由医护人员实施他评。

表4-1-2 90项症状自评量表（SCL-90）

1. 头痛	31. 过分担忧
2. 神经过敏，心中不踏实	32. 对事物不感兴趣
3. 头脑中有不必要的想法或字句盘旋	33. 感到害怕
4. 头昏或昏倒	34. 您的感情容易受到伤害
5. 对异性的兴趣减退	35. 旁人能知道您的私下想法
6. 对旁人责备求全	36. 感到别人不理解您、不同情您
7. 感到别人能控制您的思想	37. 感到人们对您不友好、不喜欢您
8. 责怪别人制造麻烦	38. 做事必须做得很慢以保证做得正确
9. 忘性大	39. 心跳得很厉害
10. 担心自己的衣饰整齐及仪态的端正	40. 恶心或胃部不舒服
11. 容易烦恼和激动	41. 感到比不上他人
12. 胸痛	42. 肌肉酸痛
13. 害怕空旷的场所或街道	43. 感到有人在监视您、谈论您
14. 感到自己的精力下降，活动减慢	44. 难以入睡
15. 想结束自己的生命	45. 做事必须反复检查
16. 听到旁人听不到的声音	46. 难以做出决定
17. 发抖	47. 怕乘电车、公共汽车、地铁或火车
18. 感到大多数人都不可信任	48. 呼吸有困难
19. 胃口不好	49. 一阵阵发冷或发热
20. 容易哭泣	50. 因为感到害怕而避开某些东西、场合或活动
21. 同异性相处时感到害羞不自在	51. 脑子变空了
22. 感到受骗、中了圈套或有人想抓住您	52. 身体发麻或刺痛
23. 无缘无故地突然感到害怕	53. 喉咙有梗塞感
24. 自己不能控制地大发脾气	54. 感到前途没有希望
25. 怕单独出门	55. 不能集中注意力
26. 经常责怪自己	56. 感到身体的某一部分软弱无力
27. 腰痛	57. 感到紧张或容易紧张
28. 感到难以完成任务	58. 感到手或脚发重
29. 感到孤独	59. 想到死亡的事
30. 感到苦闷	60. 吃得太多

（续表）

61.当别人看着您或谈论您时感到不自在 62.有一些不属于您自己的想法 63.有想打人或伤害他人的冲动 64.醒得太早 65.必须反复洗手、点数目或触摸某些东西 66.睡得不稳不深 67.有想摔坏或破坏东西的冲动 68.有一些别人没有的想法或念头 69.感到对别人神经过敏 70.在商店或电影院等人多的地方感到不自在 71.感到任何事情都很困难 72.一阵阵恐惧或惊恐 73.感到在公共场合吃东西很不舒服 74.经常与人争论 75.单独一人时神经很紧张	76.别人对您的成绩没有做出恰当的评价 77.即便和别人在一起也感到孤单 78.感到坐立不安心神不定 79.感到自己没有什么价值 80.感到熟悉的东西变成陌生或不像是真的 81.大叫或摔东西 82.害怕会在公共场合昏倒 83.感到别人想占您的便宜 84.为一些有关"性"的想法而很苦恼 85.认为应该因为自己的过错而受到惩罚 86.感到要赶快把事情做完 87.感到自己的身体有严重问题 88.从未感到和其他人很亲近 89.感到自己有罪 90.感到自己的脑子有毛病

总分：将所有项目评分相加，即得到总分。阳性项目数：≥2（或1）的项目数。因子分：将各因子的项目得分相加得因子粗分，再将因子粗分除以因子项目数，即得到因子分。

根据总分、阳性项目数、因子分等评分结果，判定有否阳性症状、心理障碍，或是否需进一步检查。我国已研制相应常模，一般因子分越高，反映症状越多，障碍越明显。10个因子的结构、项目数及意义见表4-1-3。

表4-1-3 SCL-90的结构及意义

因子（最高分/项目数）	题号	意义
1.躯体化（48/12）	1、4、12、27、40、42、48、49、52、53、56、58	主要反映躯体不适感，包括心血管、呼吸、消化系统不适，头痛、背痛等
2.强迫（40/10）	3、9、10、28、38、45、46、51、55、65	主要反映与强迫观念、行为有关的症状
3.人际关系敏感（36/9）	6、21、34、36、37、41、61、69、73	反映人际交往障碍，如自卑、不自在，社交时焦虑不安等
4.抑郁（52/13）	5、14、15、20、22、26、29、30、31、32、54、71、79	反映心境不佳、悲观失望、抑郁、对生活无兴趣、甚至形成自杀观念等
5.焦虑（30/10）	2、17、23、33、39、57、72、78、80、86	反映烦躁、坐立不安、紧张过敏的感受及躯体征象等
6.敌意（18/6）	11、24、63、67、74、81	反映敌意的情绪、思想和行为
7.恐怖（21/7）	13、25、47、50、70、75、82	反映对空旷场地、高空、人群、社交场合等情境的恐怖
8.偏执（18/6）	8、18、43、68、76、83	反映投射性思维、猜疑、妄想、被动体验等精神症状
9.精神病性	7、16、35、62、77、84、85、87、88、90	反映幻听、被控制感等限定不严精神病性急性症状和行为
10.其他（18/6）	19、44、59、60、64、66、89	附加项目，主要反映睡眠和饮食情况

2.状态-特质焦虑问卷（state-trait anxiety inventory，STAI） 由C.D.Spielberger等编制，20世纪80年代修订成现在的R式。有关理论认为，焦虑可分为状态焦虑和特质焦虑两个概念，前者描述一种短暂性、当前不愉快的情绪体验，如紧张、恐惧、忧虑和神经质，伴有自

主神经功能亢进；后者则指相对稳定的焦虑性特质。

该量表为自评量表，可用作个别或团体测验。1~20条为状态焦虑量表；21~40条为特质焦虑量表。各量表中均有近半数正性情绪条目，半数负性情绪条目，正性情绪条目需反序计分（表中加"*"的题项）。具体见表4-1-4。

表4-1-4 状态—特质焦虑问卷（STAI）

指导语：下面列出的是一些人们常常用来描述他们自己的陈述，请阅读每一个陈述，然后在右边适当的圈上打"√"，来表示你现在最恰当的感觉，也就是你此时此刻最恰当的感觉。没有对或错的回答，不要对任何一个陈述花太多的时间去考虑，但所给的回答应该是你平常所感觉到的。

	完全没有	有些程度	中等明显	非常
1. 我感到心情平静 *	①	②	③	④
2. 我感到安全 *	①	②	③	④
3. 我是紧张的	①	②	③	④
4. 我感到紧张束缚	①	②	③	④
5. 我感到安逸 *	①	②	③	④
6. 我感到烦乱	①	②	③	④
7. 我现在正烦恼，感到这种烦恼超过了可能的不幸	①	②	③	④
8. 我感到满意 *	①	②	③	④
9. 我感到害怕	①	②	③	④
10. 我感到舒适 *	①	②	③	④
11. 我有自信心 *	①	②	③	④
12. 我觉得神经过敏	①	②	③	④
13. 我极度紧张不安	①	②	③	④
14. 我优柔寡断	①	②	③	④
15. 我是轻松的 *	①	②	③	④
16. 我感到心满意足 *	①	②	③	④
17. 我是烦恼的	①	②	③	④
18. 我感到慌乱	①	②	③	④
19. 我觉觉镇定 *	①	②	③	④
20. 我感到愉快 *	①	②	③	④
	几乎没有	有些	经常	总是如此
21. 我感到愉快 *	①	②	③	④
22. 感到神经过敏和不安	①	②	③	④
23. 我感到自我满足 *	①	②	③	④
24. 我希望能像别人那样地高兴 *	①	②	③	④
25. 我感到我像衰竭一样	①	②	③	④
26. 我感到很宁静 *	①	②	③	④
27. 我是平静的、冷静的和泰然自若的 *	①	②	③	④

指导语：下面列出的是一些人们常常用来描述他们自己的陈述，请阅读每一个陈述，然后在右边适当的圈上打"√"，来表示你现在最恰当的感觉，也就是你此时此刻最恰当的感觉。没有对或错的回答，不要对任何一个陈述花太多的时间去考虑，但所给的回答应该是你平常所感觉到的。

28. 我感到困难——堆集起来，因此无法克服	①	②	③	④
29. 我过分忧虑一些事，实际这些事无关紧要	①	②	③	④
30. 我是高兴的*	①	②	③	④
31. 我的思想处于混乱状态	①	②	③	④
32. 我缺乏自信心	①	②	③	④
33. 我感到安全*	①	②	③	④
34. 我容易做出决断*	①	②	③	④
35. 我感到不合适	①	②	③	④
36. 我是满足的	①	②	③	④
37. 一些不重要的思想总缠绕着我，并打扰我	①	②	③	④
38. 我产生的沮丧是如此强烈，以致我不能从思想中排除它们	①	②	③	④
39. 我是一个镇定的人*	①	②	③	④
40. 当我考虑我目前的事情和利益时，我就陷入紧张状态	①	②	③	④

焦虑总分20~80分。分数越高，说明焦虑越严重。美国常模（95百分位数）如下：状态焦虑量表——19~39岁，男性56分，女性57分；40~49岁，男性55分，女性58分；50~69岁，男性52分，女性47分。特质焦虑量表——19~39岁，男性53分，女性55分；40~49岁，男性51分，女性53分；50~69岁，男性50分，女性43分。

（二）应激与应对类评定量表

1. 生活事件量表（life event scale，LES） 杨德森、张亚林编制的生活事件量表，由48条我国较常见生活事件组成，包括家庭生活（28条）、工作学习（13条）、社交及其他（7条）3个方面的问题，另有2条空白项，供被试者填写已经历但表中并未列出的某些事件（表4-1-5）。

LES是自评量表。要求被试者按要求填写，记录某一时间范围内（通常为1年内）的事件。根据自身实际感受，判断经历过的事件对本人是好事或是坏事、影响程度如何、影响持续的时间有多久。对表中已列出但并未经历的事件应注明"未经历"，不留空白，以防遗漏。影响程度分为5级，从毫无影响到影响极重依次记0~4分。影响持续时间分3个月内、半年内、1年内、1年以上共4个等级，分别记1、2、3、4分。

统计指标为生活事件刺激量，计算方法：

单项事件刺激量=该事件影响程度（分）×该事件持续时间（分）×该事件发生次数

正性事件刺激量=全部好事刺激量之和

负性事件刺激量=全部坏事刺激量之和

生活事件总刺激量=正性事件刺激量＋负性事件刺激量

生活事件刺激量越高，反映个体承受的精神压力越大。负性事件刺激量的分值越高，对心身健康的影响越大；正性事件的意义尚待进一步的研究。

表4-1-5 生活事件量表（LES）

生活事件名称	事件发生时间			性质		精神影响程度				影响持续时间			
	未发生	1年前	1年内	长期性	好事	坏事	无影响	轻度	中度	重度	极重	3个月内	半年内	1年内	1年以上
家庭有关问题														
1.恋爱或订婚														
2.恋爱失败、破裂														
3.结婚														
4.自己（爱人）怀孕														
5.自己（爱人）流产														
6.家庭增添新成员														
7.与爱人父母不和														
8.夫妻感情不好														
9.夫妻分居（因不和）														
10.夫妻两地分居（工作需要）														
11.性生活不满意或独身														
12.配偶一方有外遇														
13.夫妻重归于好														
14.超指标生育														
15.本人（爱人）做绝育手术														
16.配偶死亡														
17.离婚														
18.子女升学（就业）失败														
19.子女管教困难														
20.子女长期离家														
21.父母不和														
22.家庭经济困难														
23.欠债500元以上														
24.经济情况显著改善														
25.家庭成员重病、重伤														
26.家庭成员死亡														
27.本人重病或重伤														
28.住房紧张、工作和学业中的问题														

（续表）

生活事件名称	事件发生时间				性 质		精神影响程度				影响持续时间			
	未发生	1年前	1年内	长期性	好事	坏事	无影响	轻度	中度	重度	极重	3个月内	半年内	1年内	1年以上
工作学习中的问题														
29. 待业、无业														
30. 开始就业														
31. 高考失败														
32. 扣发奖金或罚款														
33. 突出的个人成就														
34. 晋升、提级														
35. 对现职工作不满意														
36. 工作学习压力大（如成绩不好）														
37. 与上级关系紧张														
38. 与同事邻居不和														
39. 第一次远走他乡异国														
40. 生活规律重大变动														
41. 本人退离休或未安排具体工作														
社交与其他问题														
42. 好友重病或重伤														
43. 好友死亡														
44. 被人误会、错怪、诬告、议论														
45. 介入民事法律纠纷														
46. 被拘留、受审														
47. 失窃、财产损失														
48. 意外惊吓、事故、自然灾害														
如果您还经历过其他的生活事件请依次填写														
49.														
50.														

2. 特质应对方式问卷（trait coping style questionaire，TCSQ） 应对是心理应激过程的重要中介因素，与应激事件性质及应激结果均有关系。该问卷反映个体具有特质属性并与健康有关的应对方式。

该问卷为自评量表，通常在生活事件问卷之后使用，也可作为独立的心理变量测试。TCSQ由20条反映应对特点的项目组成，包括积极应对与消极应对两方面（各含10个条目），反映受试者面对困难挫折时的积极与消极态度和行为特征。受试者根据自己多数情况下的表现逐项填写。各项答案从"肯定是"到"肯定不是"采用5、4、3、2、1共5级评分（表4-1-6）。

患者人群中，消极应对特征的病因学意义大于积极应对。

积极应对分：将条目1、3、5、8、9、11、14、15、18、20的评分累加，即得积极应对分。一般人群的平均分为30.22±8.72。分数高，反映积极应对特征明显。

消极应对分：将条目2、4、6、7、10、12、13、16、17、19的评分累加，即得消极应对分。一般人群的平均分为23.58±8.41。分数高，反映消极应对特征明显。

表4-1-6 特质应对方式问卷（TCSQ）

指导语：当您遇到平日里的各种困难或不愉快时（也就是遇到各种生活事件时），您往往是如何对待的？回答从"肯定是"到"肯定不是"，采用5、4、3、2、1共5级评分。"肯定是"选择5，"肯定不是"选择1。

1. 能尽快地将不愉快忘掉
2. 陷入对事件的回忆和幻想之中而不能自拔
3. 当作事情根本未发生过
4. 易迁怒于别人而经常发脾气
5. 通常向好的方向想，想开些
6. 不愉快的事很容易引起情绪波动
7. 将情绪压在心底里不表现出来，但又忘不掉
8. 通常与类似的人比较，就觉得算不了什么
9. 将消极因素化为积极因素，例如参加活动
10. 遇到烦恼的事很容易想悄悄哭一场
11. 旁人很容易使您重新高兴起来
12. 如果与人发生冲突，宁可长期不理对方
13. 对重大困难往往举棋不定，想不出办法
14. 对困难和痛苦能很快适应
15. 相信困难和挫折可以锻炼人
16. 在很长时间里回忆所遇到的不愉快的事
17. 遇到困难往往责怪自己无能而怨恨自己
18. 认为天底下没有什么大不了的事
19. 遇到苦恼的事喜欢一人独处
20. 通常以幽默方式化解尴尬局面

3. 领悟社会支持量表（perceived social support scale，PSSS） 社会支持被视为决定个体心理应激与身心健康关系的重要中介因素，故将其列入应激与应对类评定范畴。

该表是自评量表，由12个反映个体对社会支持感受的条目组成，可测定个体领悟到的各种社会支持（家庭、朋友及其他人）的程度，并以总分反映个体感受的社会支持总程度，此量表简单、易用（表4-1-7）。

各项均采用7级计分法依序为1~7分：1分=极不同意；2分=很不同意；3分=稍不同意；4分=中立；5分=稍同意；6分=很同意；7分=极同意。

社会支持总分为累加12项得分。分数越高，反映被试者拥有或感受的社会支持越多。

表4-1-7 领悟社会支持量表（PSSS）

指导语：以下有12个句子，每个句子后面有1～7共7个答案，请您根据自己的实际情况在每句后面选择一个答案。例如，选择1表示您极不同意，即说明您的实际情况与这一句子极不相符；选择7表示您极同意，即说明您的实际情况与这一句子极相符；选择4表示中间状态，依次类推。

	1	2	3	4	5	6	7
1. 在我遇到问题时会有人出现在我的身旁							
2. 有人与我共享快乐与忧愁							
3. 我的家人能够确实具体地给我帮助							
4. 在需要时我能从家庭获得感情上的帮助和支持							
5. 当我有困难时，有人能安慰我							
6. 我的朋友能真正地帮助我							
7. 当我出问题时，有朋友可依靠							
8. 我能与自己的亲人讨论我的难题							
9. 我的朋友们能与我分享快乐与忧愁							
10. 在我的生活中有人关心我的感情							
11. 我的亲人乐意帮助我做决定							
12. 我能与朋友们讨论自己的难题							

（三）其他评定量表

1. 护士用住院患者观察量表（nurses observation scale for inpatient evaluation, NOSIE） 护士用住院患者观察量表是由G.Honigteld等于1965年编制，主要用于评定住院成年精神患者、老年痴呆患者的行为和情绪等方面状况，它包括30项和80项两种版本，这里介绍30项版本。见表4-1-8。

该量表为他评量表。评定应由经过训练，并熟悉患者情况的护士进行评定。每次评定由两名护士同时分别评定，记分时将两位评定者的各项评分相加，如果只有一名护士评定，则其结果应当乘以2。评定时应根据患者最近3天（或1周）的情况评分。评定分次在治疗前、治疗后3周和6周各评一次。评分为0～4分五级评分（第1～30项），0分，无；1分，有时有；2分，常常有；3分，经常有；4分，一直是。此外有2个附加项目：即第31项"病情严重程度"；第32项"与治疗前比较"，该2项评定者根据自己的经验，按1～7分七级评分。

结果分析（为单人测评，如双人测评则"×2"省略）：

社会能力=[20—（第13，14，21，24，25项和）]×2

社会兴趣=（第4，9，15，17，19项和）×2

个人整洁=[8+（第8，30项和）—（第1，16项和）]×2

激惹=（第2，6，10，11，12，29项和）×2

退缩=（第5，22，27项和）×2

抑郁=（第3，18，23项和）×2

精神病=（第7，20，26，28项和）×2

积极因素分=社会能力分+社会兴趣分+个人整洁分

消极因素分＝激惹分＋抑郁分＋精神病分

病情评估分＝128＋积极因素分－消极因素分

病情评估分越高，说明病情越轻；病情评估分越低，说明病情越重。

表4-1-8 护士用住院患者观察量表（NOSIE）

	无	有时有	常常有	经常有	一直是
1. 肮脏					
2. 不耐烦					
3. 哭泣					
4. 对周围活动感兴趣					
5. 不督促就一直坐					
6. 容易生气					
7. 听到不存在的声音					
8. 衣着保持整洁					
9. 对人友好					
10. 不如意便心烦					
11. 拒绝做日常事务					
12. 易激动发牢骚					
13. 忘记事情					
14. 问而不答					
15. 对好笑的事发笑					
16. 进食狼藉					
17. 与人攀谈					
18. 自觉抑郁沮丧式					
19. 谈论个人爱好					
20. 看到不存在的东西					
21. 提醒后才做事					
22. 不督促便一直睡着					
23. 自觉一无是处					
24. 不太遵守医院规则					
25. 难以完成简单的任务					
26. 自言自语					
27. 行动缓慢					
28. 无故发笑					
29. 容易冒火					
30. 保持自身整洁					

2.A型行为类型评定量表 该量表的版本较多，此为我国张伯源主持修订、适合国人的A型行为类型评定量表。问卷由60个条目组成，包括3个部分：①"TH"（time hurry）25题，反映时间匆忙感、时间紧迫感和做事快等特征；②"CH"（competitive, hostility）25题，反映争强好胜、敌意和缺乏耐性等特征；③"L"（lie）10题，为回答真实性的检测题。量表由被试者根据其实际情况填写，在每个问题后，据其符合与否回答"是"或"否"（表4-1-9）。

"TH"的25题中，2、3、6、7、10、11、19、21、22、26、29、34、38、40、42、44、46、50、53、55、58题答"是"和14、16、30、54题答"否"的每题记1分。"CH"的25题中，1、5、9、12、15、17、23、25、27、28、31、32、35、39、41、47、57、59、60题答

"是"和4、18、36、45、49、51题答"否"的每题记1分。"L"的10题中，8、20、24、43、56题答"是"和13、33、37、48、52题答"否"的每题记1分。

结果分析："L"分——将该10题评分累加即得"L"分，若分值≥7，反映回答不真实，答卷无效。行为总分——将"TH"分与"CH"分相加，行为总分>36分，被视为具有A型行为特征；行为总分在28～35分，被视为中间偏A型行为特征；行为总分<18分，被视为具有B型行为特征；行为总分在19～26分，被视为中间偏B型行为特征；行为总分为27分，视为极端中间型。

表4-1-9　A型行为类型评定量表

指导语：请回答下列问题。凡是符合您的情况的就在"是"字上打"√"；凡是不符合您的情况的就在"否"字上打"√"。每个问题必须回答。答案无所谓对与不对，好与不好。请尽快回答，不要在每道题目上太多思考。回答时不要考虑"应该怎样"，只回答您平时"是怎样的"就行了。

	是	否
1. 我常常力图说服别人同意我的观点		
2. 即使没有什么要紧事，我走路也很快		
3. 我经常感到应该做的事情很多，有压力		
4. 即使决定了的事别人也很容易使我改变主意		
5. 我常常因为一些事大发脾气或和人争吵		
6. 遇到买东西排长队时，我宁愿不买		
7. 有些工作我根本安排不下，只是临时挤时间去做		
8. 我上班或赴约会时，从来不迟到		
9. 当我正在做事，谁要是打扰我，不管有意无意，我都非常恼火		
10. 我总看不惯那些慢条斯理、不紧不慢的人		
11. 有时我简直忙得透不过气来，因为该做的事情太多了		
12. 即使跟别人合作，我也总想单独完成一些更重要的部分		
13. 有时我真想骂人		
14. 我做事喜欢慢慢来，而且总是思前想后		
15. 排队买东西，要是有人加塞，我就忍不住指责他或出来干涉		
16. 我觉得自己是一个无忧无虑、逍遥自在的人		
17. 有时连我自己都觉得，我所操心的事远远超过我应该操心的范围		
18. 无论做什么事，即使比别人差，我也无所谓		
19. 我总不能像有些人那样，做事不紧不慢		
20. 我从来没想过要按照自己的想法办事		
21. 每天的事都使我的神经高度紧张		
22. 在公园里赏花、观鱼等，我总是先看完，等着同来的人		
23. 对别人的缺点和毛病，我常常不能宽容		
24. 在我所认识的人里，个个我都喜欢		
25. 听到别人发表不正确见解，我总想立即纠正他		
26. 无论做什么事，我都比别人快一些		
27. 当别人对我无礼时，我会立即以牙还牙		
28. 我觉得我有能力把一切事情办好		
29. 聊天时，我也总是急于说出自己的想法，甚至打断别人的话		
30. 人们认为我是一个相当安静、沉着的人		
31. 我觉得世界上值得我信任的人实在不多		
32. 对未来我有许多想法，并总想一下子都能实现		
33. 有时我也会说人家的闲话		
34. 尽管时间很宽裕，我吃饭也很快		
35. 听人讲话或报告时我常替讲话人着急，我想还不如我来讲呢		
36. 即使有人冤枉了我，我也能够忍受		

(续表)

指导语：请回答下列问题。凡是符合您的情况的就在"是"字上打"√"；凡是不符合您的情况的就在"否"字上打"√"。每个问题必须回答。答案无所谓对与不对，好与不好。请尽快回答，不要在每道题目上太多思考。回答时不要考虑"应该怎样"，只回答您平时"是怎样的"就行了。

	是	否
37.我有时会把今天该做的事拖到明天去做 38.人们认为我是一个干脆、利落、高效率的人 39.有人对我或我的工作吹毛求疵时，很容易挫伤我的积极性 40.我常常感到时间晚了，可一看表还早呢 41.我觉得我是一个非常敏感的人 42.我做事总是匆匆忙忙的，力图用最少的时间办尽量多的事情 43.如果有犯错误，我每次都愿意承认 44.坐公共汽车时，我总觉得司机开车太慢 45.无论做什么事，即使看着别人做不好，我也不想拿来替他做 46.我常常为工作没做完，一天又过去而忧虑 47.很多事如果由我来负责，情况要比现在好得多 48.有时我会想到一些坏得说不出口的事 49.即使受工作能力和水平很差的人所领导，我也无所谓 50.必须等待什么的时候，我总是心急如焚，"像热锅上的蚂蚁" 51.当事情不顺利时我就想放弃，因为我觉得自己能力不够 52.假如我可以不买票白看电影，而且不会被发现，我可能会这样做 53.别人托我办的事，只要答应了，我从不拖延 54.人们认为我做事很有耐性，干什么都不会着急 55.约会或乘车、船，我从不迟到，如果对方耽误了，我就恼火 56.我每天看电影，不然心里就不舒服 57.许多事本来可以大家分担，可我喜欢一人去干 58.我觉得别人对我的话理解太慢，甚至理解不了我的意思 59.人家说我是个厉害的暴性子的人 60.我常常比较容易看到别人的缺点而不容易看到别人的优点		

第二节　临床心理护理

一、临床心理护理概述

（一）临床心理护理的定义

临床心理护理（psychological care）指临床护理全过程中，护士通过主动运用心理学的理论和技能，通过努力使用各种方式和途径，积极地影响患者的心理活动，帮助患者在自身条件下获得最适宜身心状态。

广义的心理护理，指不拘泥于具体形式，给患者心理活动以积极影响的护士的一切言谈举止。狭义的心理护理，指护士主动运用心理学的理论和技能，按照标准程序，运用技巧，来帮助患者达成最适宜身心状态的过程。

定义中帮助患者"获得最适宜身心状态"，与既往同类定义中"促进患者身心康复"不同。"患者获得最适宜身心状态"，可涵盖所有患者，包括最需要给予关怀以及临终患者。患者的身心状态并非仅与其疾病严重程度成正相关，更主要取决于患者自身的主观体验。患者的适宜身心状态，是动态的相对值，它随时可因患者的病程及一切可能影响患者主观体验的因素上下波动。虽然患者的身心康复及其进程顺利与否，并不仅仅取决于护理，但护士却可竭尽护理之方法，控制一切不利于患者身心的消极影响，帮助各类患者获得最适宜身心状态。

"心理护理"目前已成为现代护理模式——整体护理的核心概念。心理护理是运用于护理领域的独特概念。但目前对心理护理的理解尚存在误区，有的将心理护理等同于心理治疗，认为所有护士均需接受系统培训；有的把心理护理混同于思想工作；有的强调工作忙、时间紧，无暇顾及心理护理。临床心理护理既强调运用心理学的理论和方法，更要求护理工作者紧密结合护理专业的临床实践，倡导充分发挥密切接触的专业优势，致力于研究和解决患者的心理问题。

（二）临床心理护理的要素及其作用

此节主要探讨与狭义的心理护理概念密切相关的理论，个性化、共性化的临床心理护理。

1. 临床心理护理的基本要素　临床心理护理的基本要素，指对心理护理的科学性、有效性具有决定性影响的关键因素。其主要包括护士、患者、患者心理问题、心理学知识4个成分。4个基本要素相互依存，构成环状的运转系统，其中任何环节的缺失，都会导致整个系统的运转失灵（图4-2-1）。其他因素如患者之间、患者亲属、医生等也会有所影响，但这些因素只是起干扰或推动作用，不属于基本要素。

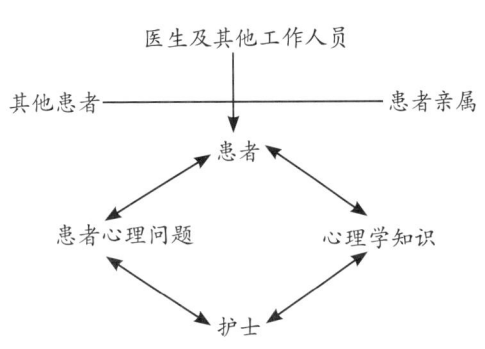

图4-2-1　临床心理护理基本要素图

2. 心理护理学基本要素的作用

（1）心理学理论和技术是科学实施心理护理的指南：临床心理护理的实施有无科学性，取决于实施心理护理的护士能否较好地掌握可指导临床实践的心理学理论和技能。是护士基于清晰概念的临床心理护理的新理论、新技术。目前一般的说教或开导的劝慰，都无法替代心理学理论知识和应用技能对临床心理护理实践的科学指导。

只有较系统地掌握心理护理的专门知识和操作技能，才能较准确地把握患者心理反应的一般规律；才能较深入地分析患者心理失衡的个体原因；才可以科学评估患者心理问题的主要性质、强度及其危害程度；选择有的放矢的心理护理对策等。临床护士除掌握和应用临床心理护理的新理论、新技术外，还需多积累宝贵临床经验，充分展现心理护理的最大价值。

（2）患者心理问题的准确评估是优选心理护理对策的前提：患者心理问题指患者的心理状况不佳，轻者有心理偏差，重者有心理失衡或危机。负性情绪反应如"焦虑、忧郁、恐惧、愤怒"等可能只是患者心理问题的表征，而不是患者心理问题的全部，只能反映一个侧面。

评估患者的心理问题，应主要把握3个环节：①确定患者主要心理反应性质，如焦虑、恐惧、忧郁等。②确定患者主要心理反应的强度，如患者的焦虑适度与否、是否焦虑过度等。③确定导致患者负性心理反应的主要原因，如人格特征、疾病认知、社会支持、环境影响等。护士能清晰、准确地描述患者心理问题，有助于其对患者的不良情绪状态实施调控。

（3）患者的密切合作是有效实施心理护理的基础：心理护理能否获得明显疗效，很大程度上取决于患者能否给予积极主动的配合。患者接触护士后，可信赖或托付，便会相应地产生"择护行为"，可能会倾诉其长久的压抑或隐私。建立了护患信任，患者合作性就会加强，实施效果也较好。若得不到患者的信任与合作，即使他能较准确评估患者心理问题、有较高明对策，难以真正获得实效。

能否取得患者的密切合作，实施心理护理的护士握有主动权。护士除需以职业角色的影响力赢得患者信任，还应注重了解患者的个性特征，尽可能采用其较易接受的实施方式。必须维护患者的个人尊严及隐私权；互动时宜采用征询口吻和关切态度，尤其沟通初始阶段，不可刨根问底、操之过急；还应尊重患者的主观意愿和个人习惯，选择较适当场合为患者实施心理干预。

（4）护士积极的职业心态是优化心理护理氛围的关键：护士积极的职业心态，指护士在职业角色中，能始终如一地保持较健康、稳定的身心状态，能够主动关心患者，能够经常自省，举手投足均体现对患者身心状态的积极影响。积极的职业心态具体可体现为：护士的职业微笑，对患者病痛的真诚关切等。

护士积极的职业心态是要素之本、要素之源。无论多先进的护理模式，都需经临床护士的主观努力去实现。为患者实施心理护理的过程中，护士的职业心态越积极，其内在潜力就越能得到充分调动，工作就越具有主动性和创造力、水准和质量就越高。护士积极的职业心态还对形成良好护患氛围具有决定性影响，只有具备积极职业心态的护士，才会自觉地要求自身保持有益于患者身心状态，散发强烈吸引互动的人际魅力，赢得患者的尊重和信赖。这种特定的人际氛围是直接影响患者身心康复的最重要社会环境因素。

二、临床心理护理实施程序

（一）临床心理护理的基本流程

从前述临床心理护理的概念及实施形式可知，其操作难度远不及催眠疗法、精神分析法、厌恶疗法等较复杂的心理治疗及心理咨询专门技术，经一定培训，每个临床护士均可胜任。临床心理护理的操作流程主要由评估和干预组成，动态、交替地呈现（图4-2-2）。

1. 患者心理的初始评估　患者初入院阶段通常指的是入院24小时内，护士以良好的沟通态度和技巧赢得患者的信任，初步评估患者的心理状态，综合分析对患者观察、询问和量化评估的结果，获得患者心理状态"适宜"或"存在问题"的结论。心理状态适宜的患者，初始评估即完成；心理状态存在显著问题的患者，则需进一步作较深入评估。

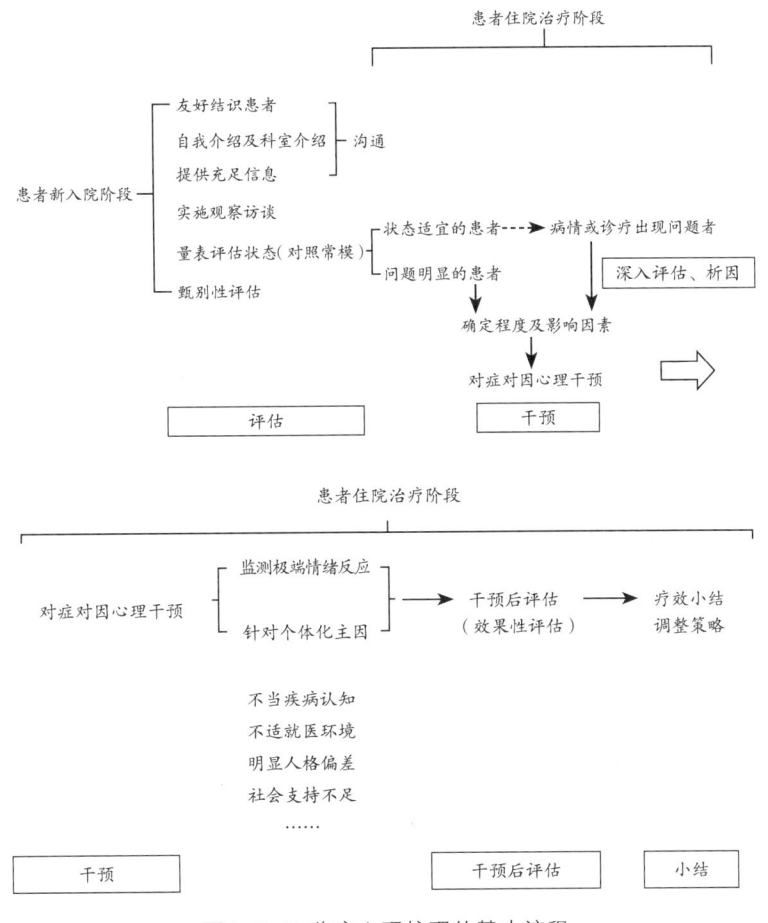

图4-2-2 临床心理护理的基本流程

2.患者心理的深入评估　评估对象既包括初入院阶段"存在问题"的患者，也包括初始评估"状态适宜"，在其入院后治疗阶段由各种因素引发问题的患者，深入评估的重点是患者心理问题的性质、程度及其发生的原因，为制定干预对策提供依据。

3."问题"患者的心理干预　患者的心理干预主要包括对症和对因2种。对症干预，如严重抑郁的癌症患者，防止其轻生的一系列措施即为对症干预；对因干预，如分析得知其首要影响因素是对疾病认知不当，则改变该患者疾病认知的干预即为对因干预。

4.患者心理干预后再评估　此评估目的在于了解患者心理的动态发展，评价采用对症、对因心理干预措施后的效果，做出小结，记录并制定下一步方案。若"存在问题"的患者已达成"适宜身心状态"，原先制定的心理干预措施即可停用。

（二）临床心理护理的实施步骤

心理护理的实施步骤即心理护理的基本程序，是连续动态的过程。需要灵活运用，因个体差异有别。主要分为八大环节。详见图4-2-3。

1.建立良好的护患关系　要求护士实施心理护理的过程中，始终把建立良好护患关系放在头等重要位置，并贯彻于临床工作中，贯穿于整个心理护理过程。此过程中需注意以下几点。

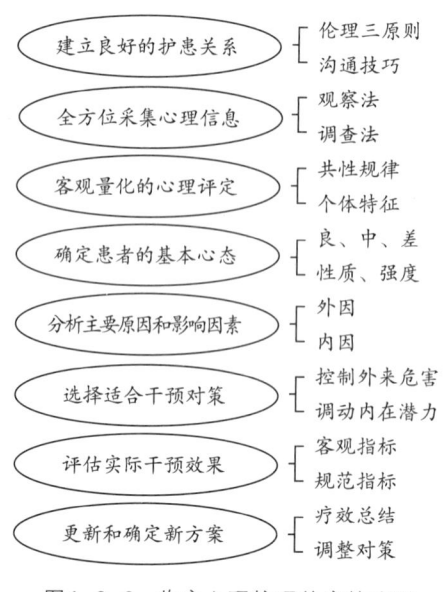

```
建立良好的护患关系 ─┤ 伦理三原则
                    └ 沟通技巧
       ↓
全方位采集心理信息 ─┤ 观察法
                    └ 调查法
       ↓
客观量化的心理评定 ─┤ 共性规律
                    └ 个体特征
       ↓
确定患者的基本心态 ─┤ 良、中、差
                    └ 性质、强度
       ↓
分析主要原因和影响因素 ─┤ 外因
                        └ 内因
       ↓
选择适合干预对策 ─┤ 控制外来危害
                  └ 调动内在潜力
       ↓
评估实际干预效果 ─┤ 客观指标
                  └ 规范指标
       ↓
更新和确定新方案 ─┤ 疗效总结
                  └ 调整对策
```

图4-2-3 临床心理护理的实施步骤

（1）伦理学三原则：切实做到临床心理护理过程中"无损于患者身心健康，不违背患者主观意愿，不泄露患者个人隐私"，以赢得患者的信任及合作。

（2）有效的沟通技巧：指护士运用言语沟通和非言语沟通等人际交往技巧，保持与患者有效的沟通。注重语言修养，如安慰性用语、治疗性用语、规范性用语；非言语沟通指善用目光接触、面部表情、恰当手势、人际距离、触摸等技巧。

2.全方位采集心理信息　通常可运用行为观察法、访谈法、量表法，通过观察患者的各种表情动作，倾听患者或亲属的叙述等，收集反映患者心理状态的大量信息。使用问卷调查可根据患者心理问题的特点，选用人格量表、情绪量表、症状量表等心理测评工具，了解患者心理活动的深层信息。患者的心理信息应与其他临床资料同时收集，分析患者基本心理状态时，根据需要将其从诸多资料中抽出。

3.客观量化的心理评定　指借助心理评定量表，客观量化地评估患者的心理状态。需酌情选用合适的评定方法和适用工具，客观地分析出患者心理问题的性质、程度及主要原因。患者心理的客观量化评定结果，应可反映患者心理活动的共性规律，也可甄别患者心理的个性特征。如某些烧伤、癌症等特殊患者，不同性别、年龄、职业、文化程度等所致的患者心理的共性规律，患者是否内向与外向、乐观与悲观等人格的个性化特征，均可通过量化评定获得相应的结果。

4.确定患者的基本心态　首先确定患者基本心理状态的性质，总体判断其心态"好、中、差"，重点确定患者的占主导地位、具本质特征的心理反应，判定其是否存在"焦虑、抑郁、恐惧、愤怒"等负性情绪。其次是确定患者负性情绪的强度，以"轻、中、重"区分。确定患者的基本心态，既不可忽略，也不宜夸大，以便为优选心理护理对策提供有价值的参照系。

例如，焦虑具双重作用，适度焦虑为个体加强自身保护、建立心理防御机制所必需；过度焦虑对个体身心造成危害等。护士实施心理护理前，先应了解患者的焦虑适度与否，再酌情考虑是否需对其焦虑实施干预。仅凭个人经验主观评价，难以为对策提供可靠依据。因此量化评定患者的焦虑，有助护士较确切掌握患者焦虑的严重程度，酌情采取对策。确定患者的基本心态，越具体、越清晰，越有利于护士掌握患者心态。

5. 分析主要原因和影响因素　目的在于加强心理干预的针对性。不同人格类型患者，通常在遭遇疾病、意外等挫折所致心理反应强度及其应对方式完全不同。如有些患者病情不严重，负性情绪很明显；有些患者病情严重，却保持良好心境。临床上常见同类疾病患者疾病发展、转归的影响不同。性格外向的患者多以言行宣泄负性情绪而如释重负；性格内向的患者则易成天闷闷不乐、积郁成疾。人格特征决定个体的疾病态度。

心理学家奥尔波特等研制的"状态特质"焦虑量表，是一种可鉴别个体焦虑特质的评定工具。它可根据所测得分值，判定个体的"状态焦虑"和"特质焦虑"。"状态焦虑"高而"特质焦虑"不高者，属于潜在心理素质较好的个体；"状态焦虑"和"特质焦虑"均高者，则属于潜在心理素质较差的个体。运用该量表，可了解患者的焦虑主要源自其内在特质或外部事件。可作为选择心理护理对策的重要依据。

6. 选择适合干预对策　患者心理状态既有个体差异，又有许多共性规律，是个性与共性的对立统一。实施心理护理，首先应考虑共性规律、总体对策和实施原则；再结合患者的个性特征，在具体操作中灵活应用、举一反三，便可更好地解决各类患者的心理问题。

例如，护士实施临床心理护理时，对"状态焦虑"高而"特质焦虑"不高的患者，重点是调动患者的内在潜力，通过改变其疾病认知或助其掌握有效的心理应对方式等，提高患者抗衡疾病的心理承受能力，维持相对的心理平衡。对两者均高的患者，重点应较多地控制患者的各种外部干扰，充分顾及此类患者对刺激敏感、反应强烈、难以排遣等人格倾向特点，尽量减少外部刺激所致的较大心理压力。此外，还应结合患者个体的其他特点，因人而异的针对性的制定实施对策。

适用的规范化临床应用模式，是心理护理质量的重要保障。如为抢救室等患者作各种解释时，使用统一、规范的指导语，可避免护士因阅历、工作经验等不足给患者身心造成影响。人际沟通经验少的低年资护士，可能会在患者面前因紧张而词不达意，或因随意性言语加重患者的心理负担。规范化指导语既可减少患者不必要的心理负担，又可让患者感受护士的善解人意，产生信任与合作，有益患者的身心康复。

7. 评估实际干预效果　心理护理的效果评定应为综合性评价，包括患者的主观体验、身心的客观指标，即生理、心理两方面。目前临床心理护理的效果评价主要存在两方面问题：一是缺乏适用、客观的效果评定指标；二是尚无规范、统一的衡量标准。均需在临床实践中不断探索，逐一解决。急需建立心理护理效果的评价体系及其相应评定标准。进一步来判断实施心理干预后，类似患者的极度焦虑是否显著缓解，身心康复进程是否明显加快等问题的评价。

8. 更新和确定新方案　指护士经过心理护理的效果评定，小结前阶段的心理护理对策，根据不同结果确定新的方案。心理护理后获得适宜身心状态的患者，可暂时中止其目前的个性化心理护理；部分改善负性情绪的患者，需巩固或加强心理护理的效果；负性情绪持续未得到控制的患者，则需再作较深入的原因分析，调整其心理护理干预对策。为患者实施心理护理是动态过程，不可能一劳永逸。心理护理过程是循环往复的，心理护理的程序是相对的，心理护理步骤是灵活的，心理护理的临床实践仍需要不断发展和完善。

案例回顾

  本章案例中的叶某因高龄未育，通过生殖辅助技术好不容易再次妊娠，却又遭受了再一次流产的沉痛打击。近半年已出现了头晕、头痛、入睡困难、走路不稳等体征。该患者需要进行全面的心理评估，比如可以在入院时取得良好沟通的基础上，进行一次访谈，根据她的主诉，可以列以下开放式的访谈提纲，例如"您现在存在哪些主要问题和麻烦？您能说说您的这些不舒服症状吗"等。进行访谈期间可以采取一些倾听、鼓励等技巧，让患者多倾诉。同时还可以使用90项症状自评量表、生活事件量表对该患者进行更客观的心理测试。根据心理评估结果，进行深入评估、析因，找到对症、对因的干预方案。根据心理护理基本步骤，详细的制定相应的心理护理方案。按照流程完成，并及时评价干预效果。如果患者的心理状态并未能改善，需再次深入分析，及时调整心理护理干预对策，如果出现更严重的情况，需及时通知和转接其他机构。

第五章
患者心理

章前引言

随着社会的快速发展，生活节奏明显加快，患者作为护理的服务对象，在护理活动中始终处于主体地位，护理工作是一切以患者为中心而开展的。患者心理与常人有所不同，它既受疾病发生发展的影响，又反过来影响着疾病的进展。"医学之父"希波克拉底曾经说过："了解什么样的人得了病，比了解一个人得什么病更为重要。"因此，护士首先应该了解不同疾病状态下患者的心理现象及其心理活动规律，患者共性的心理需求和疾病给患者带来的心理反应，帮助其尽快适应患者角色，克服不良的角色适应行为，并采取相应的心理护理措施，真正做到有的放矢，为患者实施有针对性的、个性化的整体护理。

学习目标

1. 识记患者及患者角色的概念；患者的心理需求；患者就医行为，影响因素及遵医行为。
2. 理解患者的权利和义务；患者的角色适应；患者心理需求的特点及内容；患者常见的心理变化和心理问题。
3. 应用从患者的权利和义务角度出发，建立和谐医患关系。
4. 能够根据患者的心理需求和心理变化概括患者的心理问题。

思政目标

患者对护理工作的满意是考量护理工作质量的重要指标，也是促进护理质量改进的有效途径，开展护理工作时，关注患者身体状况的同时关注其内心感受，注重患者精神面貌，使其得到有效的医疗及护理服务，从而帮助其早日康复。

案例导入

张某，男，55岁，某公司行政主管，半年前因偶感胸闷、频繁咳嗽由妻子陪同来院就诊，经检查诊断为"小细胞肺癌"收治入院。住院期间，患者认为自己咳嗽好转了，没有不舒服，怀疑医生误诊，称自己工作繁忙，没有时间安心住院治疗，导致手术方案一直无法实施，住院10天后患者执意办理出院。出院后患者边工作边在家人督促下服药治疗（具体药物名称不详）。后病情恶化，于1周前去世。

思考题

该患者采取了何种求医行为？求医过程中他应承担哪些义务？影响其遵医行为的因素是什么？他在角色适应过程中出现了什么问题？

第一节 患者和患者角色

一、患者的权利和义务

患者就医，医护人员与患者作为医患关系中的不同角色，享受和承担着各自不同的权利与义务。在传统医学中较为强调医护的权利，作为患者的医疗决策者，患者一切听从医护的安排，这种忽视患者权利的医患关系模式不仅影响了医患、护患关系的和谐，还是导致医患纠纷增加的一个重要因素。因此，明晰患者的权利和义务，使双方权利义务趋于平等化从而有效防范医患纠纷发生。

（一）患者的权利

患者的权利意指患者在医院诊疗期间，应享有的权利和应享受的利益，患者的权利是维护患者利益的根本保障。根据我国社会制度和现有的法律法规以及医学道德有关规定和要求，现将患者的权利概括如下。

1.人格和尊严受尊重权　这是患者作为公民的一项最基本权利，受到法律的保护。在护理过程中注重患者的情感和心理体验，尊重其人格和尊严，这是"以患者为中心"理念的主题和精髓。患者的人格权包括姓名权、名誉权、隐私权等。在临床护理中，尤其对于某些特殊患者，如精神病患者、妇科患者、性病患者、有生理缺陷者等，这一权利显得更为重要。

2.生命权、身体权、健康权　生命权是指自然人的生命安全不受侵犯的权利，即一个人在心跳、呼吸、脑电波不停止情况下的生存权和在心脏、呼吸、脑电波暂停情况下的再生存权。患者的再生存权让医生、护士在患者心跳、呼吸暂停情况下，也不能放弃对患者的抢救，应按医疗原则，尽一切可能救治。患者对自身正常或非正常的肢体、器官、组织拥有支配权、医务人员不经患者同意、家属签字不能随意进行处理。患者生前的身体权不容侵犯，患者去世后的身体权也不容侵犯。在没有患者的遗嘱或未征得患者的家属同意，医务人员不论出于何种目的，都不能随意处置。

健康权是指人体器官及各系统乃至身心的正常运行，即患者不仅拥有生理健康权，还享有心理健康权。患者到医院就诊的目的，就是请求医生为其解除身心疾病的痛苦，而帮助患者恢复身心健康是每一位医护人员的应尽的责任和义务。

3.平等医疗权也称基本医疗权　平等的医疗权是指任何患者的医疗保健享有权都是平等的，在医疗中都享有得到基本的、合理的诊治和护理权。人的一生都要面临生老病死，解除病痛、维护健康、继续生存，这是人的基本权利。医护人员要继承中外传统医德美德，实行人道主义，救死扶伤，不亲疏或歧视患者，不能因为患者的病情轻重、地位、财产、信仰、容貌、教育程度的差异而拒绝患者就医的要求。

4.知情同意权　知情同意是患者权利的核心内容，也是实现其他权利的基础。患者的知情同意权由两部分构成：一是患者的知情，对应的是医生告知说明的义务；二是患者的同意，即患者自我决定的权利。在医疗活动中，知情同意是指患者对自己的病情和医生据此做出的诊断和治疗方案明了和认可。患者有权利知道医生对自己采取的诊治方法，并对方法的有效率、成功率及并发症有获知的权利，在获知各种情况后决定是同意还是拒绝。患者对疾病的诊疗有疾病认知权和知情同意权，最为典型的形式是被严格执行的外科手术前的签字制度等。一切从患者利益出发，关心患者、尊重患者、服务患者，使患者在知情的前提下行使其自主权，更能体现其作为人存在的价值和尊严。

5.自主择医权 自主权是患者的基本权利。尊重患者自主权，首先就要尊重患者自主地选择和决定自己行为的权利。患者的生命与健康只能由患者掌握。医学人道主义最基本的出发点就是把患者看作是一个具有独立意志和独立人格、其人本价值和人的权利应当受到充分尊重的"人"。尊重人，就应当尊重其自由意志；尊重人，就应当尊重其医疗行为的自主权。患者自主择医，这不仅可以调动患者的主动性，增强其对医疗机构、医生的信任度，同时也进一步增强医务人员信誉感和责任感，有利于和谐、新型医患关系的建立。患者的选择权，还表现在发生医疗事故争议后，患者及家属对医疗事故处理程序的申请权、事故鉴定机构的选择权、鉴定专家的选择权等。

6.保密权和隐私权 职业特点决定了医务人员可以了解患者的一些隐私和秘密，这种知晓是医务人员的权利，但是医务人员没有权利泄露患者的隐私。患者的保密权，即患者有获得医务人员为其保密不愿公开的个人信息、秘密的权利；患者的隐私权包括患者生理的、心理的及其他秘密，也指患者身体不受侵犯的权利。著名的"希波克拉底誓言"曾指出："凡我所见所闻，无论有无业务关系，我认为应守秘密者，我愿保守秘密。病历及各项检查报告、资料不经本人同意不能随意公开。"为患者保守秘密和隐私在中外历史上是医疗法律法规和医学伦理学的重要内容。医疗保密的含义应当有两个方面：一是为患者保守秘密，对患者的隐私要守口如瓶，不得随便泄露，把患者的隐私当作笑料公开谈论是侵权行为；二是对患者保密，有些病情让患者知道会造成恶性刺激，加重病情甚至造成不可挽回的后果。因此，作为医务人员应尊重患者隐私权和保密权。随便泄露患者隐私，是不道德的，也是违法的。

7.因病免除一定社会责任和义务权 免除一定社会责任的权利是指患者在获得医疗机构证明后，可免除一定社会责任，同时有权利得到各种福利保障。患者根据其病情的轻重缓急，要求暂时或者长期、部分或者全部地免除社会责任和义务是合理的。患者因病获得休息的权利，这是法律的规定，也是医学人道主义的要求。因病不能从事某种工作，患者要求医生出具休息证明，医生应当满足患者合情合理合法的要求，进行认真诊断、检查，实事求是地开具医疗证明，这有益于患者的康复和今后更好地承担社会义务和责任。

8.医疗监督权 患者在通常情况下都有权利监督自己医疗权利的实现。当其医疗权利受到侵犯，生命受到威胁而又被拒绝医疗时，患者及其家属有权提出疑问，寻求解释，提出批评和要求改正。医务人员不应当拒绝患者及家属的合理要求和正当批评，更不得打击报复。必要时,还可以采取新闻、媒体进行监督。

9.患者诉讼权,求偿权　患者的求偿权是指在医疗过程中因医疗机构或医务人员过失发生差错、事故给患者造成损害时,患者和家属有提出经济赔偿的权利。依据我国法律法规,当患者的生命权、健康权、身体权、人格尊严权等合法权益遭受不法侵害时,患者及其家属、监护人有权利对医生的诊治方法和结果提出质疑,也有权向卫生行政部门提出申诉或向司法部门提出诉讼并要求赔偿。

患者权利是一个发展变化的范畴,但无论怎么变化发展,始终是围绕医疗护理服务这个中心的,随着医疗护理实践活动及卫生改革的不断深入,逐渐为人们所认识、理解。我们了解患者权利,目的正是在于更好地维护和保障患者权利。

(二)患者的义务

患者的义务是指患者在医疗过程中应当履行的责任。患者履行法律、道德义务,从根本上来说是为了更好地实现患者的利益。因此,患者在享有上述权利的同时,也应该承担一定的道德义务。患者履行自己的义务,是对自己的健康负责,同时也是对医生权利的尊重。

1.患者有保持和恢复健康的义务　患者生病多数并非是自愿,但是有些疾病与人们不良行为和生活习惯有密切联系,与忽视自我保健有关。对自身健康不负责任,导致承担社会责任和义务能力的减弱与降低,给家庭和社会带来负担,对自身也造成损失。如"新冠疫情"给我们的警示:全社会都要重视健康问题。讲究卫生、珍惜生命,对自己负责,对社会、对他人负责。选择合理的生活方式,养成良好的行为习惯,合理营养、平衡膳食,保持和促进健康,减少疾病的发生是患者基本义务之一。

2.患者有积极接受治疗、配合治疗的义务　医疗既是一项权利,是个人健康权的保障,对患者而言也是一项义务。患者一旦选择就医,接受医务人员的治疗、护理就有积极配合治疗的法定义务。例如,患者就医,医生询问病史、既往史、家族史时,如果该患者不真实、不实事求是地回答医生所问,或是故意隐瞒一部分难以启齿的症状、疾病、既往史、家族史等有关疾病重要信息,这不但会造成漏诊、误诊、误治,也可能造成医生无法举出客观真实的证据。临床中也有一些患者由于经济等方面的原因而拒绝医生的诊治,或不遵医嘱,如此等等,均可产生不利后果。就影响公共卫生的传染病而言更是一项不可选择、不能自我决定的法定义务,必须根据传染病防治法规定的有关管理原则,采取相应处理措施。例如,霍乱、鼠疫、艾滋病患者,如果拒绝诊治即构成对法定义务的违反,医疗机构和公安部门有权采取措施进行强制隔离治疗。

3.患者有遵守医院各项规章制度的义务　医院的各项规章制度是保证医院正常医疗秩序,提高医疗质量的有力措施。为此,患者应该自觉地遵守医院各项规章制度,包括遵守探视制度、卫生制度、陪护制度、按时交纳医疗费用、不得侵犯医院员工和其他患者的权利等,这是每个患者的义务。

4.患者有承担不扩散、不传播的义务　患者明知自己患病并确知该疾病具有传染性时,患者便应该承担不扩散、不传播的义务。但如果患者主观上不知情或不知该疾病具有较强传染性时，则不负有此义务。否则，根据造成的社会危害后果，将承担相应的法律责任。

5.患者有接受隔离诊治的义务 此项义务的承受者是已经被确诊为有危害社会公共利益的疾病患者，例如，鼠疫、霍乱、肺炭疽及艾滋病患者等。

按照《传染病防治法》和《传染病防治法实施办法》有关规定，此项义务要求患者应限定在特定的空间生活及接受治疗（强制隔离管理），为此，患者行动自由受到一定时间的限制。表面上看，这种限制可能会给患者造成一些损失，但是从社会长远利益看，履行此项义务可从根本上维护社会公共利益及他人生命健康权。这就是法律设定义务的根本目的所在，是为了平衡个人利益和社会利益的冲突。

6.患者有尊重医生、执行医嘱的义务 在诊疗过程中，医务人员为患者诊治疾病付出了艰辛的劳动，患者应尊重医务人员的人格和劳动，同时也应当相信科学，信任医生，配合诊断、治疗，执行医嘱，这既是建立良好医患关系的基础，也是提高医疗质量的重要条件，更是患者应该履行的一项义务。

7.患者有支持医学科学发展的义务 医学科学的发展，医疗技术的提高均离不开患者的支持与协作。为了提高医学科研水平，医务人员总是不断地对各种疾病的预防、治疗以及疾病的发生、发展、转归等规律进行研究、探索。例如，对一些疑难病、罕见病进行专题研究以探索诊治的有效方法，这需要患者协作配合；对新药新技术的实验、使用，都需要患者合作并提供相关信息；对死因不明的患者，需要进行尸体解剖（尸检）弄清死亡原因，这也需要患者生前或死者亲属的支持与理解；医学生的临床见习、实习等都希望得到患者的理解、协作和配合。当然，患者的支持、协作与配合是建立在知情、自愿的前提下的。医学科学的每一步发展都离不开患者与其家属的身体力行，与此同时，医学科学的进展又为患者的康复带来福音。发展医学科学是造福于人类的公益事业，患者有义务给予支持。

总之，作为护理人员必须要懂得患者的权利与义务，其目的就在于：进一步强化患者的权利意识，正确地对待患者，维护患者的合法利益，使之能得到及时、有效地治疗。同时，还应该帮助、启发患者在行使自己医疗权利之时，自觉履行其义务。这样可以进一步改善医患关系，建立良好的医疗秩序，提高医疗服务质量和水平，使有限的医疗条件和资源发挥更大效益，从而满足人们日益增长的对医疗卫生保健的需求。

二、患者的角色适应

生活中每个人要承担很多社会角色，每一种社会角色都有一定的特征性，不同的社会角色必须承担相应的义务或责任。患者角色是指社会对一个人患病时的权利、义务和行为所做的规范。患者原来的社会角色与患者角色特征越接近，更容易接受和进入患者角色；反之，患者原来的社会角色与患者角色差别越大，越容易产生角色适应的困难。当个体从其他社会角色转化为患者角色，以及在承受患者角色的过程中，有角色适应和适应不良2种类型。

（一）患者角色的转换和适应

角色适应是指患者与其患者角色的期望基本符合，如承认自己患病，积极配合接受治疗，疾病痊愈后能从患者角色转换到正常的社会角色。

患者角色适应不良是指患者不能顺利地完成身份转换的过程。由于种种因素，患者在角色转换过程中出现一些不适应反应，从而影响了恢复健康。常见的角色适应不良有以下几种情况。

1. 角色行为缺如　　所谓角色行为缺如就是患者未能进入角色，不愿意承认自己是个患者，或者虽然承认自己有病，但没有意识到病情的严重性，因而言行与疾病的严重程度不相适应，以致发生一些不利于治疗和休养的行为，使病情加重。

2. 角色冲突　　所谓角色冲突是指患者在适应患者角色过程中，与其原有的各种角色发生心理冲突而引起的行为矛盾。主要发生于由常态下的社会角色转向患者角色时，因为病前角色所形成的心理过程、状态，个性特征及患病后对某种需要的迫切要求等强烈干扰患者对新角色的适应，表现为意识到自己有病，但不能接受患者的角色，且有愤怒、焦虑、烦躁、茫然或悲伤等情绪反应。

3. 角色强化　　由于依赖性增强和自信心减弱，患者对自己的能力表示怀疑，对承担原来的社会角色不安，表现为自我感觉严重程度超过实际情况、害怕出院、害怕离开医务人员、过分寻求帮助等。

4. 角色行为异常　　角色行为异常是患者受病痛的折磨，感到悲观，失望，不良心境而导致的异常行为，出现攻击的言行及固执、厌世等情绪。对于这一类型的患者。我们的措施是理解、体谅、同情他们，尽量避免冲突。

5. 角色行为消退　　角色行为消退是指患者适应了其患者角色，但由于某种原因，使他又重新承担起原来扮演的其他角色，并将其上升到主要位置，从而放弃患者的角色，患者角色行为也因之消退。

（二）影响患者角色适应的因素

许多因素影响患者角色的适应，包括患者的年龄、文化背景、自身经历和社会环境等都会影响患者的角色适应。疾病的性质和严重程度是影响患者角色适应的最常见因素，如果症状明显常促使患者能及时就医；反之，患者常漠视疾病，不易进入患者角色。另外，医院的各项规章制度对患者也是一种约束，会对患者的角色适应带来一定的影响。

患者在角色转变过程中经常出现各种各样的问题，如果这些问题得不到解决或解决不好，将会对患者的康复造成不良影响。在开展整体护理后，由于我们对角色适应不良患者帮助其尽快完成了其角色转换，了解其生活需要，抓住患者的心理特点，给予相应的心理护理措施，解决了患者及家属的焦虑紧张心情并适应了患者角色，进而积极主动配合治疗，从而促进了患者的康复。

三、患者的就医行为

（一）就医行为的概念和分类

就医行为是指在人们感到某种躯体不适或产生病感时寻求医疗帮助的行为，是人类防病、治病和保持身体健康的一种重要行为，可分为主动就医、被动就医和强制性就医。主动就医是指人们为治疗疾病、维护健康而主动寻求医疗帮助的行为，多数人会采取主动就医行为。被动就医行为是指患者缺乏能力和条件做出就医决定及实施就医行为，而由第三者帮助代为就医的行为，如婴幼儿患者，处于休克、昏迷中的患者，垂危患者等，必须在家长、亲友或者其他护理人员的帮助下才能去就医。强制就医行为是指公共卫生机构或患者的监护人为了维护人群或患者的健康和安全而给予强制性治疗的行为，主要是针对有严重危害的传染性疾病和精神病患者。

（二）就医行为的原因

患者察觉到有病时是否有就医行为，与个体的生理、心理和社会等方面的原因有关。

1. 生理性原因　因身体某些部位的病变，患者主观感受到身体不适或疼痛难忍而就医。实际上，不论患者所患的疾病性质或严重程度如何，患者的主观感受常常是促使患者产生就医行为的重要因素。

2. 心理性原因　因某些生活事件，使个体精神遭受刺激而导致心理紧张、焦虑、恐惧，为缓解负性心理反应和精神痛苦而就医。

3. 社会性原因　因某些疾病对社会产生现实的或潜在的危害而就医，如传染性疾病、性病等。

（三）就医行为的影响因素

就医行为是一种复杂的社会行为，受到诸多因素影响，如对疾病性质和严重程度的认识水平、对症状或不适的心理体验和耐受程度以及社会地位和经济状况等，都影响患者是否寻求医疗帮助。概括起来，就医行为的影响因素主要有以下方面。

1. 年龄　一般婴幼儿和儿童在人群中处于被保护的社会角色地位，这个年龄段人群的就医行为相对较多。青壮年是一生中对疾病抵抗力最强、患病率最低的时期，这一阶段人们的就医行为相对减少；老年人由于机体抗病能力的下降以及孤独、寂寞及害怕死亡等心理因素，导致患病机会增加，其就医行为也相应增加。

2. 对疾病的认识水平　主要是指患者对疾病性质和严重程度等方面的认识。例如，伤风感冒是人们最常见的疾病，由于危险性小，人们对其后果有可靠的判断，往往不就医。但被蛇、狗等动物咬伤以后，由于这种状况对生命威胁较大，人们往往采取就医行为。

3. 个性因素　敏感多疑、依赖性较强的个体就医行为相对较多，孤僻、独立性较强的个体就医行为相对较少。

4. 文化教育程度　在多数情况下，具有较高文化水平的人更能认识到疾病带来的危害，意识到早防早治的重要性，所以他们的就医行为较文化程度低的人高。知识水平低、缺乏医学常识、对症状的严重性缺乏足够认识、对于医生及医疗手段的恐惧都可能讳疾忌医。

5.社会经济状况　经济富裕、社会地位高的人往往更关心自己的身体健康，且就医条件更便利容易，所以其就医率较高。而社会经济地位较低的贫困人群更关注生存需求，对疾病和健康相对忽略，就医行为相对较少。所以，不同国家医疗卫生体制及医疗保险的覆盖程度都会影响就医行为。

（四）遵医行为

遵医行为是指患者遵从医务人员开列的医嘱进行检查、治疗和预防疾病复发的行为。患者只有和医护人员密切合作，严格遵守医嘱，才能使身体尽早康复，否则即使医师的技术高超、医院的设施先进也达不到预期的治疗效果。所以，是否有良好的遵医行为是影响疾病疗效和疾病转归的重要因素。遵医行为是一个具有生物学意义和社会意义的行为过程，影响患者遵医行为主要有以下几方面。

1.与患者对医生的信任和满意程度有关　医生的知名度、服务态度和服务质量，直接影响患者对医生的信任和尊重程度，也影响着患者对医生发出的信息和劝告等医嘱的遵守程度。

2.与疾病性质、严重程度及患者的就医方式有关　慢性病患者和轻症患者不遵医嘱的情况较多，急诊患者、重症患者和住院患者对医嘱改变较少，遵医率较高。

3.与患者的主观愿望和医生治疗措施的吻合程度有关　例如，患者希望用中药治疗，而医师生开列的是西药；患者希望做理疗，而医生却给他打针吃药等类似的情况，当两者发生矛盾或差异时，不遵医行为发生概率就高。

4.与患者对医嘱内容的理解和治疗方式的操作复杂程度有关　医嘱中的一些医学术语可能会让患者产生理解偏差，或服用的药物多、服用方法复杂、以及治疗方式操作复杂，往往使遵医行为减少，老年人、文化水平低、智力低下者尤其如此。

第二节　患者心理需求

临床上患者患病种类繁多，病因复杂，病情轻重不一，病程长短各异。有的急性起病，病情危重，而有的则隐匿起病，呈慢性病程。护理人员及时了解患者心理需求特点、心理需求内容进行有效的干预，能够促进患者康复，提高患者的生活质量，是临床护理工作的重要环节。

一、患者心理需求的特点

患病对大多数人是一个确定的应激事件，会产生不同程度的心理反应，如沮丧、担心、焦虑、恐惧、抑郁等。患者住院后转变为患者角色，一些患者很难适应身份的转变，护士应帮助患者接受新身份。根据患者所患的疾病不同，病情变化不同，心理健康水平和社会适应能力不同，不同的社会文化背景，每个人独特个性的行为特征，以及患者性别、年龄的差异，这些决定了患者的心理活动的错综复杂。患者相应的心理需求也有所差异，常见特点如下。

（一）主观感觉异常

所谓主观感觉异常，就是指患者患病之后，由于疾病的原因，角色的变化和心理冲突，主观感受和体验与正常时有了差异。除病体反应外，主要因为患者患病之前集中精力忙于工作和学习，心理活动经常指向外界客观事物，对自己的躯体状况不太留意；患者一旦患了病，就会把注意力顿时转向自身，甚至对自己的呼吸、心跳、胃肠蠕动的声音都异常地敏感。由于躯体活动少，环境又安静，感受性也提高了。不仅对声、光、温湿度等外界刺激很敏感，就连自己的体位、姿势也似乎觉察得很清楚。比如，一会觉得枕头低，一会觉得被子沉，一会埋怨床单不平展，不时总翻身。有的会出现空间知觉的异常。正常人认为鲜美的味道，却可能引起患者的反感；正常人认为美丽的颜色，患者看了却感到讨厌；甚至正常人的嬉笑也会引起患者的厌烦。

（二）心境不佳、情绪不佳

心境是具有传染性的，比较微弱而持久的一种情绪状态。患者生了病，是不愉快的情绪刺激，容易形成不良的心境。心境不佳，就会看啥啥不顺眼，听啥想啥都心烦。基于这种心境，容易出现焦虑、激怒或消沉。所以，有的患者动不动就生气，动不动就发脾气，甚至变得任性起来。患者的这种情绪反应，男性多表现为为了一点小事吵吵嚷嚷，女性多表现为抑郁哭泣。尤其当遇到病情有变化，或做特殊检查，或准备手术时，情绪更易激惹，以致焦虑、恐惧、睡不好觉，吃不下饭。也有的把内心烦躁转化为外部行为，如有的突然梳洗打扮，有的理发刮脸，有的挥笔大量写信，有的狼吞虎咽地吃起东西来，也有的长时间向窗外眺望，还有的蒙头大睡等。

（三）被动依赖

被动依赖是一种顺从而娇嗔的心理状态。一个健康人一旦患了病，自然就会受到家人和周围同事、邻居的关心和照顾，即使往常在家中或单位地位不高的成员，现在也突然上升为被人关照的中心。同时，通过自我暗示，患者自己也变得软绵绵的不像以往那样生机勃勃了。这时患者一般变得被动、顺从、娇嗔依赖，情感变得脆弱甚至带点幼稚的色彩。只要亲人在场，本来可以自己干的事也让别人做，本来能吃下去的东西几经劝说也吃不下，一向意志独立性很强的人变得没有主见，一向自负好胜的人变得没有信心。即使做惯了领导工作和处于支配地位的人，现在对医务人员的嘱咐也百依百顺。这时他们的爱和归属感增加，希望得到更多的亲友探望，得到更多的关心和温暖，否则就会感到孤独、自怜。

（四）敏感的自尊心

价值感和自尊心是紧密联系在一起的。自尊和自强是完整人格的优良品质。人一旦患了病，自我价值感必然受到挫伤，自尊心也会不同程度地受到伤害。这时患者较之往常更为敏感，点滴小事也要核计。有的患者被直呼其名，尤其被以床号代替姓名时，心里就不舒服。

（五）疑虑重重

疑心是一种自我消极暗示，这种缺乏根据的猜测，将影响对客观事物的正确判断。当患者患病后往往会变得神经过敏，听到别人低声言语，就以为是在议论自己的疾病，觉得自己的病情重了，甚至没救了。对别人的好言相劝也半信半疑，甚至曲解别人的意思，对吃药打针处置检查也疑虑重重，担心误诊，担心吃错了药、打错了针。有的凭自己一知半解的医学和药理知识，推断药物，推断预后。他们特别担心药物的不良反应，担心概率为百分之几、千分之几的医疗差错或意外不幸降落到自己身上。身体某部位稍有异常感觉，便乱作猜测。另外，他们有的还会担心因病而增加家庭经济负担，影响自己的前途等。有些患者文化程度低，缺乏科学的生理、药理知识，往往以封建迷信传说来理解自己生理机能的不正常现象。当病程和他自己预想的不一致时，便陷入胡思乱想之中，甚至惶惶不可终日。

（六）焦虑、恐惧

焦虑是一种对象不明、不可名状的担心和害怕。它既可能来自对本身患病的不安，也可能来自疾病本身的临床表现。就拿住院患者来说，有人未进医院时，急盼入院。一旦入了院，看到周围有些重症患者的状况，不禁产生一种恐惧感，好像面临巨大威胁，迈入了生死关头。他们在精神上十分紧张，怕痛、怕开刀、怕留后遗病症、怕死亡，整天提心吊胆。甚至看到洁白的大衣，雪白的墙，也会产生一种肃穆、死寂的感觉。他们希望对疾病作检查，而又害怕检查，他们希望知道诊断结果，又不敢去看诊断结果，心里矛盾重重。他们有的反复询问病情；有的虽然避病不谈，实则也是忧心忡忡。

（七）孤独感

一个人患病而离开了家庭和工作单位，住进医院病房，周围接触的都是陌生人。医生只在每天一次的查房时和患者说几句话，护士定时打针送药，又极少言谈。这样患者自然产生一种孤独感。住在小病室的患者以及性格外向的患者更易产生孤独感。曾有位做骨髓移植的患者，本来住在大病室里，此时病情稳定，一般状态较好，活动自如。手术前对患者进行了无菌隔离，搬到小病室去住。不料，该患者感到孤单、害怕，有与世隔绝的感觉，变得失眠拒食，结果未待手术，就因极度衰竭而死亡。

（八）期待心理

患者的期待心理乃是指向未来的美好想象的追求。人患病之后，不但躯体发生了变化，心理上也经受着折磨。因此，不论急性或慢性患者都希望获得同情和支持，得到认真的治疗和护理，急盼早日康复。这种期待心理促使患者四处求医、八方问药。他们寄托于医术高超的医生，寄托于护理工作的创新，寄托于新方、妙药的发明，幻想着医疗奇迹的出现。总之，就是期待着康复，期待着生存。那些期望水准较高的患者，往往把家属的安慰，医生护士的鼓励视为病情减轻，甚至是即将痊愈的征兆；当病情加重时，又期待着高峰过后即将出现好转；当已进入危险期，也期待着有起死回生、转危为安的可能。

（九）失助、自怜

这是一种无能为力，无可奈何，悲愤自怜的情绪状态。这种情绪状态往往发生在患有预后不良或面临生命危险的患者身上。它是由于心理应激的失控，自我价值感的丧失，自信心的降低而造成的，是一种消极的心理，塞利格曼（Seligman）认为，当一个人认为他对情境没有控制力，并因此无力改变它的时候，就会产生失助感。在失助的心理状态下，患者往往出现自卑自怜的情绪，"为什么我偏偏生这种病""老天爷为什么和我过不去"。患者出于绝望，有时无缘无故地大发脾气，有时表现麻木不仁，好像大难来临似的，有的总是照镜子与自我告别，回首往事，留恋人生。

（十）习惯性心理

患者刚刚生病，往往一时承认有病，一时又常把自己当成健康人。这种心理状态乃是长期的健康生活的习惯定势造成的。人们适应环境都需要有一定的心理准备。他们虽来到医院，实则还未进入"患者角色"。患者有这种心理状态不利于配合治疗，不利于安心养病，所以医务人员应设法让患者缩短这一过程。可是，当患者一旦适应了这种生活，又往往产生对疾病的习惯性，即按时打针、吃药、按医嘱办事，成了自己的行为模式，总认为自己的病需要长期的休养和治疗。即使躯体疾病已经康复，心理上也总感到"虚弱"。所以患者应该出院不愿出院，应该上班不能上班。这是因为他们在心理上、躯体上又习惯了患者角色，即那种多依赖、活动少和动脑少等患者生活模式，一时改变不过来。

二、患者心理需求的内容

人们在健康时往往能够去主动满足自己的各种需要，患病后往往无法按照通常的方式去满足需要，而且因社会角色的变化还会产生新的需要。所以，医护人员应了解并帮助患者满足其心理需要，促进疾病的康复。

（一）基本生存需求

个体在患病后对空气、休息、饮食、呼吸、排泄、睡眠等基本生存需求的满足往往会受到阻碍或威胁，日常生活秩序受到干扰。不同种类的疾病及病情严重程度对生存需求的影响程度不一样，例如，吞咽障碍的患者对食物需求的满足受到影响、呼吸困难患者对吸入氧气和呼出二氧化碳的需求受到影响等，不仅直接影响生理功能，对情绪也有极大影响。

（二）安全需求

安全感是患者最普遍、最重要的心理需求，在疾病诊治过程中，往往会面临一些影响患者的安全因素，如交叉感染、放射线检查、用药后的不良反应、手术等，所以患者会格外重视自身的生命安全和医疗过程的安全。患者会非常关注自己的病情变化，急切需要了解自身疾病的相关信息，如疾病的性质和严重程度、可行的治疗和护理方案、药物治疗的不良反应、疾病的预后等。

因此，医护人员对患者实施诊疗、护理措施时，要耐心向患者详尽说明每项工作的具体内容，让患者明明白白接受诊治和护理，消除顾虑心理与恐惧，以增强患者的安全感，给患者营造安全、可靠、放心的医疗环境。

（三）接纳和关心的需求

由于疾病的缘故，改变了患者原有的生活习惯和生活规律，患者进入到一个全新的陌生的医疗环境之中，容易感到孤独、寂寞，便会产生强烈的归属感。此时，比任何时候都更为渴望得到家庭、朋友、单位和医护人员的支持、关爱与呵护。在新的环境中住院患者有着强烈的归属动机，患者需要了解别人，也需要让别人熟悉自己的身份和地位，希望得到新环境人际群体的接纳，需要与病友沟通，在情感上得到认可，成为特殊群体中受欢迎的成员，从而尽快融入新的环境。同时，患者又特别关心家庭、单位的情况，很想了解原来生活中的人和事。

因此，医护人员应帮助患者尽快融入新群体中，主动与患者沟通，消除病友之间的陌生感，让患者在温馨和谐的人际氛围中感到温暖，有希望，有信心，情绪稳定，缓解孤独和自卑心理，在宽松的环境下安心养病，接受治疗。

（四）信息的需求

住院后，患者脱离了原有的社会角色，其活动受到约束，原有的社会交往在不同程度上受到限制，出现了人际隔离和信息隔离的现象，由此患者便产生了强烈的与社会联系和交往的需要。

一方面患者需要获得医院这一特定环境的大量信息，如医院的规章制度、治疗设备及水平情况，还急于了解疾病的诊断、治疗预后及医药费支付等方面的信息；另一方面，患者希望保持和原有社会环境的接触，了解工作单位及本人事业方面的信息，以及家人、亲朋好友在生活、工作等方面的信息。如不能得到这些信息，便会感到焦虑和茫然。

总之，患者需要得到来自医院、社会、家庭等方面的信息刺激和情感支持，提供这些信息不仅可以消除患者的疑虑，还可以避免抑郁情绪反应的产生。

（五）尊重的需求

一旦成为患者，原有的社会角色随之丧失或减弱。在新的环境中被认识、被尊重的需要变得更加迫切，自尊的需求更强烈、更敏感。在新的环境中他们需要得到别人的关心、体贴与尊重。事实上，当代医患关系中的许多问题往往同患者的这类需要得不到满足有关。尊重的需要若得不到满足，患者就会产生自卑感和无助感，甚至变为不满或愤怒。这样将会直接影响患者对诊治和护理的信心，产生对医护人员的不信任感。

医护人员要时时处处注意尊重患者，主动热情地对待每一位患者，态度亲切、礼貌待人，切忌直呼床号。在进行治疗和护理操作时，做好沟通解释，尊重患者的知情同意权，注意保护患者隐私，充分尊重患者。医护人员要注意自己的医德培养，视患者为亲人，尊重患者的人格，不做伤害患者自尊的事情，使患者获得被尊重的感受，这对疾病的康复具有积极的意义。

（六）和谐环境、适度的活动的需求

患者住院后，生活空间缩小了，一切活动都被限制在"白色"世界里。以往的工作、学习、生活规律和习惯都处于被动状态，难免产生单调、乏味感，进而发展成厌烦情绪。再加之疾病的困扰，更易产生度日如年之感。因此，患者不仅需要宽松和谐的医疗环境、安静舒适的医院生活，同时还需要适当的活动刺激，以调节和改善自己的心境。

医护人员可根据医院的实际情况，提供必要的获得刺激的条件，可以组织和安排有新鲜感的娱乐活动。如下棋、欣赏音乐、收看电视、收看录像、自我保健知识宣传等，以此丰富住院患者的生活，使其以积极的心态接受治疗，促进身心健康。

第三节　患者常见的心理变化和心理问题

一、患者常见的心理变化

一旦进入患者角色，患者就会产生相应的心理变化，在认知过程、情绪和情感过程、意志过程及人格等方面都可能出现一定的改变，从而显现出与健康人不同的心理现象，谓之患者的心理反应变化。护士熟悉这些心理变化，对如何有针对性发现患者存在的心理问题，提供有效心理护理，都具有重要意义

（一）患者认知过程的变化

患者的感知觉、注意、记忆、思维在疾病的影响和干扰下，会发生相应的改变。

1. 感知觉异常　事实上，当确认自己成为患者角色后，患者很快就会将注意力由外部世界转向自身对疾病的体验和感受上，感知觉的指向性、选择性及范围都会发生相应改变，可能产生下列几种变化。

（1）感受性提高：患者对外界环境中正常的声音、光线、温度等刺激特别敏感，容易产生烦躁、紧张等情绪反应；也有患者过分关注自己的躯体感受，对自身的注意力明显增强，感觉异常敏锐，对自身正常的生理现象，如呼吸、血压、心跳、胃肠蠕动及体位等都异常敏感，对自身症状的敏感性也增强，能过度敏感地体会到自身疾病所带来的生理变化。

（2）感受性降低：部分患者对某种感觉的感受性在患病后会降低，如化疗患者在化疗期间味觉异常，对饮食的香味感觉迟钝，常食之无味。

（3）时空知觉异常：有的患者出现时间知觉异常，如不知现在是何时，或感觉时间过得很慢，常有度日如年之感；也有患者空间知觉异常，如躺在床上却感觉床铺在摇晃。

（4）出现错觉或幻觉：患者常感到不适，尤其是在精神紧张、疲惫、惊恐时，极易发生主观幻觉或错觉。如一些截肢后的患者会出现"患肢痛"，感到已不复存在的肢体有蚁行感

和疼痛感。医护人员对这类患者除采取正常的治疗外，还应注意帮助患者提高适应新环境的能力。

2.记忆异常　部分患者患病后会出现不同程度的记忆力减退，某些脑器质性病变、慢性肾衰竭等疾病本身也会影响患者的记忆力，使患者表现出不能准确地回忆病史，不能记住医嘱，甚至对刚做过的事，刚说过的话都难以记起。医护人员可以通过询问患者的一般资料和病情发展，来判断患者记忆障碍的严重程度。

3.思维异常　患者的思维能力在患病时也可能不同程度地会受到损伤，尤其是逻辑思维能力会受到影响，表现为分析判断能力下降，决策时优柔寡断或草率决定，甚至依赖家属或医护人员做出决定，思维结果难免片面、主观、不切实际。有些患者对周围事物特别敏感、胡思乱想，对周围人群缺乏信任，即使是偶然的说笑也会引起患者的误解，认为是在议论自己的病情，导致患者厌烦或愤怒，还有的患者表现为猜疑心理加重，总是担心医护人员出错，如误诊、发错药、打错针等。护士在护理这类患者时，要应用严谨的专业态度，打消患者的疑虑。

（二）患者情绪活动的变化

情绪活动的变化是患者最常见，最突出、最普遍存在的心理变化。患者的情绪活动变化主要表现为心境不佳和情绪不稳定。有的患者对消极情绪刺激的反应强度增加，常因一些微不足道的小事，而变得易激惹，情感十分脆弱，或气愤不已，或悲伤哭泣。有时情绪反常，往往看什么都不顺眼，别人高兴时，自己反而觉得很气愤，经常生气，好发脾气，给周围人常常带来不知所措的疑惑。随着病情加重，病程迁延，患者的异常情绪波动更加明显。这种消极情绪的出现，容易使人误解，造成人际关系的紧张，使人们对他敬而远之，对患者康复十分不利，持续的负性情绪是影响患者康复的重要原因。

也有少数患者会出现情绪反应减弱现象，表现为对多数刺激无动于衷，这意味着患者病情严重或有心理障碍。护士应把握患者情绪变化的特点，适当给予恰当的干预。

（三）患者意志行为的变化

对患者来说，疾病的治疗过程，也是一个以恢复健康为目的的意志活动。在这个过程中，疾病可以激发人的意志，但也会使患者意志力减弱。具体表现：患者角色行为强化，顺从依赖，行动上盲从、被动、缺乏主见，且有时表现出退化和幼稚化的心理行为，期待自己是家人和医护人员关心、呵护的对象；还有的患者缺乏自制力，感情用事。有些患者意志力明显减弱，一遇到困难就退缩、动摇，缺乏治疗的信心和勇气。如何配合医务人员治疗，克服不良心态，实现康复，这是对患者意志力的考验。

由于疾病使人的生活能力、自理能力相对减弱，患者主动性降低，希望得到他人帮助的依赖心理会增强，从而产生依赖心理和依赖行为，这是一种正常的心理反应。但如果患者变得过分依赖，很可能是意志变化的表现，医护人员应予以关注和纠正。

生病后有些患者会呈现出退化行为，如因身体不适而故意呻吟、哭泣甚至喊叫，以吸引旁人的注意和关爱，有些患者只对与自身有关的事感兴趣，对周围其他事，即使是病前很感兴趣的事也不再关心，完全以自我为中心。有研究表明：退化行为是患者重新分配能量以促进其康复的过程，它可为患者保存能力与精力，有利于疾病康复。但当病情好转时，护士应当引导患者逐步恢复正常的社会行为。

（四）患者的人格变化

人格具有稳定性，不会随着时间和环境的变化而改变，但这种稳定性不是绝对的，而是相对的，人格还具有可塑性的一面。有些疾病如难以治愈的慢性疾病、恶性肿瘤、截肢、毁容等对患者的生活影响很大，甚至导致患者的人生观、世界观和价值观等发生相应改变，患者在疾病的影响下，变得独立性减少、依赖性增强，情绪波动明显、极易感情用事。

临床患者因疾病而发生人格的变化有其一定的规律性，例如，肝病患者易发脾气，性格暴躁；传染病患者外向性格可变化为内向性格，由于疾病原因，而不敢与人交往，封闭自我，变得孤独，很少与外界人群接触；重症晚期患者内心压抑较重，表现出性格固执，对医护人员和家人常常表现出不满。还有的患者会变得十分敏感，忧心忡忡，总是用怀疑的眼光去看周围的人和事，这种心态严重影响了自己与家人、医护人员的关系，不利于治疗。

患者患病后的人格变化是以疾病为因素，是多元素作用的结果。有的患者因为受到疾病的打击，对自己恢复和维持健康的能力缺乏信心，对自己的社会生活能力表现得很不自信，常自我否定，产生无助和依赖感。还有些患者因为组织器官结构或功能上的改变或丧失，感到悲哀、抑郁、羞耻、厌恶，导致患者自尊心和自我价值感降低，严重者甚至出现自伤、自杀行为。因此，针对患病这一生理应激源，医护人员也应重视患者的人格特征的改变，从而早期发现患者存在的问题，及时给予帮助和处理。

二、患者常见的心理问题

心情不佳、情绪不稳定、情感脆弱、易激惹、易受消极情绪的暗示和诱导等表现，都是患者普遍存在的心理反应。引起心理应激反应的应激源是疾病，它使患者的健康受到威胁，出现不同程度的心理问题。常见的患者心理问题包括以下几个方面。

（一）焦虑

焦虑是人们过分担心发生威胁自身安全和其他不良后果时产生的一种心态。患者焦虑可分为三类。

1.**期待性焦虑**　面临发生但又不能确定的重大事件时的不安反应。常见于以下几个方面。

（1）尚未明确诊断或初次住院的患者。

（2）不了解自己所患疾病的性质及预后状况的患者。

（3）不熟悉医院情况并期待医护人员尽快给予合理治疗的患者。

2.**分离性焦虑**　患者因住院而被迫与自己的家人、朋友、同事及熟悉的环境分离，暂时离开了维持心理平衡和生活需要的环境和条件，由此产生分离性焦虑，并伴有情绪上的波动。多见于依赖性较强的老人和儿童。

3.阉割性焦虑　是一种当自我完整性被破坏和丧失时所产生的心理反应。常见于即将实行手术切除某些器官或肢体的患者。

另外，引起焦虑的因素很多，主要有以下几点。①疾病因素：对疾病不了解，对疾病的病因、诊断、治疗、预后不明确，或过分担忧。对诊断心存疑虑，对某些特殊检查不了解，因而忧心忡忡。②环境因素：对医院的环境不熟悉、不习惯，面对医护人员有陌生感，心情不佳，尤其是危重患者，极易产生恐惧和焦虑。③社会因素：由于疾病的缘故，增加了家庭的精神负担和经济负担，同时患者也担心自己事业的发展，如晋升、聘干、提职、调资等。

（二）恐惧

恐惧是由自认为对自己有威胁或危险的刺激所引起的紧张情绪，是一种常见的心理反应。恐惧往往与经历有关，恐惧的对象可以是某人、某事、某物。人在恐惧时有害怕、受惊的感觉，有回避、哭泣、颤抖、警惕、易激动等行为，同时伴有血压升高、心悸、呼吸加快、尿急、尿频、厌食等生理反应。恐惧时患者通常将注意力集中在产生恐惧的事物上，临床常见的导致恐惧的原因有以下几个方面。

1.抢救急危重症患者时的紧张场面。

2.特殊检查，如骨髓穿刺、胃镜检查、膀胱镜检查等。

3.器官摘除、放射性治疗、截肢手术、剖腹探查等。

（三）抑郁

抑郁是现实生活中较为常见的以情绪低落为特点的消极情绪反应，是患者的可能丧失和实际丧失引起的闷闷不乐、压抑的消极心态。临床报道约有36%的门诊患者、33%的住院患者有不同程度的抑郁症状。女性的发生率比男性高1倍。一般发生于躯体疾病所引起的功能障碍的患者，有抑郁家族史的患者，应用某种药物、酗酒、面临应激事件及有抑郁人格倾向的患者。长期严重的抑郁对患者是不利的，抑郁一方面影响医生对疾病的诊断和治疗，另一方面也会降低患者的免疫力从而引发新的疾病。临床上患者的抑郁反应主要表现在以下4个方面。

1.情绪抑郁　在抑郁状态下，表现出悲观失望、冷漠、绝望、悲哀、无助、依赖等不良心境。临床上患者的抑郁反应多与丧失及悲哀有关，患病后患者可能失去健康、生活能力、工作能力、隐私、个人的控制感，造成患者的依赖、无助、茫然感，使患者用消极的心态看待周围的一切。

2.自我概念抑郁　伴有抑郁的自我意识产生，表现为自我评价下降、丧失自信心、有自卑感、自责、内疚、自怜、自我无价值感，感觉自己是家人及社会的负担，悲观失望，对治疗及护理态度冷漠，抑郁严重者会出现自杀行为。

3.生理改变　睡眠障碍、食欲的改变、性欲障碍等。

4.社交功能的改变　在行动方面表现为活动水平下降、寡言少语、兴趣减弱、哭泣、沉思、退缩等。

(四)愤怒

愤怒是由于个人在追求目标愿望受限时,出现的一种负性情绪反应。患者可以为一些小事而发火,为生活不能自理而恼怒。这种愤怒来自患者常常认为自己得病是不公平的,是倒霉的事,再加上疾病的痛苦折磨。有时患者自己也说不清为什么发火。这种莫名的怒火可能是潜意识的。引起患者愤怒的原因有以下几个方面。

1. 无法治愈的疾病,或患者期望值过高而无法实现。
2. 家庭关系紧张,经济负担过重,社会对某些疾病存有偏见。
3. 医院环境差,医疗水平低,服务质量差,无法满足患者的就医需求。

(五)依赖

依赖是患者进入患者角色后产生的一种退化或幼稚化的心理和行为模式。患病后的患者,往往非常害怕受到冷落,期待得到家人、朋友、同事的关心与关注,依赖的心态非常浓重。行为变得幼稚、被动、顺从、依赖;生活自理能力明显低下,被动性增强,能胜任的事情也不愿去做;对事物缺乏主见,自信心下降,要求周围的人给予更多的关心并呵护自己。意志坚强的人,患病后也会变得优柔寡断,一向好胜的人也会变得畏畏缩缩。严重的依赖心理对疾病的康复是十分不利的。

(六)孤独

孤独(lonely)是与分离相联系的一种消极心理反应,也称社会隔离。主要是因患者离开了自己所熟悉的生活、工作、学习环境,进入一个全新的、陌生的、特定的医院环境而产生的孤独心理。患者产生孤独感的原因有以下几个方面。

1. 患者住院后各种信息量相对减少或信息中断,与原有环境发生隔离。
2. 对亲人依赖的需要得不到满足,加之周围都是陌生面孔,与人交往机会减少,担心自己处在被遗忘的角落,怕受到歧视,希望得到他人的关心和家人的陪伴。
3. 患者有时也会产生自卑心理,怕成为社会、家庭的负担,感到生活乏味,有度日如年的感觉,尤其是看到不同疾病、不同病情的患者时,更容易产生孤独感。

(七)否认

否认是患者怀疑和否定自己患有疾病的心理状态,是一种潜意识的心理防御,即拒绝接受易引起伤害或心理上无法接受的事实、感情、愿望或需要,具体表现如下。

1. **不承认自己有病** 有些患者在毫无心理准备的情况下,不接受医务人员对自己所患疾病做出的正确诊断,常用自我感觉良好来否认疾病存在的事实。常见于癌症患者和预后较差的患者。

2. **忽视疾病的严重性** 患者对自己所患疾病的严重程度估计不足,有些患者虽能接受医生对疾病所作出的诊断,但在内心中仍存在侥幸心理,误认为医务人员把病情说得过于严重。由于患者对疾病的严重程度认识不到位,存有偏见,因此不能有效地接受医护人员的诊治与护理。

3.家庭社会因素　有的患者怕影响家庭和自己的工作而否认自己有病。

4.个人偏见　有的患者缺乏医学知识和科学态度，对疾病诊断半信半疑，总认为诊断是错误的。

（八）猜疑与怀疑

猜疑是一种消极的自我暗示，由于缺乏根据的猜测，常常影响患者对客观事物的正确判断。一些患者变得特别敏感，主观上不认可自己会得病，对诊疗、护理有猜疑的心理。当听到或者看到别人在谈话时，误认为是谈论自己的病情，感到自己病情在加重。甚至有时曲解别人的好意，怀疑诊断的正确性，怕吃错药、打错针，在治疗中不能遵守医嘱用药，对诊断和治疗心存疑虑，出现不遵医行为。还有的患者因缺乏医学常识和科学态度，加之文化水平低，对疾病胡乱猜疑，甚至存在迷信的认识。这种现象多见于某些慢性患者和多次就诊但一直未有明确诊断的患者。

（九）期待

期待是指对未来美好想象的盼望和追求。人患病后，既要承担机体的病痛，又要承担心理上的压力。因此，在治疗期间能获得良好的治疗和服务是患者最大的期待。

案例回顾

本章我们学习了患者求医行为通常分为3种，该患者为被动求医行为，在求医过程中患者有义务及时就医、寻求有效的医疗帮助、配合诊治护理工作。影响患者的遵医行为因素有几种，详见本章有关内容。患者出现了角色行为缺如。护士在不同疾病和年龄段的患者护理过程中应充分考虑到患者身体和心理的感受，全面了解不同的患者在心理上的差异，针对其特点采取应对调节措施，通过自己的言行有意识地影响患者的心理状态，减轻或消除患者的不良情绪反应和异常行为，有利身体康复，维护和增进心理健康。

第六章 护士心理

章前引言

护理心理学（nursing psychology）是护理学与心理学相结合而形成的一门应用科学。它既是医学心理学中的一个分支，又是护理学的重要组成部分。世界卫生组织（WHO）"21世纪人人享有卫生保健"的全球性策略目标，对护士职业的发展提出了更高标准和更新要求。不同的护理情境、不同的护理对象对护理人员都会有不同的影响和要求，护士必须承担多重职业角色，且具备良好的职业心理素质和高尚的品质。因此，本章的主要内容为帮助护士充分认识到护理工作的价值，并对护士的角色精准定位，对职业心理素质有更深入理解，有意识地提高、管理自己的职业心理素质，为患者提供更高质量的护理服务。

学习目标

1. 识记护士角色的种类、护士角色应具备的品质和技能。
2. 了解护士角色影响因素。
3. 识记护士职业心理素质教育。
4. 了解护士职业心理素质管理。
5. 了解护士工作中常见的心理问题。
6. 掌握护士工作中常见心理调适方法。

思政目标

培养良好的护士心理职业素养，帮助护士理解护士执业、减轻压力，实现从学生到护士的角色转换，树立坚定的职业观、道德观，以积极乐观、愉快稳定的情绪投入护理工作中，培养职业兴趣，提高护理工作质量，为患者提供优质的护理，尽早成为一名合格的护理工作者。

案例导入

最美的逆行者

2020年的春节注定不平凡，一场突如其来的疫情打乱了人们的脚步，牵动着每一个中国人的心。这是一段特别的生命体验，它打破了我们的生活秩序。原本热闹的城市变得冷寂，街道空空，只有寒风打着旋儿掠过。每天手机上、电视上不断出现的一组组数字令人胆战心惊。疫情肆虐下，一切犹如科幻片中的灾难场景，曾经以为遥不可及的危机，如今近在咫尺！

疫情之下，涌现出许多高尚的灵魂，让我们感动。他们以身报国，逆向而行，力挽狂澜，将人类的伟大展示得一览无遗。他们就是最美的逆行者！小王就是这数以千计的最美逆行者之一。

在隔离病房，她们实行小组制，4小时工作制，整组人员共同行动，组长负责。也许有人会说："原来只工作4个小时呀，好像也不是很累呀。"

但所谓4小时工作是指在隔离病房内的工作时间，她需要提前一个半小时出发，按照规定线路进入病区，更换工作服、戴N95口罩、戴圆帽、穿防护服、戴防护面屏、戴手套。一套流程下来需20～30分钟。所有的工作，在厚厚的防护服下异常艰难，不能喝水、吃东西，不能上厕所，戴上厚厚的N95口罩永远感觉呼吸困难，护目镜下，雾气让她变得视物模糊。开关门还要注意不能被刮到防护服。收拾垃圾时，避免直接面对气溶胶，做好她可以做的一切预防。

无论是面对高强度的工作压力，亦或是面对患者，她始终以积极乐观的心态、良好的工作态度，引导大家直面问题、攻坚克难。每日她除了完成当班治疗，指脉氧监测、发药、注射等，还要指导患者俯卧位通气、带领轻症患者活动等。疫情期间她从未退缩，始终以高标准、严要求地完成每一项工作。

"回想在红区与新冠病毒对抗的一个多月，更多的不是恐惧，而是对护理这份职业的认同，对国泰民安的期盼。"我能想象，小王说这句话时的样子，是那么骄傲及自豪！

思考题
1. 小王具有哪些高尚的职业心理素质？
2. 作为一名护士，应如何培养良好的心理素质？

第一节 护士角色

一、护士角色的种类

（一）护士角色的概述

1. **角色** 每个人在社会都有着不同的角色，角色是指一定社会身份所要求的一般行为方式及其内在的态度和价值观基础。科学的角色定义包含3种社会心理学要素：角色是一套社会行为模式；角色是由人的社会地位和身份所决定，而非自定的；角色符合社会期望（社会规范、责任、义务等）。因此，对于任何一种角色行为，只要符合上述3点特征，都可以被认为是角色。

2. **角色行为** 角色行为是一种特定行为，因担任某种角色而感到满足（如医生、护士、父亲、母亲等），因人在角色承担表现的言行均受到角色的制约，以及角色之间相互关系的制约。人的不同社会角色对行为均提出不同的要求，只要人意识到自身的角色使命，就会自觉地按所规定的行为模式去做。

角色行为受自我意识影响，自我意识的产生与形成都是以自身与周围的客观事物相分化为标志的。即人在逐渐地从周围事物中分出自己的过程中，产生与形成了对自己的心理活动、个性素质特征的认识。

3. **护士角色** 护士是指经执业注册取得护士执业证书，依照护士条例的规定从事护理活动，履行保护生命、减轻痛苦、增进健康职责的卫生技术人员。护士角色是指社会所期望的适用于护士的行为模式。如果护士的行为符合人们期望的行为模式，同时履行了其应有的权利和义务，就进入了护士角色。在医疗活动中，护士角色同医生角色一样，是一支重要的医疗卫生技术队伍。

（二）护士角色的种类

护士在护患关系中承担多种角色，有直接提供照顾的，亦有间接引导患者的。在工作中，护士承担的角色主要有以下几类。

1.护理者　即应用自己的专业知识和技能满足服务对象在患病过程中的生理、心理、社会文化、感情精神等方面的需要，并帮助服务对象最大程度地保持及恢复健康，预防疾病、减轻病痛、控制感染、减少服务对象对疾病的各种压力反应等。

2.教育者　社会的进步和人们文化素质的提高使人们对自身健康的关注形式也发生了变化。医疗卫生工作已不再是仅仅重视治疗，而是包括预防疾病；人们迫切需要了解关于促进健康和维持健康的知识以及疾病治疗、预后的知识，所以护士还有一项突出的任务，就是包括对患者在内的全民进行健康教育。

3.管理者　管理角色不单指病区的护士长，而是指每一个护士。护士在单独值班时要管理病区的所有患者，还应对病区的环境等进行管理。所以，护士还承担着管理者的角色。

4.协调者　护士需与护理对象、家庭和其他健康专业人员需要紧密合作，相互配合和支持，更好地满足护理对象的需要。

5.保护者　患者住院期间，护士有责任成为患者的保护者，应做对患者有益的事情，保证患者的要求得到满足和权利得到实现。

6.计划者　护理程序本身就是一连串经过计划的步骤与措施，以有效地满足患者的需要，解决患者的健康问题。在这一系列的计划过程中，护士必须应用自己扎实的专业知识及敏锐的观察与判断能力，为服务对象做出符合需要及特征的整体性的护理计划。

7.示范者　护士应在预防保健，促进健康生活方式等方面起示范作用。如不吸烟、讲究卫生、加强体育锻炼等。

8.科学研究者　在护理工作中，护士不仅承担日常护理工作，还要在工作中研究新的技术方法，解决复杂的临床问题，以及在护理教育、护理管理等领域中遇到的有关问题，完善护理理论，推动护理专业的发展，促进整体护理的进步。

9.改革者和创业者　护理应适应社会发展的需要，不断改革护理的服务方式，扩大护理工作范围和职责，推动护理事业的发展。

10.权威者　在护理领域中，护士有丰富的专业知识及技能，能自主地实施各种护理功能，在护理领域最具有权威性。

（三）护士角色的未来形象

随着社会进步趋势，护士角色的未来形象，将会以更理想的模式展现在世人面前，这也将会是未来每个护士引以为豪的人生境界及奋斗目标。主要体现在以下方面。

1.崇尚奉献　未来的护士职业，宜优选文化素质较高、富有爱心、乐于奉献、具有良好人格特质的个体。优化的知识结构极大地开拓了护士的视野，促使护理学科从"理解掌握专业理论、熟练运用专业技术"等扩展到"探索学科发展前沿、研制推广先进技术"的高境界，从理论研究到技术创新硕果累累，不断取得突破性进展，在维护人类身心健康的广泛领域中施展才华。

2.专家或学者　指护士具有较渊博的人文学科知识和必备的专业基础理论，能独立地开展专业的理论、实验研究，能独立解决学科发展的重要课题。未来护士既能主动适应医学模式转变，积极变革旧式护理体制，勇于创建护理学科新理论；又紧随现代医学快节奏，准确掌握生命救护新技术，具体为以下3点要求：①懂得医学科学的最新成就；②掌握高层次的科学知识；③具有较宽知识结构和熟练的操作技术。

3.高水平技术能手　指护士须以高层次专业教育为基础，能对一切运用于人体的操作技术，既熟练掌握又知晓原理，必要时能给予患者合理、科学的解释。高等护理教育改变了既往突出"技能型职业培训"的传统教育模式，健全了从本科到博士的多层次系列化护理教育，护士的整体知识素质显著提高。护士从单一的专业技能型人才，发展成复合的专业知识型人才。

4.社会保健的管理型人才　护士的足迹遍布医院、家庭、社区，承担大量健康保健，能向不同层次、需求的人们提供因人而异、实用有效的身心保健知识，让健康科普知识、技能、理念惠及所有人群，不断加强人们的健康获得感。

5.默契合作的医疗伙伴　医疗、护理是两个不同的学科，有着各自独立的体系。在工作中，护士与医生互为助手，面对共同的工作对象时，在治疗疾病整个过程中发挥同等重要作用，两者缺一不可，能体现"你中有我，我中有你"的默契合作。

6.应用型心理学者和人际关系艺术者　在未来工作中，护士需参与各类心理健康问题的研究，能对不同年龄、职业、社会文化氛围的人群实施心理干预，尤其侧重患者、老年人、儿童的心理卫生保健；能将相关心理学理论运用于临床护理实践。同时护士具有较高社会职能，能在频繁、复杂的人际交往中，较好掌握并灵活应用人际沟通技巧，主导护患关系，会协调患者与他人的人际氛围。

二、护士角色的影响因素

（一）护士的人格因素

有时，护士会不可避免地带着自己的人格色彩进入护理工作，人格差异会使他们处事、对待患者的态度方法不同，甚至会影响正常的护理工作。一般地说，护士个体对角色行为的自我认知较恰当（无盲目的自负或自卑），就会对其角色人格发展产生积极反馈效应，激励其按照职业角色的要求，自觉、扬长避短地调控其职业行为模式，并使之不断地趋于完善。与此同时，个体也会进一步确立其良好职业态度和职业价值观，能在专业实践中较多地获得"自我实现"的满足感，由此进入其职业角色人格的良性循环。当护士个体对其角色行为的自我认知不当时，则会对其职业角色人格产生消极影响。如某位护士，总以消极态度对待其角色的不适应性行为，自身也缺乏职业角色行为自我调控的主观能动性，极易导致其职业角色人格发展的积极性受挫。当其出现与职业角色的不协调行为时，则将难以按照其职业角色目标去发展。

（二）护士的个人工作经历

护士的职业经历对其角色适应也会产生影响。一般情况下，刚参加工作的护士，由于刚跨出校门，期望值较高，有较强的成就感，但由于工作经验不足，缺乏应对能力，一旦遭受挫折后，易出现强烈的应激反应，影响护士角色。相反，一个有较多工作经历、经验丰富的护士面对挫折则会显得从容不迫、应对自如。

（三）护士的职业教育

护士的职业教育是一种培养护理专业人才的特色教育。职业教育的灵魂，是职业态度的教育；而职业态度的教育，则是护士角色形成和发展的核心。具有积极的职业态度，护士才能在职业角色的发展中，充分发挥自身的主观能动性。若职业教育不良，则会影响护士职业角色的发展。

（四）社会文化因素

主要表现为护士角色人格的社会期望值与护士的个体目标之间的距离，最常见的是社会低期望值与职业高发展目标。社会低期望值指社会上有人受传统习俗、社会偏见等影响对护士职业的现代社会职能作较低评价。职业高发展目标指当今护士，尤其是接受高等教育的护士对其所从事职业未来发展的充分认可。若两者相距甚远，则可能对护士角色人格的形成和发展有不利影响。如至今社会上仍有一部分人以传统观念看待护士职业，以为护士工作只是"很简单地打针、发药"。而护士个体却深刻地了解所从事职业随时代发展其社会职能日益提高，对职业发展的目标有其理想和憧憬，更渴望社会公众的广泛认同，十分反感他人对护士职业的误解或低估。来自社会低期望值的各种议论，会使一些护士产生困惑和动摇，以致影响其职业角色人格发展。

三、护士角色应具备的品质和技能

受职业角色环境影响，护士在工作中会逐渐形成适应护理职业的比较稳定的综合品质。一名优秀的护士，除了要具备高尚的医德、扎实的医学专业理论、精湛的护理技术外，还需要具备良好的品质和职业技能，兹列出如下十条。

1. 高尚的道德和真挚的同理心　护士职业道德的核心是"利他"和"助人"。具有高尚品德的护士，会自觉自愿、竭尽全力地去为患者解除痛苦。而且在职业道德的支配下，能够设身处地地为患者着想，以患者的忧而忧，以患者的乐而乐，产生真挚的同理心。

2. 敏锐的观察力　护士敏锐的观察力对从患者身上获取直观资料、判断患者的需要、帮医生诊断病情、评价治疗和护理效果、以及预计可能发生的问题等都具有非常重要的意义。拥有敏锐的观察力，不仅可以从患者呼吸、脉搏、体温、皮肤颜色、口唇干燥或湿润等情况获取患者的信息，而且对患者的面部表情、行为举止、哭泣声、叹息声、呻吟声、咳嗽声等都有敏锐的觉察，能预判到患者的疾苦和需要。

3.准确的记忆力　准确的记忆力包括记忆的敏捷性、持久性、准确性和准备性等。诚然，护士对这四种记忆品质都是应当加强培养的，但按职业性质的要求而言，记忆的准确性尤为重要。护理工作内容繁多而复杂，接触范围极为广泛，每位患者又有不同的治疗方案和需要。在护理工作中人们通常采用听觉和视觉为主的综合识记方法。通过自查与互查巩固记忆，采用科学快速记忆法，方能获得理想的效果。

4.独立的思维能力　护理工作的对象是各不相同的患者，每个患者的疾病又时刻处于动态的变化之中，虽然医嘱是医生思维的结果，一般来说是合乎客观规律的，应当坚决执行。但是护士如果像机器人那样执行医嘱，缺乏思维的独立性，也同样会在盲目执行中出现差错或事故。再者，人的思维都有局限性，缺乏临床经验的医生更如此。所以，有独立思维品质的护士并不把医生的医嘱当成金科玉律，尤其当前所推行的责任制护理，要求充分发挥护理独立功能，要求对每个患者作出准确的护理诊断，拟订全面的护理计划。所以，更要求护士具备思维的独立性。临床上那些经常给医疗、护理上"堵漏洞"的好护士，都是具有独立思维品质的人。

5.良好的注意力　护士工作千头万绪，患者的病情又变化多端，所以这项工作要求护士应当具备注意力的全部优秀品质。包括注意力的稳定性、广阔性、集中性以及合理的分配能力。只有这样，护士才能沉着稳重地从事护理工作；才能将患者的情况整体了解掌握，做到心中有数；才能聚精会神做某项护理工作，而不致被其他信息干扰而分心；才能争取时间，提高工作效率，做好"整体"的护理。

6.积极而又稳定的情绪　积极的情绪、和善可敬的表情和举止，都会通过面部表情、语气、语速传递给患者及其家属，能唤起患者对生活的热爱，改变其不良心境，增强其康复的信心和决心。反之，护士消沉、焦虑、烦躁的情绪会影响患者心境，增加其心理负担而不能配合治疗，甚至导致病情恶化。护士积极而又稳定的情绪能有效地解除患者的痛苦，因此，充分应用表情动作、体态姿势、言语声调去感染患者，变消极情绪为积极情绪，助其更好地战胜疾病。

7.良好的性格　性格是一个人对现实的稳定的态度，以及与这种态度相应的，习惯化了的行为方式中表现出来的人格特征，性格一经形成便比较稳定。良好的性格能帮助护士更全面完善地看待处理问题，做事有条不紊，带给患者一个乐观的环境。

8.恰当的表达　护士的语言除具有一般语言沟通人与人之间关系的属性外，还是获得工作伙伴和服务对象信任与合作的有效手段。随着护患交流增多，护士的行为、语言越来越在护理实践中发挥出重要作用。只会单纯地、机械地执行医嘱的护士已经被当今护理学的发展遗弃。

语言既可以治病，也可致病。恰当的表达可以促进人际交往和保持良好的心理状态，增强患者对护士的信赖，从而主动配合护理和治疗，更有利于患者康复。护士在运用言语表达时应注意语音清晰、语意明确、语气缓和、语调适中，避免使用专业术语并遵守言语规范，称呼要有礼，注意把握分寸，避免使用不当、不雅及刺激性语言。例如，一个病房输液的患者很多，又遇上抢救患者，护士忙不过来，输液晚了些。这时假如有个护士说："急什么？没见我们忙不过来吗？"这样的话表现既很不耐烦，又像责怪他们，接下来就可能引发一翻争吵。同样的情况，如果护士回答："请您稍等，我们正在抢救一位年轻的姑娘，随后就去给您治疗。"听了这些话，家属就会耐心等待的。

9. 娴熟的技术　娴熟的技术，是做好护理工作，满足患者需要的重要条件。基础护理学所教的护理技术，都是护士应该掌握的基本功，是护士技能的重要组成部分，是使患者化险为夷的重要保证。对娴熟的护理操作技术要求是：一要稳，即动作轻柔、协调、灵巧、稳妥、有条有理，这不仅使人获得安全感，而且给人以美的感受；二要准，即动作严格按照护理常规办事，操作起来准确无误，恰到好处；三要快，即动作熟练、手疾眼快、干净利落，用较少的时间高质量地完成操作任务；四要好，即质量高、效果好、患者满意、自己也满意。

10. 良好的人际关系　人际关系是人与人之间在活动过程中直接的心理上的关系或心理上的距离。人在社会中不是孤立的，人的存在是各种关系发生作用的结果，人正是通过和别人发生作用而发展自己，实现自己的价值。护士与患者、护士与家属、护士与医生，这些复杂的多角联系，显示了护士人际关系的重要性。良好的人际关系，和谐的气氛是做好护理工作的重要条件，有助于医疗护理计划的顺利执行；能帮助护士更深入地了解患者情况，为患者健康的恢复及维持创造有利的条件。

第二节　护士心理素质的教育与管理

一、护士职业心理素质教育

护士职业心理素质是指护士职业群体在从事护理工作时，共同形成的相似的角色适应性行为的心理特征的总和。护士职业心理素质是做好护理工作的心理基础。优秀护士除了要具备高尚的品德、扎实的护理专业知识、精湛的护理技术外，必须具备良好的职业心理素质。良好的职业心理素质是整体护理模式的需要，是保证良好护患关系的基础，是各项护理工作圆满完成的基石，是护士个体人格的发展、完善的根本动力。良好的职业心理素质应具备正确的角色认知、忠于职守与爱心、责任感与同情心、敏锐的观察力、准确的记忆力、思维的独立性、优良的注意品质、良好的沟通能力、熟练的操作能力、情绪调节与自控、自我和环境适应、适宜的性格。良好的职业心理素质并非与生俱来，而是在后天的教育、生活、工作实践过程中慢慢教育培养而来的。护士心理素质教育方法如下。

（一）树立职业理想，培养职业兴趣

献身护理事业的崇高理想是从事护理工作的原动力。只有在充分理解护理工作的价值和意义的前提下，才会体会到这一神圣的工作带给自己的光荣和自豪感。为了更好地守护患者的生命和健康，护士应主动自觉地加强职业心理素质的培养，以满足护理专业的需求；应真正地爱护、关心和尊重患者，不断探索护理的新知识和新技能，把解除患者的痛苦视为己任，愉快积极地投身日常护理工作，积极主动地发现问题、解决问题，力求将工作做精、做好，并从中获得自我实现的满足感。

（二）丰富教育途径，优化培养效果

1. **岗前培训** 新护士上岗前，应进行一些有针对性的模拟化训练，减少他们心理上的紧张、恐惧感，使他们尽快适应工作。

2. **针对性教育** 职业教育也需实施"因材施教"，酌情为护士个体实施针对性较强的职业行为培训，促使每个护士都能较顺利地形成稳固的符合护士职业的个性。如某护士情绪稳定性较差，一遇突发事件即极度紧张、手足无措。对其实施"针对性教育"，就是针对其情绪稳定性差的特点，帮助其逐步掌握适合自己的紧张放松技巧，能在高度紧张的应激情境中能够运用放松技巧进行情绪的自我调控。

3. **分层教育** 指护士职业心理素质的优化，根据受教育者的年龄特点、职业培养目标，采取分层教育的方式。我国护理教育的对象，从以往单一层次的中专人才扩展到现今多层次人才，受教育者的年龄跨度从15～18岁增至15～40岁及以上。以往护士都以中专生为主，她们年龄小，价值观容易受他人影响，需要更多的正面教育，而对于本科生的教育而言，因其具有心理发展较成熟、知识面较宽、成就动机较强、有独立见解等特点，宜更多采取"激励"的方式，激发拓展我国护理事业的使命感，更有利其确立职业的核心价值观。

4. **可操作性的模拟教育** 可组织救援现场模拟培训，使护士逐步熟练掌握急救技术，熟悉处理流程，在模拟真实情境下体验救援现场的紧迫感、紧张感等，通过强化练习可帮助护士熟练应对相关救援工作，在处理真实救援工作时能做到得心应手，减少心理应激。除此以外，也可用于职业仪表的强化训练、言谈举止的规范化训练、情绪调控的技巧训练和模拟社会情境的适应性训练。

（三）拓展相关知识

护士除了要学好护理学专业知识外，还应学习心理学、医学心理学、社会学、医学伦理学、医学道德修养和美学等有关知识，扩大知识面，拓展视野，尤其要注重对护理心理学的深入学习。只有对人的生理、心理及社会各层面的知识有了全面的掌握后，才能更好地理解和预见患者的身心反应，从而为其提供高效的整体护理，促进其身心康复。另外，社会人文知识的学习对护士职业心理素质培养起到积极的指导和深化作用，同时强化护士心理健康意识，为其

正确对待工作压力、了解自我心理、学习自我调适技术与方法，提供必要的知识储备。

（四）加强实践，提高职业心理能力

理论和实践相结合，是培养护士职业心理素质的根本方法。尽早、经常进临床，已成为我国护士人才培养的普遍做法，除全面提高学生的专业能力、增进其职业情感，也为其确立职业核心价值观提供了很好的平台。步入职业实践领域后，感同身受患者的病痛缠绕和身心需求，耳濡目染那些整日奔波、疲惫不堪却依然面带微笑且热忱服务的一线护士，其职业价值观也可随之净化、升华。职业榜样的言传身教，是对学生确立其核心价值的潜移默化。众多临床护士以真诚关爱促进患者身心健康的良好职业形象，如同映照学生未来职业发展的一面镜子，激励着他们追求其理想职业目标。

在护理实践中要有意识地培养心理素质，即把实践视为培养心理素质的好机会和好场所。在理论知识和临床经验的基础上，为患者实施整体护理的过程中，护士的职业心理素质如观察、思维、记忆等认知能力，情绪的调控能力，意志力及个性等都会得到了很好的培养锻炼，并通过实践得以反馈，不断提高护士的职业能力。在临床实践锻炼的过程中，要经常审视自我，不断进行自我评价，如纵向比较（即与自己过去比较，以了解自己的进步程度）、横向比较（即同行比较，学人之长，避人之短）。除此之外，还应与患者及其家属的期望值进行比较，通过有意识的比较，巩固成绩，克服不足。当然，在临床上的各项规章制度都是为了保证患者的安全和提高护理工作的质量而制定的，作为护士还应力争把它内化成自己习惯的行为，自觉而又严格地遵守制度。这本身也正是对职业心理素质的培养。

（五）教授心理调适技能，提高护士心理弹性

长期的超负荷工作状态、与形形色色的患者及家属接触、高度紧张紧急的工作环境、"翻班"的工作性质是对护士心理健康的一种考验。心理健康讲座、报纸、网络、咨询门诊，团体心理干预、个体心理辅导等多层次、多形式教育学习方式，使护士从中学会应对挫折的各种策略及心理调适技能有效地提高护士心理弹性。如调整不良认知，积累积极情绪、通过五感安抚情绪、通过肌肉渐进性放松练习缓解焦虑，建立良好的人际关系，从中获得心理支持等。此外，还可设置专门场所，供护士宣泄心理压力，维护心理健康，提高心理适应能力。

二、护士职业心理素质管理

护士的良好职业心理素质，加上科学化职业管理，是促进现代护理学科发展、提高护士人才整体水平的"最佳组合"。高水平的职业管理，可充分调动护士的主观能动性，促成职业心理素质及职业效益的良性循环。

作为管理者要尽量提供良好的工作环境，根据各个科室工作量和工作强度，合理安排各个科室的护理人员配置，合理排班，提升护士的自我价值感，人性化管理护士，减轻其心理压力，以提高护士的心理健康水平。

管理者应善于发现每位护士的长处，激发并充分调动其内在积极性，激发工作热情。可营造医院内休闲及健身环境，如视听教室、健身房、瑜伽房等，让护士在紧张工作之余，能够有机会放松。以更好的状态投入到工作中。管理者也可以运用心理测量等科学方法，全面、动态地了解护士所属的职业心理素质概貌。对发生心理失衡、职业心理偏差的护士，安排专业咨询师与他们沟通，帮助他们调整，使其心理健康。

此外，优化职业心理素质的自我管理，也是非常重要的。自我管理起始于个体接受职业教育之初，贯穿于个体的职业生涯全程，既要夯实基础，还需不断加固。自我管理策略更强调可操作性，主要涉及以下几个方面。

（一）珍视人生机缘

职业心理素质自我管理的首选策略，就是珍视自身与职业的缘分。个体在其就业的必经之路上与某个职业的结合，不妨将其解读为一种人生机缘。珍视且擅长把握其机缘者，便可倾情投入其中，才能静心思考、拓展其职业发展空间从而赢得社会的充分认可和普遍尊重。而成功秘诀就是脚踏实地地从职业的点滴做起，无怨无悔，倾情奉献。反之，排斥、自怨自艾只会是人生路上的绊脚石。

（二）自我评估

自我评估是自我管理的第一步，为恰如其分地制定最适合自己的自我管理目标提供依据。其中包括个人对自己性格、能力、兴趣的了解，个人与别人和环境的关系，个人对处理事件的经验，以及对生活目标的认识与评价等。个体需深入、全面评价自己的职业心理素质、状况，结合自身已具备或有欠缺的具体环节，把握教育或管理机构所提供资源。可通过5个问题完成自我评估：①我是谁？②我想干什么？③我能干什么？④环境支持或允许我干什么？⑤自己最终的职业目标是什么？最后，将自我职业生涯计划列出来，建立形成个人发展计划，通过系统的学习、培训，实现理想目标并根据个人需要和现实变化，不断调整职业发展目标与计划。

（三）设定目标

给自己设定成长目标。因为没有规划和人生目标，难免会在生活中迷失方向，犹如闯入一团云雾，寻不到方向。一艘船在海上航行，前往彼岸，除了指引的灯塔，不可或缺的就是罗盘，成长目标就好像航船和罗盘的关系。没有设定职业目标的个体，在其精神面貌、拼搏精神、承受能力、个人心态、人际关系、生活态度等方面均可呈现显著的差别。初始即设定职业发展目标者，通常会有明确的学习动机和积极的学习行为，随其年资增长和学业积累，对职业的理解和情感日渐加深，可为其日后职业人生奠定良好的基础；而未设定职业发展目标甚至在整个职业学习过程中缺乏学习专业的原动力，敷衍或厌倦的学习行为最终可致其学无所成。个体可根据其自我评价结果，各自的优劣势，设置切实可行的职业心理自我管理目标。根据自我管理的侧重点不同，确定总体目标，再把目标分至长期、中期和短期等不同阶段。

（四）方案制订

目标的实现，还需要为自己量身定做相应的方案。针对自身职业心理素质薄弱环节所制定的自我管理方案，有望帮助个体尽可能接近其预期的目标。如某护士个体的人际沟通能力、情绪调节能力较为薄弱与职业要求存在较大差距，就需要根据薄弱环节制订改进方案，进行学习及练习。

（五）自我实施

实施是护士职业心理素质自我管理过程的最关键环节，自我管理的实施内容很多且贯穿整个职业生涯，包括护士个体主动适应职业角色、营造良好职业氛围、注重自身潜能开发、参与各种有益其职业心理素质的活动等。

（六）效果评价

经过一段职业心理素质自我管理的实践，成效如何？方案得当与否？感受体验如何？下一步如何计划行动？一系列问题均需通过效果评价就成功经验、存在问题加以小结，以达成自我管理的显著绩效。优化护士职业心理素质的自我管理，是有机展开、不断修改、动态管理的循环过程，个体通过不断反思，经常分析自我管理存在的问题，制订并酌情调整或修正方案。从实际效果出发，才能确保其在自我管理中逐步成长。

（七）信守职业承诺

职业承诺指的是一个人与其所从事的职业之间的一种心理联系，即由于个人对职业的认同和情感依赖、对职业的投入和对社会规范的内化而导致的不愿变更职业的程度，是员工对职业态度的一个变量，是个人承受某种职业责任的允诺，是个人内心与自己所从事职业签署的"心理合同"。有研究显示职业承诺与离职倾向呈显著负相关。主动承诺职业者，遵守职业规范的意识更强，对职业的投入更多，与职业的情感联结更深，也更珍惜所司职业。

护士个体了解自身对职业的期待、信守其对职的承诺，一方面有利其减轻职业压力的负面影响，改善其职业态度，促进其职业心理素质的提高；另一方面可助其感受因职业作为满足他人需求、赢得他人尊重等体现个体社会价值的积极体验。无论从事什么职业，最终成为职业精英、骨干的个体，大多是相对于他人对职业有更多承诺、付出的个体。

（八）勇于分享，共同成长

指护士个体通过与更多同行互通、交流各自的职业感知、体验等方式，获得职业心理素质自我管理的新理念、新思路等。如当护士处于心理危机陷入职业困惑无法应对时，运用巴林特小组活动的形式，主动地把自己的困扰暴露给同行，并能以灵活、开放的心态接受同行的分析和建议，其困惑便有望很快化解。除此之外，还可以帮助护士更好的理解患者，拓展护理的新思路的同时缓解其负性情绪，帮助其化解心理危机，减轻职业压力。

（九）强化支持系统

心理学上的支持系统通常是指个人的"社会支持系统"，即个人在自己的社会关系网络中所能获得的、来自他人的物质和精神上的帮助和支援。护士可以通过强化支持系统从而促进其职业生涯的发展，使之职业心理素质自我管理的效益更高。支持系统包括亲人、朋友、同学、同事、邻里、老师、上下级、合作伙伴的支持鼓励，服务对象及其亲属的认可与接纳，社会的褒奖以及专业咨询机构的指导，每一种系统都承担着不同功能：亲人提供的是物质和精神上的帮助，朋友较多承担着情感支持，而同事及合作伙伴则与我们进行业务交流。一个完善的、全面的支持系统可以使个体在遇到困难时总能获得及时而又有力的帮助。比如，当某个体对其职业发展感到彷徨、踟蹰时，若能主动向那些职业发展持明确方向、坚定态度的同行寻求帮助，易获得"悦纳职业"等积极引导，对其职业心理素质的自我管理有益；反之，则可能被"抱怨职业"所误导，阻碍其职业心理素质的自我管理。

三、护士工作中常见的心理问题及心理调适

护士的心理健康直接影响患者的康复。维护护士的心理健康状况，掌握护士心理健康的干预措施，对促进护士身心健康，对护理工作质量的提高有着重要的指导意义。

（一）护士工作中常见的心理问题

随着人类社会发展进步，医学模式和健康观念的转变，要求当代护士在具备护理专业知识和技能的同时，必须具有健全的人格、健康的心理。然而，美国和日本等国的学者通过对医护人员的心理健康状况调查研究提出了身心衰竭综合征的概念，提出因心理能量的长期奉献，给别人的过程中被索取过多而产生的以极度身心疲惫和感情枯竭为主的综合征，表现为自卑、厌恶工作、失去同情心等。我国也有调查显示：职业性应激可导致部分医护人员的身心健康失衡，直接影响护理工作质量，甚至影响患者的安全。显然，这与全新护理模式的要求是格格不入的，护士在工作中常见的问题包括以下几类。

1.**抑郁自卑心理** 护理工作的辛苦、责任重大、收入不高、地位低、晋升机会相对少、发展前途暗淡会让护士产生抑郁自卑心理，护士往往表现为情绪低落、郁郁寡欢，感到自身没有价值、没有能力、对不起家人，觉得自己无法胜任工作、对工作没有兴趣。

2.**恐惧、焦虑心理** 近年来，突发公共卫生事件增多，各种有毒、有害、有传染危险的职业暴露风险远大于一般人，比如新冠、艾滋病、梅毒等各种尚缺乏有效控制手段的烈性传染病的传播对护士心身带来巨大的挑战，增加了护士在工作中的恐惧程度。长期的倒班工作，生物钟紊乱、经常处在慢性睡眠剥夺状态，极易引起免疫力下降并引发焦虑情绪。表现为烦躁、心神不宁、注意力不集中等，对患者或他人缺乏耐心，甚至发生冲突。焦虑心理会导致工作效率降低、工作失误增加、人际关系恶化等。

3.**疲乏心理** 有些学者将其描述为，对遭受疾痛的人提供关怀照顾后自然出现的、可预计的、可治疗的、可预防的，但并非自我想要的结果，源于长时间对患者付出同情心和能量，同时却没有看到患者改善病情，而产生的一种情感。主要症状包括：①工作相关症状：对患者及其家属共情能力下降，经常性请假，工作中缺乏快乐等；②躯体症状：疲乏、头痛、腹泻、便

秘、胃部不适、肌肉酸痛、胸痛、心悸、心动过速、睡眠障碍（难以入睡、失眠、嗜睡）等；③心理症状：情绪波动，坐立不安，易怒，对事物过分敏感，焦虑或抑郁，愤怒和怨恨，精神不能集中，记忆力下降，强迫行为等。

4.强迫心理　护理工作的性质决定了在工作时必须高度认真、谨慎，容不得一丝的差错。比如临床上我们常说的三查八对一注意，这种长期的、反复的检查，久而久之也形成了习惯，总担心上班做错事，总怕出事，造成一些护士会自然地产生强迫心理。

5.工作倦怠　又称职业耗竭，最早由美国临床心理学家弗罗伊登贝格尔（Freudenberger）在1974年研究心理应激时提出的，指对工作中心理、情感和人际关系压力源的持续应激状态。是个人在工作环境中产生的情绪反应，体现为情感耗竭、去人格化和个人成就感下降。其中，情感耗竭是指个体在工作中表现出身心俱疲、丧失工作积极性的征象，被认为是工作倦怠的核心，是工作压力导致的工作行为和态度改变的结果，往往出现于工作倦怠的第一步；去人格化是个体对服务对象麻木不仁和缺少同情心的态度，是工作倦怠的外在表象，其产生受个人因素、环境因素的共同影响；个人成就感下降是个体对自身工作能力认可度不足，并伴有工作能力和成就感的降低。国内学者李超平和时勘指出，情感耗竭指个体因不能有效地应对工作上连续不断的各种压力，而产生的一种长期性反应。

6.心身疾病　以上这些心理问题长期的、持久的作用于个体，可能会导致护士的身心疾病。研究显示：工作应激与某些心身疾病关系密切，护士群体的后背痛、膝盖痛、肩膀痛等发生率均较高，且与心理社会学因素具有密切相关性。

（二）护士心理调适

护士在日常工作中会遭遇到各种压力，受到各种挫折，对身心健康造成不同程度的伤害，导致健康水平下降甚至出现身心障碍。及时进行心理健康维护和促进不但有助于消除身心障碍，恢复健康，还能拓展心理潜能，提高心理承受能力，促进个体心理发展更为成熟，因此加强护士心理健康维护已是当务之急。

1.社会正性导向　社会正性导向如新闻媒体报道、影视作品等，对社会大众对卫生行业形象和医护人员职业形象的认知、卫生知识普及和健康意识促进等有着重要影响。卫生行政部门和医疗机构应战略性地开展公共关系策划和相关活动，广泛运用传统媒体、新媒体等平台，一方面，积极地开展正性宣传与引导，帮助社会大众正性认识、理解卫生行业与卫生人员的不懈努力；另一方面，主动承担并拓展健康促进的社会职能，如建设为社会大众提供科学卫生宣教的平台。由此树立积极的、正性的卫生行业形象，可促进和谐医患关系，促进社会和谐，为护士职业心理健康创造良好的社会大环境。

（1）普及卫生常识：加强对护士职业发展趋势的宣传。一方面，卫生行政部门、医疗机构等可联合网络、报纸、杂志等多种传媒的力量，宣传普及卫生及就医常识，减少人们保健和就医过程中不必要的曲折，改变大众就医过程中的不合理观念，增加对医护工作的理解和尊重，减少由于误解和冲动等原因导致的纠纷和冲突；另一方面，应加大对护理工作的正面宣传，增进人们对护理工作的理解和信任，不仅可促进护理事业的发展，同时可有效减少针对护士的行为及语言伤害。

（2）发挥媒体作用，树立医护人员正面形象：行政部门还需建立健全新闻宣传制度和工作机制，在面临突发公共卫生事件、重大传染病疫情等时，主动公开相关信息，加强正面宣传等。通过主动提供有新闻价值的事件，如免费义诊、对弱势群体的健康关注、医疗新技术新闻发布会等，促使媒体的注意并宣传报道，引导他们对医疗机构进行客观公正的报道，减少舆论负面影响。

2.管理者支持　管理者支持是维护护士心理健康的关键要素。研究显示：管理者支持可以满足护士的社会情感需求，如果护士觉得管理者愿意且能对他们的工作进行回报，能得到重要的价值资源（如工资增长、培训机会），员工会产生义务感，通过增加角色内和角色外绩效、减少旷工、为组织利益付出更多努力等帮助组织达成目标。因此，医疗机构管理者应加强对医护人员职业倦怠等心理健康问题的重视，尽量改善组织结构和管理制度，体现医疗机构对于员工贡献的重视、对员工幸福感的关心。

（1）加强人力资源的配置和管理：对工作量大、倒班多、危重患者多的科室实行政策倾斜，适当增加待遇，同时合理调整人员结构，必要时采取轮转制度。

（2）管理者应对护士实行人性化管理：管理者应充分尊重护士，提高福利待遇，重视护士的各种心理需要，减轻护士心理压力，促进护患关系向更好的方向发展。另外，管理者可运用激励理论，在临床护士在工作中得到满意和激励，帮助护士建立最佳工作状态。

（3）护理工作中法律意识的培养：在医疗活动中，各类医务人员不可避免地直接或间接地接触法律，护理人员也不例外。因此，加强护士的相关法律、法规教育，提高护士的法律意识，是护理工作中避免医疗纠纷及减轻护士压力的重要方法之一。

（4）加强护士队伍的心理素质教育：管理者可以运用心理测量等科学方法，根据护士的一般状况、成就动机水平、气质类型、性格倾向、人格特质、应激能力、情绪的自我调控能力、身心健康水平、人际交往能力、组织管理能力等个人资料数据，全面、动态地了解护士所属的职业心理素质概貌。并通过心理讲座、专业心理咨询门诊等方式，开展多形式、多层次的心理健康教育，普及心理健康知识，使心理健康工作触及每个层面，使护理人员从中学会应对挫折的各种策略，提高心理健康水平。鼓励护士锻炼自己对待困难、挫折的耐受力，提高对心理压力的随意调节能力，一旦在工作、生活中受挫折，正确应用心理卫生知识，进行自我心理调节。对发生心理失衡、职业心理偏差的护士，安排专业咨询师与他们沟通，帮助他们调整，使其心理健康。

3.护士自我调适　护士自身是积极应对社会心理危害的最主要力量。护士可以采取调整认知、采取积极应对方式、充分利用社会支持、放松身心、提高业务能力等举措来积极预防和应对各种原因导致的心理社会性危害。

（1）完善自我概念与自我觉察能力：自我概念指一个人如何看待自己，包括对自己身份的界定、对自己能力的认识及对自己的理想或要求。个体的各种行为、与他人的关系、对环境的适应等，时刻受其自我概念的影响。护士需对自己有明确的、肯定的自我概念。健康的自我概念，是护士成长、为患者服务的必要条件。护士还需对自己的个人需求、内心冲突、常用防卫机制、人格特质、情绪状态、心理创伤等各方面常保持清醒的自我觉察。若个体的自我觉察薄弱，则易受到心理、社会性因素的不良影响。

（2）正确认识护士职业：正确认识护士职业的性质和专业发展阶段，有助于护士理智对待工作中发生的种种现象，深刻认识这些现象的社会背景和根本原因，减少消极情绪的产生。所以，每一名护士都应对护士职业保持清醒的认识。护理工作直接对人的生命负责，存在压力是必然的；轮班劳动、突发事件等也是由护理工作的性质决定的。选择护理职业，就应充分认识并理解这个职业的特点，努力培养自身的专业素质。同时，我国的护理观念和护理实践处于迅速变化发展的时期，人们认识和接受新的护理模式需要一个过程。在这个过程中，所有护士应该用行动展现护理职业的全新意义，帮助改变社会对于传统护理观念的看法，而不是消极等待和抱怨。

护士可积极挖掘自身的资源，满足并及时调整其职业心理的主导需求，优化职业心理素质，充分调动自己服务人类健康的内在积极性，达成身心健康水平与职业心理发展"双赢"的较理想状态。

（3）正确归因：护士对患者或自己的行为进行归因时，需尽可能避免归因偏差所致负性情绪及工作应激。若某护士顺利实施心理护理后，将其归因于自身能力的同时也归因于患者的主观能动性和积极配合；实施心理护理效果不佳时能更多归因于自己的有待改进之处而不是一味地责怪患者不合作等，护患之间的和谐、信任关系就会给护士更多的鼓励并令其愉悦，有助于护士身心健康。

（4）采取有效应对方式：应对方式为应激事件与身心反应之间的重要中介变量，是个体解决生活事件及减轻事件对自身影响的各种策略。对同样的应激事件采用不同的应对方式，个体所受的心理损伤程度亦不同。有研究显示，在应激情况下，良好的应对方式有助于缓解精神紧张，帮助个体最终成功地解决问题，从而起到平衡心理、保护心理健康的作用。研究表明，护士若采用"解决问题"和"求助"等成熟型应对方式，有利于其及时释放工作中所遇负性体验，减少因情感耗竭而出现的高强度应激状态。如国内学者对精神科护士的调查显示，采用自我分析、寻求社会支持、身体放松是应对压力的有效策略。

（5）发展、利用社会支持系统：社会支持系统是应对压力的有效资源。有力的社会支持，有助于维持良好的情绪，并在个体面对压力时提供保护。父母、亲属、朋友、同事等构成个人的社会支持系统，在应对压力时必不可少。积极参加所属团队的活动，努力与更多的人保持良好关系，建立深厚友谊。遇到困难或问题时，可主动寻求管理者或同事的帮助；向家人及周边友人倾诉，从中获得更多应对压力的建议，借力他人的经验和团队的资源，帮助护士处理个人困扰和工作应激等。

(6) 放松身心：护士要重视自身情绪调节，尤其在繁重的工作后，更应学会放松自己的身心、调节自己的状态，学会休闲，合理安排工作时间，调节神经的张弛度，护士尽量避免在精神上或体力上把工作带回家。面对工作中的各种应激，应以积极乐观的态度应对，不仅可以缓解压力引起的身心反应，甚至激发变压力为动力的信念，使压力成为个人发展的机遇。护士应注意保持个人生活与专业发展的平衡，可适当拓展工作之外的兴趣爱好。在下班后采取不同的休闲方式，如跳舞、聚会、访友、参加体育运动、听轻松愉快的音乐等；如果条件允许，可外出旅游，观赏美丽的自然风光，以此陶冶性情；也可参加一些职业性的活动或社会性的活动。可采用一些小技巧帮助恢复自己的活力，如充分的睡眠和健身运动、烹饪美食及放松、音乐或书画赏析等，这些活动不仅可丰富业余生活、减轻日常压力，让自己的生活过得丰富多彩、轻松愉快，真正成为恢复体力、调剂脑力、增长知识、获得健康的好时光。还可带给自己满足和愉悦。

(7) 健康的生活方式：健康的生活方式包括合理的饮食、适当的体育锻炼以及充足的睡眠时间，学习、工作都应有计划性，做到有张有弛。按科学锻炼的要求，运动的强度常用心率来衡量，即运动时每分钟最大心率值，当持续20~30分钟的激烈运动后，人体就会减少负向的情绪，增加正向的情绪。如果可以提升心率到年龄所能承受的最高程度的30%，就可以大幅降低焦虑。当心跳加快到年龄可以承受的最高程度的55%~70%就能够增加正向情绪。因此，通过运动可带来愉悦的心情，但是需要注意的是要保证足够的休息和睡眠时间。

(8) 学会倾诉：学会倾诉可以使护士内心的消极情绪得到一定程度的宣泄，及时与朋友或家人交流，宣泄心中的苦闷与烦恼，得到他们的体谅和安慰，以减少心理负担，取得家庭的理解与支持。护士如果在工作中遇到困惑，可以向周围的朋友或亲人主动倾诉，并求得有益的指导。虽然倾诉本身并不能解决问题，但倾诉可释放一定程度的心理压力，倾诉的过程也是个体在重新思考和解决问题的过程。在运用倾诉心理调节方法时要注意：向谁倾诉很重要。可以选择信任的亲人、朋友或同事，选择倾诉的对象心理一定要健康。

(9) 学习心理放松技术：掌握一定的放松技术，对于护士舒缓紧张情绪，调整工作状态有着很大的帮助。人在进入放松状态时，交感神经活动功能降低，表现为肌肉放松、呼吸频率和心率减慢，血压下降，并有四肢温暖，头脑清醒，心情轻松愉快，全身舒适的感觉。

(10) 学习一定的应对技巧：在面对职业应激时，首先要明确自己的工作任务和标准，学会清楚的表达和真诚对待他人，多采用积极的应对方式，运用放松的方法舒缓紧张的神经。学会理解他人，宽容别人，遇事多站在对方的立场了解和思考问题，使自己保持一种宽容大度的心态，就能减轻或消除矛盾冲突引起的不良情绪。其次，学会保持一定的幽默感，避免消极的自我暗示，避免有害的争论，控制自身情绪。此外，要及时宣泄不良情绪，来自同伴领导的理解和鼓励，可以减轻压力，使不良情绪得到及时消除，从而帮助护士抵御沉重的心理压力。当然，护士也可以利用升华技巧，把自己的压抑投射到其他领域，不断提升自己，追求更高的目标。

（11）寻求专业的心理干预：人们已经越来越重视心理健康，因此专业的心理咨询机构也正在蓬勃发展，护士如果在工作或生活中遇到难调节的心理压力，或者备受心理疾病的困扰，如果还是勉强地低效率工作，结果很有可能是把消极情绪投射到患者身上，可能导致工作差错的发生。这时不妨尝试寻求专业的心理医生的帮助。专业的心理医生会运用心理学理论和技术，帮助护士认识自身，克服心理困扰，探索解决问题的方法。通过配合心理医生或心理咨询师的工作来制订个人的心理干预计划，能有效地帮助护士应对困扰，做到自我调适，促进自我成长。

案例回顾

相信通过本章的学习，同学们熟悉了护士角色的种类、护士角色应具备的品质和技能，也了解职业心理素质教育、管理以及掌握护士常见心理问题、调试方法。

护士的职业心理素质是护士整体素质的基础和重要组成部分，也是护士成才的根本动力。南丁格尔说过这样一句话："护士其实就是没有翅膀的天使，是真善美的化身。"她还说："护理是一门艺术——从事这门艺术要有极大的心理准备。"这既是对护士最高的赞誉也是对护士的最高要求。它不仅要求护士要有丰富的专业理论知识和熟练的操作技术，还要在日常护理工作中，不断对自身内在的、外在的各个方面进行历练和培养，从而更能适应现代医学发展的要求，更好地为患者服务。

第七章
护患关系及沟通

章前引言

　　早在19世纪，护理学的创始人南丁格尔就提出护理是门艺术，近代的多数研究者们也认为护理专业的本质是对人类的关怀和照顾。随着社会主义市场经济的建立和不断完善，护理服务已成为医疗市场竞争的重要环节。《关于进一步深化优质护理，改善护理服务的通知》明确提出，护士要增强主动服务和人文关怀意识，深化以患者为中心的理念，要加强与患者的沟通交流，关注患者的不适和诉求，并及时帮助解决。沟通作为护士与患者之间最常见的活动过程，贯穿于病史收集、疾病治疗护理、护理康复和健康宣教等临床实践的每个环节，是护理工作的重要内容。加强护患的沟通，建立良好的护患关系在此过程中显得尤为重要。在患者就医过程当中，一般情况下护士是与患者及其家属接触最多的人，护患关系是否融洽和谐，会对患者的整个医疗过程以及患者病情的康复产生重要影响，也会对社会的稳定发展产生重要影响。这就要求护理人员熟练掌握和灵活运用沟通技巧，以提高医疗护理质量。

学习目标

1. 识记护患关系的概念及特征。
2. 识记护患关系的影响因素。
3. 识记沟通的意义。
4. 识记沟通的影响因素。
5. 理解护患关系的行为模式。
6. 理解沟通的方式。
7. 掌握使用常用的沟通技巧与患者沟通，建立良好的护患关系。

思政目标

培养护士的沟通能力，灵活运用沟通技巧与患者沟通，建立良好的护患关系，提升护理质量内涵和专业素养，促进患者健康，实践"为人民服务，为社会主义建设服务"的卫生工作方针。

案例导入

"简洁"的回答

某医院肿瘤外科病房，忙碌的小王护士正在低头为患者陈阿姨更换引流袋。患者陈阿姨是一位退休的大学教授，退休后与同是大学教授的老伴非常注重身体保健，在一次体检中发现了肠道肿瘤，入住了某医院的肿瘤外科病房并进行了肠道手术，今天是手术后的第二天，小王护士按照常规正在为陈阿姨更换腹腔引流袋。从手术前一天晚上开始，陈阿姨就一直禁食，她非常关心自己何时可以恢复正常饮食，她躺在床上，身子稍微侧了一下，轻声问道："请问护士，我什么时候可以吃东西？"小王护士头也不抬地说了一句："放屁！"陈阿姨惊讶地看了一眼小王护士，以为自己听错了，不解地问到："什么？"此时隔壁床位患者正好要求小王护士更换输液。小王护士加快了语速，提高了嗓门说道："我不是说了嘛，放屁！"陈阿姨确认自己没有听错后，非常生气，立即找病区护士长要求投诉这个护士。小王护士委屈地说："当时我手上事情太多了，来不及多解释，但是我说的没有错啊，肠道手术后要患者肠蠕动恢复，排气以后才可以吃东西，也就是我们常说的放屁！"陈阿姨也很气愤地说："那么你可以稍微解释一下，我作为患者不懂这些，你直接回答我放屁，我以为你在骂人呢！"

> **思考题**
>
> 在上述情景中,小王护士的行为措辞是否正确?有哪些地方需要改进?如果你遇到这样的患者,会如何回答陈阿姨?

第一节 护患关系

一、护患关系的概念及特征

护患关系是护理人员和患者在医疗护理实践活动中建立起来的一种以患者利益为中心的人际关系。随着护理实践范围和功能的不断扩大,护患关系中的活动主体包含了更丰富的内容。护理人员可以是护士、护士长或护理部主任,而患者一方可以是患者、家属、陪护人、监护人、患者所在的单位,甚至是媒体舆论。

护患关系建立的好坏将直接关系到患者的生死安危和护理质量的高低,将直接影响到医院的精神文明建设和社会效益。护士与患者只有在相互尊重、平等协商的基础上才能建立起和谐的护患关系,才能促使护理效果的提高。护患关系具有以下特征。

(一)专业性的帮助关系

护患关系不同于一般的人际关系,它是护士通过提供专业的护理服务满足患者需要中产生的,是在特定情景下护患关系之间的专业性人际关系。两者之间通过提供帮助与被帮助而形成的一种特殊人际关系。护患关系是一种相对短期的护理与被护理关系。护患关系的实质是满足患者的需求,一旦患者的这种护理需求结束了,护患关系也就暂时终结了。

(二)专业性的互动关系

护患之间是相互影响、相互作用的专业性互动关系。双方的个人背景、文化程度、性格特点以及对健康与疾病的看法都会相互之间产生影响,并进一步影响彼此之间的沟通和护患关系的建立与发展。

(三)治疗性的人际关系

人际关系的治疗作用在护患关系中显得尤为突出。良好的护患关系能够有效地减轻来自环境以及疾病本身的压力,有助于治疗护理和加快疾病的康复进程。护患关系是一种治疗性的工作关系。治疗性关系是护患关系职业行为的表现,是一种有目标、需要认真促成和谨慎执行的关系,并具有一定强制性。

(四)多方位的人际关系

护患关系不局限与单个患者与单个护士之间,而是两个群体之间的关系。护士群体包括护理管理者、护士、实习护生、进修护士等；患者群体包括患者、家属、亲朋好友等。护士群体和患者群体从不同角度，以多方位的方式影响护患关系的发展。

（五）以患者为中心的人际关系

护患关系的中心是患者的健康，一切护理活动都是以解决患者的护理问题为目的的。护患关系的最终目的是减轻患者痛苦，保持、恢复和促进健康，提高生活质量。

（六）以护士为主要责任承担者的人际关系

护患关系的形成过程中，护士处于相对主动地位，护士的态度和行为对护患关系的建立与发展起决定性的作用。作为专业技术人员的护士在护患关系中应扮演主导作用。在很大程度上，护士的言行决定着护患关系的发展方向。护士是促进护患关系向积极方向发展的推动者，也是护患关系发生障碍的主要责任承担者。

二、护患关系的影响因素

当前，随着医学科学的快速发展，患者及家属的维权意识不断增强，在不同医疗机构中，护患关系的紧张状况差异显著。由于不同性质和不同类型医疗机构的医疗条件、医院文化、诊治范围和能力差异迥异，相应地护理人员的构成、护理服务的内容和质量要求以及患者类型差异也较大。因此，在不同医疗机构中的护患关系的紧张状况也呈现较大的差异。在同一家医疗机构内部的不同临床科室中，护患关系的紧张状况也有较大的差异。护患关系受到医护人员、患者及社会三方面的综合影响。

（一）医护人员的因素

1.法律意识淡薄　很多护患纠纷是因为护士法律意识淡漠，临床护理操作不认真，未认真执行"三查八对"制度，导致患者的药物漏发或错发，病情观察不仔细，导致患者治疗延误，文件书写记录随意等。护理记录是临床护士对患者诊疗护理的客观真实记录，具有法律效力，如果护理记录书写不认真、涂改、随意修改等，将会严重影响到护患关系的发展。

2.业务技术不熟练　首先护士由于临床知识的欠缺和工作经验不够，对患者出现的问题不能做出正确的判断，而延误了诊断和治疗。其次在护理操作过程中，因操作技能不精湛，对临床上使用的仪器设备性能操作不熟练，出现紧急状况下应急能力欠缺，在忙乱中易引起纠纷。还有些临床护士操作技术稳定性差，不能成功完成一些操作，造成患者和家属不满，例如小儿静脉穿刺成功率低，容易引起家属的不满引发矛盾。

3.护患沟通缺乏　如果护士在工作中面对千差万变的患者心理活动及行为无从了解，不知道怎样与其交谈和解释，缺乏沟通而易造成患者的不满。有些护士在操作中不解释、不询问，对患者和家属的提问也是寡言少语，很容易造成患者和家属对于护士服务态度的不满。许多护理纠纷起因于护理人员的服务态度和不恰当的言语，例如，在抢救危重患者时，护士谈论不利治疗或与抢救无关的话题，容易引起患者及家属的反感与不信任。

4.护士工作量过大　目前，全球都存在护士紧缺的现象。因此，很多医院的护士一直处于负荷状态，导致护理工作不到位、沟通缺乏耐心等现象。这需要全社会转变观念，有更多的护理人员投入到临床工作中，缓解目前的护士人员紧缺问题，从而改善目前由于护士工作量大而造成的护患关系紧张问题。

5.医疗技术水平不足　护士是治疗、护理计划的具体执行者，在患者就医的过程中，往往患者与医院各部门的联系都是通过护士建立起来的，护士与患者的关系最为直接。在患者就医的过程中，护士与患者的接触最多。患者无论在门诊就医，还是住院治疗，第一个接待患者的都是护士。临床上会出现患者和家属对医疗质量的不满转变为对护士的抵触心理，从而出现护患关系紧张。

6.服务观念薄弱　当前，我国医院模式为是以患者为中心的整体护理模式，但部分护理人员未转变观念，服务意识薄弱，不能满足患者和家属的需求，容易造成患者和家属的不满。

（二）患者因素

1.患者存在不良情绪　患者到医院为求治愈疾病，对医疗期望值过高，一旦希望落空，患者及家属即会存在极大的心理落差，将责任全部压在医护人员身上，从而产生不良情绪，导致护患矛盾。

2.维权手段过激　由于现代医学的局限性，有些疾病无法治愈，治疗过程中存在极大的风险，而大部分患者对于相关医学法律条文一知半解，个别家属使用的维权手段不当，产生过激行为，加重护患矛盾。

（三）社会因素

1.社会氛围不佳　当今社会未能够真正认识到护理工作的重要性，没有形成全社会尊重护士、理解护士的良好氛围。甚至有些患者和家属认为护士就是简单的打针发药，忽视了护理的专业性和学科性，使得临床护士得不到应有的尊重。

2.舆论报道不慎　个别新闻媒体为了能博人眼球，在进行医疗纠纷报道时未能够正视医疗人员的艰辛，存在偏颇甚至错误的内容，使得护患矛盾进一步激发。

三、护患关系的行为模式

在不同的时代背景、社会制度下，护患关系的行为模式会呈现出不同表现，是不同的护理理念和医学模式在护患关系中的具体体现。早在1956年，美国的著名医生萨斯和荷伦德发表了关于医患关系模式的著作，经过长时间的观察研究和总结，他们根据医患双方在医患关系中所处的心理地位、医患双方的感受性、各自所发挥的不同作用、双方的主动性等不同，提出了著名的医患关系模式（主要包括3种基本模式），也就是著名的萨斯荷伦德模式，这种关系模式同样适用于护患关系模式，具体为：根据疾病的严重程度、诊疗过程中护患双方主动性的大小，可分为主动—被动型、指导—合作型、共同参与型3种模式。

（一）主动—被动型

主动—被动型模式是在传统生物学模式的影响下形成的一种最古老的护患关系模式。这种模式中的护士常以"保护者"的形象出现，护士处于专业知识的优势地位和治疗护理的主动地位，护士根据自己的专业知识和临床经验决定护理措施，完全不用征求患者及家属的同意，而患者处于被动接受的地位，一切听从护士的处置和安排。主要适用于那些意识丧失、不能或没有能力表达自己主观意识的患者，如婴幼儿、昏迷、休克、全身麻醉未清醒者、阿尔茨海默病以及某些精神疾病患者等。

这种护患关系模式是一种单向的关系模式，而并非互动的、相互作用的关系模式。这种模式的护理理念是"以疾病为中心"，并没有把患者看成一个整体，一个有心理感受有思想的人，而是简单地看到了其生物学上基本的表征，同时认为疾病就只是生物学原因所致，对患者的治疗护理完全依赖于药物和手术，并不考虑患者的主观意志感受。

（二）指导—合作型

指导—合作型模式是近年来随着社会和医疗事业的发展，在"生物—心理—社会"的医学模式指导下逐渐形成和发展起来的模式。在该模式中，护士提供服务的理念是"以患者为中心"，护患双方都具有主动性，护士常以"指导者"的形象出现。这种护患关系中，护士看到的不仅仅是疾病，而是对患者有一个全面的认识，认识到患者是有思想、有心理感受的完整的人。模式关系的原型为母亲与儿童的关系。一般表现为在护患交往中护士教会患者去做什么、怎么做。在护理活动中，护患双方都需要积极参与，但是护士仍然是居于权威地位，对于患者的治疗护理活动发挥着决定性作用。护士根据患者的病情决定护理方案和措施，对患者进行健康教育和指导，护士安排和决定患者应该如何做来配合整体的治疗护理工作，患者需要做的是服从指导并积极配合，患者的地位更多的是"合作"，但患者也应主动向护士随时提供自己的疾病信息和主观感受，也可以向护士反馈意见或提出自己的要求。这种关系模式较"主动—被动"型关系模式向前迈出了一大步，但是患者在这种模式下的积极主动性是消极被动的，护患关系仍然不是完全平等的，护士的"指导"作用发挥的太多，同样不能够让患者的主观感受、主观意见充分发挥。但是这种关系模式是在患者认可和相对信任的基础上开展护理工作的，目前已经得到了大多数患者的认可。

在临床护理工作中，此模式主要适用于病程短、病情较重的意志清醒患者，例如，急性病患者和手术后处于康复期的患者，他们对疾病治疗和护理缺乏相应的了解和知识，因此需要护士的指导，并且自己可以发挥主动性，配合治疗和护理。这种模式要求护士有熟练的护理技能、良好的沟通能力、高度的责任心和高尚的职业道德，给予患者合理指导，促进患者康复。

（三）共同参与型

这种模式比起前两种进步了很多，这是一种双向的、平等的相对理想状态的护患关系模式，护理服务的出发点和目的都是以人的健康为中心。这种关系模式肯定了患者主观的认识和意见在整体治疗护理中的重要作用，对患者个人的权利和主观的思想情感充分肯定和尊重，其原型是成人与成人的关系，特征是护士积极协助患者自我恢复。在这种关系模式下，护士常以"同盟者"的形象出现，护患双方处于平等地位，对于护理工作的开展拥有平等的参与权，可以共同参与护理措施的计划、确定以及落实。极大地肯定了患者的意见和认识，患者不仅积极参与、主动配合，还主动诉说自己对治疗和护理的主观体验和感受，亲自参与护理措施的探讨和决定。在条件和操作允许的范围内，患者还可以独立地去完成一些自我护理，如服药、测血压、测血糖等；这样护患双方对于护理方法、过程和结果都比较认可，能够接受。共同参与型的护患关系是最为理想的一种关系模式，患者参与治疗护理的程度和主观能动性、积极性都提高了，护士也可以根据患者各方面的综合表现和反应，对患者提供更有内涵、更有针对性的护理服务，有利于良好护患关系的建立，同时促进患者的身心康复。但这种模式下也并不是说护士可以将本应由护士来完成的工作完全交给患者及其家属，要明确共同参与的目的就是发挥患者在治疗疾病过程中的积极性、主动性，更好地保护和发挥患者的自主权，更高效地完成治疗和护理工作。显而易见，这种护患关系模式对于建立良好护患关系、提高治疗护理效果是有积极促进作用的。这种关系模式适用于有一定文化水平的慢性病、门诊以及康复期患者。

以上3种护患关系模式在临床护理实践中不是固定不变的，护士应根据患者的具体情况、患病的不同阶段，选择适宜的护患关系模式，以满足患者的需求，建立良好的护患关系，从而提高护理质量内涵。

第二节 护患沟通

一、沟通的意义

英文"communication"一词源于拉丁文"communicare"，《大英百科全书》解释为"用任何方法，彼此交换信息"。《现代汉语大辞典》将沟通解释为"挖沟使两水相通。泛指彼此通连、相通"。

人际沟通是人与人之间最基本、最重要的活动过程之一，指双方运用动作、文字和语言等方式传递彼此的信息、交流情感和思想，以取得相互理解与合作的行为。包括信息发出者、信息接收者、信息内容、信息传播途径、双向的反馈与理解过程五大核心要素（图7-2-1）。

（一）改善人际关系

社会是由人们互相沟通所维持的关系而构成的，人们相互交流时因为需要同周围的环境相联系。沟通与人际关系两者相互促进、相互影响。有效的沟通可以赢得和谐的人际关系，而和谐的人际关系又使沟通更加顺畅，相反，人际关系不良会使沟通难以开展，而不恰当的沟通又会使人际关系变得更差。

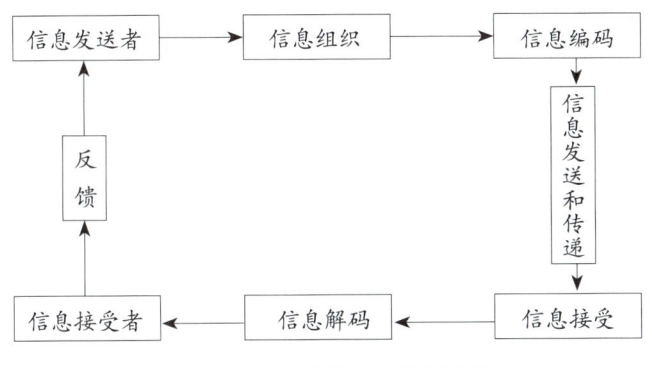

图7-2-1 沟通的五大核心要素

（二）社会整合

沟通是人类组织的基本特征和活动之一。国家、企业、家庭都是人类组织形态。没有沟通，就不可能形成组织和人类社会。沟通是维系组织存在，保存和加强组织纽带，创造和维护组织文化，提高组织效率，促进组织不断进步发展的主要途径。

（三）传递和获得信息

人们在沟通中能获得有意义和价值的各种信息。信息的采集、传送、整理、交换，无一不是沟通的过程。

（四）教育学习

知识最主要的传播方式就是语言，而沟通能够帮助我们取长补短，获得新知识。

（五）澄清事实

通过沟通可以陈述事实，明确表达具体的意见，在沟通中反复的确认可以让沟通双方充分知晓事情的真实经过。

（六）管理功能

在管理中，上级通过沟通下达任务和目标，下级通过沟通反馈工作的完成情况。同样上级和下级通过日常沟通可以增进感情，提升员工的工作热情和主动性，使管理事半功倍。

医疗领域中的护患沟通指的是护患之间通过语言和非语言的交流方式分享信息、含义和感受的过程。护患沟通是医疗环境下护理人员与患者之间最常见的一种活动过程，护患沟通是护理工作中最主要的沟通，这种沟通围绕着患者的治疗并对患者治疗起着积极作用，因此又称为治疗性沟通。

护患双方通过语言或非语言方式传递彼此信息，进而达到交流情感思想、取得相互理解与合作的目的，具有较强的时间性、目的性和专业性。有效的护患沟通可以提高患者的自我管理能力、治疗依从性及满意度，促进其康复，同时也是护理质量的重要保障。

二、沟通的影响因素

人际沟通的情境千差万别、千变万化，其影响因素也颇为复杂多样。了解一些常见的影响因素，有利于沟通者在沟通时扬长避短、随机应变。

（一）个人因素

1. 生理因素　　生理因素会影响信息的接收与传递，包括年龄、性别、生长发育水平、疲劳、生病、疼痛、失语、耳聋等。

2. 情绪因素　　某些不稳定的情绪如生气、焦虑、兴奋、紧张、敌对和悲伤等会导致沟通者错误地理解信息，或者无法接受正确的信息，从而出现沟通障碍甚至终止。

3. 感知、认知因素　　受个人经历、教育背景和生活环境的影响，每个人对事物的感觉、解释和理解是不同的，从而会影响有效的沟通。

4. 个性特征　　个体是否善于沟通，与其个性特征有明显关系。一般而言，性格开朗、热情、善解人意的人，容易与人沟通；而性格内向、敏感、固执、拘谨的人较难与人沟通。护士应根据患者的个性特征，采用相应的沟通技巧。

5. 沟通的方式　　沟通者选择不同的沟通方式会出现不同的沟通效果。沟通者应该根据沟通的内容、所处的环境、沟通对象的性格特征等因素选择适合的沟通方式，有利于提高沟通质量，达到有效的沟通。

6. 沟通者的态度　　沟通者如果有主动沟通的意愿，往往他们会主动和对方沟通，当对方出现抱怨或者不配合的情况时，他们会想尽办法去和对方沟通，听取对方意见。如果沟通者没有沟通的意愿，或者惧怕对方敷衍拒绝，尤其是对方出现强势态度或者脾气暴躁时，一些人会选择逃避，不与对方沟通，这样就无法真实准确地了解对方的想法或者沟通失败。沟通者的态度不同，直接导致沟通是否有效。沟通的态度极易受个人感情、思想和行为倾向的影响，服务态度的好坏充分体现了护理人员的人文素质和道德情操，尽管患者因疾病的折磨而造成形体的扭曲、情绪的低落甚至精神的恍惚或是神志的丧失，但护患的人格仍然是平等的。体现良好沟通态度的关键之一，是护理人员情感适时恰当的"输出"。护理人员的沟通愿望和沟通态度往往是决定护患沟通成败或效果的关键。

（二）环境因素

1. 物理环境　　主要指环境的舒适度，包括空间、时间、光线、温湿度、噪声等。

2. 社会环境　　主要指环境的隐私性和安全性、人际关系、价值取向以及沟通双方的社会、文化和家庭背景。

（三）沟通过程中的因素

1. 改变话题　　沟通过程中，沟通者如果直接改变主题打断对方的话题或通过对对方谈话中不重要的方面做出反应以转移话题的重点，会阻碍对方说出有意义的信息。

2. 陈述个人的观点与意见　　沟通者可以在对方讲述结束后，选择适当的方式陈述自己的观点和意见，但不可以把个人的思想强加给对方，会造成无效沟通，或者影响沟通的效果。

3. 提供错误或不恰当的保证　　在护患沟通中，如果护士为了安抚患者和家属的情绪，提供错误或不恰当的保证，这样会误导患者，产生有害因素，甚至引发护患纠纷。

4.武断结论　临床护士在未了解患者的全部情况，仅对患者一部分的问题做出诊断，这样的判断是不正确的。同时，也明显缺乏耐心，最终会阻碍护患沟通。

5.主观判断　当患者或家属陈述了自己的观点后，有些护士会立即反应"你不应该这么想"，这种类型的反应通常有一种说教性，并且给患者传递一种不应该有这种感觉，以及对方想法是不适当的和观点是错误的，从而抹杀了患者的个人感受，往往会导致患者对护士的信任度下降，影响到护患沟通。

三、沟通的方式

沟通的方式多种多样，但是按照不同的分类标准，有不同的分类。在护患沟通过程中，应根据所处的情境选择适当的方式，以提高沟通的有效性。

（一）正式沟通和非正式沟通

正式沟通是通过企业、团队、组织规定的沟通渠道，进行信息的传递和交换方式，例如，项目计划、正式会议、合同和协议等。正式沟通约束力强，沟通效果好，信息内容具有法律效力，但是沟通速度慢、方式刻板。非正式沟通是指通过正式渠道以外的渠道进行的信息传递和交换方式，例如，双方的闲聊、亲朋好友的拜访等。非正式沟通速度快，畅所欲言，沟通压力小，但是信息内容可信度低，没有法律效力，难以控制。

（二）单向沟通和双向沟通

单向沟通是指在沟通过程中，只有信息发送者单向发送信息，接收者接收信息，而缺少信息的反馈，例如，演讲、报告会等。单向沟通传递速度快，意见统一，时间进度容易控制，但是由于缺乏反馈，沟通效果往往难以判断。双向沟通是指在沟通过程中，信息发送者和信息接收者经常互换角色，当信息发送后，接收者会以信息发送者的身份再反馈信息，直到沟通完成，例如，讨论会、交流会等。双向沟通参与度高，反馈信息可以判断沟通效果，但是观点难以统一，往往时间较长。

（三）语言沟通和非语言沟通

根据信息传递载体的不同，可将沟通分为语言沟通和非语言沟通两种形式。语言沟通和非语言沟通是护患关系中最常用的沟通方式。

语言是把人的思想组织成有意义符号的工具和手段。语言沟通就是通过语言、文字、图形、表格等形式进行的信息沟通，是生活中主要的沟通方式。护士在收集健康史、实施治疗和护理措施、进行健康教育等护理工作中，必须使用语言与护理对象进行沟通。沟通时应注意选择合适的时间，选择合适的语速，选择合适的语调和声调，保证语言的清晰和简洁，适时使用幽默，选择合适的话题等。

非语言沟通是通过动作、表情、语调、手势等语音以外的形式进行的信息沟通。在日常交流中，人们有60%～70%是非语言沟通的。许多研究证实，在沟通过程中，非语言信息较语言信息占有更大的比重，恰当地运用非语言沟通对提高沟通效果具有重要的意义。非语言沟通指伴随着沟通而发生的一些非词语性的表达方式和行为的沟通方式。非语言沟通包括面部表情、声音的暗示、目光的接触、手势、身体的姿势、气味、身体的外观、着装、沉默以及空间、时间和物体的使用等。美国口语学家雷蒙德·罗斯认为，在人际沟通中，人们所得到的信息总量，只有35%是语言符号传播的，而其余65%是非语言符号传达的。其中仅面部表情可传递65%中的55%的信息，由此得出：信息传递=词语（7%）+表情（55%）+声音（38%）。

（四）书面沟通和口头沟通

书面沟通就是用书面形式进行的信息沟通，例如，通知、报告、信件等。书面沟通有书面依据，可以长期保存，不受时空限制，具有标准性及权威性，并便于保存、查阅和核对。但是耗费时间比口头沟通要长。口头沟通就是运用口头表达所进行的信息沟通。例如，演讲、讨论等。口头沟通传递速度快，沟通约束少，反馈及时，但是由于过程和结果没有记录，容易遗忘或者错误传达。

（五）垂直沟通和水平沟通

垂直沟通又分为上行沟通和下行沟通，主要是上下级之间的沟通方式。垂直沟通的优点是速度快，信息传递准确，但是有时层次比较多的时候，传递速度会变慢，可能会出现信息内容不准确的情况。水平沟通是平级之间的沟通，由于彼此平等，所以往往沟通顺畅，但是容易产生矛盾和冲突，难以控制局势。

四、常用的沟通技巧

（一）体态语言和表情艺术

护患沟通时，护理人员的体态语言是配合言谈进行的，体态语言包含面部表情、眼神、手势、姿势和外表等，这些体态表现都含有特定的涵义。微小的体态变化都会对患者产生微妙的心理和情绪影响，把握好沟通时的体态语言分寸，自然而不失庄重、严谨又充满温情、愉悦但不夸张，恰到好处地传达医务人员的交谈信息和丰富的人文精神；同时注意患者的接收心理和审美感受，使交谈更富有生机和感染力，使护患沟通更富有成效。

（二）恰当的距离和环境

在日常的沟通中，交谈过程中的距离可以影响人们之间的关系，因此在护患交谈沟通时，护士需要根据当时沟通的内容和情境选择不同的距离和环境，避免产生不良的后果。例如，当护士与患者沟通中涉及隐私问题时，护士需要选择相对安全和封闭的环境，以免患者隐私泄露或者无法获得正确的疾病信息；当护士与有传染性疾病患者沟通时，如果离患者距离很远，会让患者产生自卑心理，无疑会给护患关系带来不良后果。

（三）倾听的艺术

护士要善于倾听，这是获取患者相关信息的主要来源。应主动倾听，有效的倾听需要护士参与和全身心的投入，需要我们倾注感情，充分运用我们的目光、语调、姿势、手势等功能，融洽和影响患者，同时注意寻找患者语言文字和情感上的含义。不随意打断患者的叙述，只是在必要时进行适当的引导。在与患者沟通时应集中注意力，避免分心，以免被患者误认为护士对自己的疾病并不关心。注意患者家属等相关人员的表述。适时恰当地给予患者反馈信息，鼓励和引导沟通。

1. 鼓励　护士在倾听的过程中选择适当的时机，运用适当的语言给予鼓励不仅可以促进对方表达的意愿，也可以让患者感受到护士的关心和热情，有利于建立良好的护患关系。

2. 询问　询问是护士在适当的谈话间隙以探索的方式获得更多对方的信息资料。询问不仅有利于护患沟通的顺利进行，还可以让护士主导沟通的内容。

3. 反应　倾听过程中适合的反应可以告诉对方你在听，同时确定完全了解对方的意思。

4. 复述　复述用于护患沟通结束时，确定没有误解对方的意思。

（四）谈话艺术

护士在沟通中要注意语言的使用，要善解人意，尊重和关爱个体生命，尊重患者的个人隐私；要同情患者的境遇，理解患者的内心感受，关注情感差异；要关注患者的生存状态，用平易亲切的语言、呵护的语气"探讨"医疗问题，内容明确，表述准确，始终流露和充满对患者生命的关爱和体恤。在谈话中尽可能地不用或是少用医学术语，尽量用通俗易懂的语言表述疾病治疗中相关的问题，对有些文化层次较低的患者，应反复讲解，充分运用生活中丰富、生动的各种形象的例子或是比喻，以提高交流的质量，达到沟通的目的。

（五）共情

共情，也称为神入、同理心，又译作同感、同理心、投情等。所谓共情，指的是一种能深入他人主观世界，了解其感受的能力。该词是由人本主义创始人罗杰斯所阐述的概念。罗杰斯曾这么定义："所谓的共情是指站在别人的角度考虑问题，它意味着进入他人的私人认知世界，并完全扎根于此。"

护患沟通中，护士经常会应用共情技巧来建立良好的护患关系。事实证明，共情技巧和能力可以帮助护士从自身出发，更好的感受到患者的情感，从而提升护患沟通质量。

护患沟通中使用共情时经常使用的言语包括以下几种。

1. 表达对患者情感的理解　"您现在的感受是……，因为……""您感觉……，因为……""您感到……，因为……"

2. 表达对患者意图的理解　"您想说的是……""您现在最希望的是……""您的意思是……"

3. 表达对患者情感与意图的尊重　"我理解您的感受，我知道这对您很重要。""我能理解这种心情，我知道这种事处理起来很难。"

4. 护士以具体的行为表达对患者的关心　"需要我为您做些什么吗？""您看我能为您做些什么？"

5. 护士表达不同观点的方法　"您的话有道理，但是我还有一点不同意见……"

（六）气氛控制技巧

安全而和谐的气氛，能使对方更愿意沟通，如果沟通双方彼此猜忌、批评或恶意中伤，将使气氛紧张、冲突，加速彼此心理设防，使沟通中断或无效。气氛控制技巧由4个个体技巧所组成，分别是联合、参与、依赖和察觉。

1. 联合　以兴趣、价值、需求和目标等强调双方所共有的事务，造成和谐的气氛而达到沟通的效果。例如，护士在与患者沟通时，可以从患者感兴趣的话题或者现有的情况入手，拉近彼此心理距离，让患者感受到亲切感，有利于护患沟通。

2. 参与　激发对方的投入态度，创造一种热忱，使目标更快完成，并为随后进行的推动创造积极气氛。

3. 依赖　创造安全的情境，提高对方的安全感，而接纳对方的感受、态度与价值等。

4. 觉察　将潜在"爆炸性"或高度冲突状况予以化解，避免讨论演变为负面或破坏性。

（七）推动技巧

推动技巧是用来影响他人的行为，使逐渐符合我们的议题。有效运用推动技巧的关键，在于以明白具体的积极态度，让对方在毫无怀疑的情况下接受你的意见，并觉得受到激励，想完成工作。推动技巧由4个个体技巧所组成，分别是回馈、提议、推论和增强。

1. 回馈　让对方了解你对其行为的感受，这些回馈对人们改变行为或维持适当行为是相当重要的，尤其是提供回馈时，要以清晰具体而非侵犯的态度提出。

2. 提议　提议指将自己的意见具体明确地表达出来，让对方能了解自己的行动方向与目的。护士在护患沟通中运用此技巧可以让患者明确沟通的内容和目的，让护患沟通有效进行。

3. 推论　推论使讨论具有进展性，整理谈话内容，并以它为基础，为讨论目的延伸而锁定目标。

4. 增强　利用增强对方出现的正向行为（符合沟通意图的行为）来影响他人，也就是利用增强来激励他人做你想要他们做的事情。

案例回顾

相信通过本章的学习，同学们对于小王护士和陈阿姨的沟通中存在哪些问题有了清晰的答案，对于小王护士的错误也能避免，能应用本章中的沟通技巧轻松解决小王护士和陈阿姨之间的沟通问题。

护患沟通是护理人员在临床工作中与患者或者家属之间围绕患者治疗的一种人际沟通过程。随着现代社会的发展，患者不仅重视临床护士的专业知识和操作技能，对人文关怀也有较高要求，希望能顺畅地与护士进行沟通交流，获取关怀安慰。护患沟通已和生物医学知识、技术技能一样重要，是护理人员必须具备的一项临床核心技能。护士在临床上与患者沟通时要注意使用沟通技巧，有利于建立良好的护患关系，避免护患矛盾。

第八章
临床各类患者的心理护理

章前引言

患者心理活动指患者心理反应或心理现象，包括认知活动、情绪活动、意志活动等。患者在患病过程中往往由于疾病折磨、陌生医院诊疗环境、新的人际关系出现等原因，易产生抑郁和不悦的情绪。疾病的轻重缓急及患者对疾病的认知均能影响患者心理活动。能及时有效的为患者提供心理护理，降低患者心理负担是心理护理的工作重点。临床工作中，护士需要掌握不同类型疾病患者的心理特点，采用一系列良好的心理护理措施去影响患者的感受和认知，帮助患者适应新的人际关系及医疗环境，改善患者的心理状态和行为，帮助其恢复健康。

学习目标

1. 了解各类患者的心理特点。
2. 认识各类患者的影响因素。
3. 掌握各类患者的心理护理要点。
4. 掌握如何在临床工作中灵活应对不同疾病类型患者的心理问题。

思政目标

在临床工作中，秉持救死扶伤、治病救人的理想信念，关心关爱患者身心健康。具有扎实的专业理论知识，高度的责任心。掌握各种类型疾病心理护理要点，具有敏锐的观察力，善于捕捉有用的信息，及时准确地制订护理计划。有娴熟的护理操作技能，严守工作岗位。

案例导入

李爷爷的"怪脾气"

李爷爷，69岁，小学文化，5年前妻子因病去世，儿子常年在外务工。李爷爷1个月前因反复咳嗽、咳痰，偶有鲜红血丝，伴发热来门诊就医，经CT检查显示左肺上叶肿块，诊断为"左肺上叶癌"后被安排入院治疗。在院期间李爷爷经常愁眉不展，常将"生不如死""活受罪""好人没好报"这三句话挂在嘴边，就连专门请假回来照顾自己的儿子，也拒不接见。有一次，管床护士在垃圾桶发现了李爷爷扔掉的口服药，询问原因，李爷爷说："反正也是死，这药吃不吃都无所谓，你们就是想多挣点。"

思考题

1. 李爷爷出现了什么样的心理？为什么？
2. 如果你是李爷爷的管床护士，你会如何劝导李爷爷配合治疗？

第一节 慢性病患者的心理特点与心理护理

一、慢性病概述

慢性病（chronic disease）全称是慢性非传染性疾病，是对一类起病隐匿、病程长且病情迁延不愈、缺乏确切的传染性生物病因证据、病因复杂，且有些尚未完全被确认的疾病的概括性总称。慢性病病程超过3个月，无法彻底治愈，需要长期治疗护理及特殊康复训练。常见的慢性病主要有心脑血管疾病、癌症、糖尿病、慢性呼吸系统疾病，其中心脑血管疾病包含高血压、脑卒中和冠心病。慢性病严重威胁我国居民健康，致使患者生活质量下降，国家防治费用不断增加，已成为个人和国家沉重的负担。因此，明确慢性病患者心理特点及影响因素，对慢性病患者积极实施有针对性的心理干预，具有重要意义。

二、慢性病患者的心理特点及影响因素

（一）慢性病患者的心理特点

慢性病患者心理反应有3个时期：初期，表现为震惊；中期，治疗过程逐渐展开，患者感到无助，绝望，孤独；随着病程延长，患者出现角色强化。以下以冠心病和糖尿病两类慢性病患者举例。

1.冠心病患者的心理特点　由美国心脏病专家弗里德曼和罗森曼提出，A型性格的人群更容易患冠心病、高血压、神经官能症，表现出易激动，情绪波动大，造成血压易升高，心跳加快，血液中肾上腺素和去甲肾上腺素的含量提高；而B型行为的人相对沉着冷静，情绪表现不明显，患冠心病的可能性很少。

（1）恐惧和焦虑（常见）：①患者缺乏冠心病疾病知识，担心疾病影响未来的工作、学习和生活；②部分患者目睹过危重的冠心病患者抢救死亡等情景，恐惧加重；③冠心病目前尚无根治办法，病程长、反复发作、疗效不显著，患者生活质量下降，整日忧心忡忡，担心发病，害怕发病时得不到及时救治，紧张不安，坐卧不宁，不敢活动，有时伴入睡困难，易疲劳、晕眩等问题。

（2）责备和敌意：有些患者认为是因为工作过重导致自己患病，也有患者认为是其他外科因素造成了疾病问题，因而易出现责备、怨天尤人、怨恨和敌意等反应，影响患者的家庭关系、患者与同事之间的关系，致使病情加重，形成恶性循环。

（3）悲观和抑郁：悲观抑郁的情绪能影响冠心病患者生活质量。研究表明抑郁可增加血小板聚集性，导致血栓、栓塞，提高急性冠脉综合征的发生率。因冠心病治疗病程长，长期影响患者家庭、事业、以及经济收入，导致患者自信心、自我评价及自尊下降。患者容易情绪低

落、悲观失望、忧郁。

（4）疾病适应不良：随着时间推移，大部分患者焦虑抑郁情绪会逐步消退减轻，而仍有患者疾病适应不良，处在高度的抑郁和焦虑之中，出现这种情况，患者治疗依从性降低，身体功能受到影响。

2.糖尿病患者的心理特点

（1）抑郁（最常见）：糖尿病至今尚无根治的药物和治疗方法，难以治愈，且随着病程进展，患者会出现多种并发症，导致多脏器损害。当个体被确诊患有糖尿病，往往易出现负面情绪，怨天尤人。糖尿病伴抑郁情绪，会影响血糖的有效控制，加速糖尿病的进程，导致并发症的增加。

（2）拒绝：有些患者因早期症状较轻或无症状，以为只是血糖高，对身体并无大碍，或怀疑医生诊断有误，可能拒绝治疗。部分青少年患者因不能接受不同于他人的生活方式，也可能拒绝治疗和检查，或放弃控制饮食。种种原因，使患者的治疗依从性下降，治疗延缓，病情出现加重。

（3）厌世：病程后期可引发较严重的并发症，若治疗效果不理想，患者很可能不再信任医护人员，出现抵触情绪，消极懈怠，自暴自弃，甚至抗拒治疗。

（4）角色强化：糖尿病患者安心于已适应的患者角色现状，不愿意摆脱患者角色，期望继续享有患者角色所获得的利益。依赖性加强和自信心减弱，对承担原来的社会角色恐慌不安，或者自觉病情严重程度超过实际情况，形成患者角色的习惯化，情感脆弱，生活自理能力下降，如未达到其心理期望值，则可能产生失望、绝望甚至自杀行为。

三、慢性病患者的心理影响因素

1.疾病相关因素　慢性病症状可表现为剧烈的疼痛，严重的或致残、致畸，甚至死亡，加之部分慢性病治疗方案可伴剧烈疼痛或严重的药物不良反应，或干扰患者的正常活动，甚至完全改变生活方式和习惯，故易引发患者的心理变化。

2.个体因素

（1）年龄：幼儿因为认知能力有限，不能完全理解疾病之治疗方案，因而影响其心理变化的关键因素可能与活动受限以及与亲人分离有关。青少年关注的是与同伴保持一致被同伴接受，而患病可能导致此目标受阻，因而易出现逃避治疗、否认患病等情况或问题。成年人慢性病可能导致其人生理想难以实现，或已经习惯的生活方式受到干扰。老年人慢性病使安度晚年的目标受阻。不同年龄阶段的人群对疾病本身及治疗方案的理解程度不同，影响其心理变化的因素也不完全一致，疾病导致的负面影响不尽相同，心理的影响因素也存在差异。

（2）性别：男性相较于女性更容易受到慢性病的影响，表现出更为严重的心理反应。身患慢性病则意味着需要长期扮演依赖者的角色，违背了传统文化中男性强壮、独立的性别角色特点，往往导致男性比女性更难以接受患慢性病。

（3）人格因素：不同人格性别特征的人群应对慢性病的认知及反应有所不同。坚强乐观的个体在面临慢性病的折磨时，能够积极应对，乐观寻找希望，较少出现无助、绝望的情况；而悲观消极特征的个体则易出现不良心理或行为反应，消极应对，陷入苦闷忧郁之中。

3.环境因素

（1）物理环境：主要指医院环境，相对封闭限制，患者自由受到阻碍。患者会因为医院的压抑氛围而产生抑郁情绪。

（2）社会环境：主要指由那些与患者存在血缘关系、亲密关系、社会关系的人构成的社会支持系统。社会支持系统是否强大，会对患者产生不小影响，有效的社会支持会对患者心理产生正面的影响，能缓冲患病带来的一系列压力。

四、慢性病患者的心理护理

（一）心理评估

慢性病的诊断主要依据病史、临床表现和实验室检查等临床医学方法。心理评估可通过晤谈和心理测验方法，掌握患者情绪动态，日常对生活事件的处理方式等。

1.心理应激评估　对慢性病患者经历的生活事件，个体的社会支持系统以及个体所采用的应对方式等进行全面系统的评估。测评工具：生活事件量表、应对方式问卷、社会支持评定量表、职业倦怠量表等。

2.心理特质评估　主要围绕个体的人格特征、气质类型和行为特点等展开。测评工具：卡特尔16种人格因素问卷、艾森克人格问卷、A型行为类型问卷等。

3.心理状态评估　主要包括情绪躯体化指针、身心交互症状、生活满意程度和总体幸福感等。心理状态评估有助于了解患者近期的心理健康水平，一定程度上预测疾病发展。测评工具：Beck抑郁自评问卷、抑郁自评量表、焦虑自评量表、状态—特质焦虑问卷、症状自评量表、生活满意度评定量表和总体幸福感量表等。

4.认知能力评估　可为慢性病患者制定心理干预措施提供参考依据。目前针对认知能力的评估，包括常规问卷和计算机辅助测评方法。测评工具：Halstead—Reltan神经心理成套测验、Wisconsin卡片分类检测、认知能力筛查量表等。

（二）心理健康教育

1.掌握患者一般资料及疾病相关信息　包括患者的年龄、性别、职业、文化程度、婚姻状况、家庭成员组成及其健康状况、慢性病的性质、病程及严重程度，患者的心理状态、人格特征、认知能力等。为便于随访，需要为患者建立档案，同时提供有针对性、个性化的心理健康教育。

2.制定心理健康教育计划　从患者入院以来，针对患者基本情况，学习兴趣及需求，制定个性心理健康教育计划。

3. 明确心理健康教育内容　护士向患者普及疾病知识，如病因、发病机制、临床症状、并发症等。教会患者基本护理技术，如糖尿病患者血糖自测技术，提高患者依从性，使其不断提高自我保健意识和能力。

4. 采用灵活的教育形式　通过促进多种教育形式灵活多样，提高慢性病患者心理健康教育质量。

（1）集体心理健康教育：健康教育形式多样，如视频专题讲座、提问式、咨询式、示范式座谈式等，患者能从中获得慢性病相关知识，提高疾病认知水平。

（2）个别辅导：对患者个性化辅导，尤其应关注文盲、年老体弱、理解能力差的患者，护士应耐心准确回答并解释患者提出的问题，并给予有效、正确的指导。

（3）随机式教育：护士在日常工作中随时随地随机进行心理健康教育。

5. 效果评价　从心理健康教育活动计划、实施情况、患者掌握教育内容的程度等，获悉健康教育效果评价结果，以便对计划进行调整和完善。

（三）心理护理措施

以下重点介绍冠心病患者和糖尿病患者的心理护理措施。

1. 冠心病患者的心理护理

（1）行为矫正：促使机体减少对不利于患者健康刺激的过度反应。促使冠心病患者交感神经张力、血液黏度降低，良性负反馈调解恢复，冠心病向好转方向发展。具体实施步骤为：①行为评估；②制定计划；③措施实施；④效果评价。

（2）认知调整：某些冠心病患者因对疾病认知不足而产生负性情绪，心理护理的作用主要为重建患者对冠心病的正确认知，减少或避免不合理信念的影响。措施为：①丰富患者对疾病的认知，如疾病的病因及常见诱发因素，消除不合理信念；②使患者意识到自己有责任和义务参与治疗过程；③接受理性的生活哲学，减少或避免不合理信念的影响。

（3）情绪疏导：护士应在建立良好关系护患关系的基础上，帮助患者提高有效控制负性情绪的能力：①评估患者的情绪状态；②鼓励倾诉；③技术指导；④提高对疾病的适应性。

（4）提高对疾病的适应性：护士应教会患者及其家属采用积极应对技巧来处理遇到的困难和问题，提高患者对疾病的适应性，如客观评估自身的实际情况，选择合适的职业，积极调整工作、学习、饮食、生活方式等，降低心血管问题的发生率，提升生活积极性。

（5）健康指导：指导患者适度运动从而降低血黏度，减少血小板聚集性，增加高密度脂蛋白；告知患者合理饮食、起居，劳逸结合，在日常生活中保持情绪稳定，养成良好的健康生活习惯。

2. 糖尿病患者的心理护理

（1）情绪疏导：情绪影响糖尿病患者的血糖变化。情绪应激状态可引起血糖大幅度波动，促使体内酮体的出现和增高。当患者产生负性情绪时，可伴发尿糖升高，胰岛素需要量增加；当患者心情舒畅时，可出现尿量减少，尿糖减少，胰岛素需要量减少。重视患者情绪疏导，有利于糖尿病的好转。主要方法有鼓励患者倾诉、转移注意力、提供积极信息。

（2）指导患者进行身心自我护理：①让患者正确认识糖尿病，提升治疗积极性；②患者需要日常提醒自己保持情绪稳定，稳定的情绪有利于降低血糖；③通过学习一些有效放松训练方法能更好控制血糖，维护心理健康。

（3）团体心理干预：每周1～2次集中与患者进行沟通交流，向患者讲解有关防治疾病的知识，了解其心理变化。帮助其纠正错误行为、不良行为模式和应对方式，提供健康宣传材料，宣传糖尿病防治的基本知识。每周举办座谈会，鼓励患者之间交流治疗经验，及时为患者答疑解惑。

第二节 急危重症患者的心理特点与心理护理

一、急危重症概述

急危重症（emergency and severe disease）通常表示患者所得疾病为某种紧急、濒危的病症，起病急，病情危重，患者面临生命危险，需要立即诊治及抢救，引起的原因有心搏骤停、急性心功能衰竭、呼吸功能障碍、肾衰竭、多器官功能衰竭、大出血、休克、脑疝、急性中毒和各种意外造成的严重躯体损伤等。患者通常面临强烈的应激，缺乏足够的心理准备，过半患者在监护期间出现不良心理反应，医务人员在抢救患者生命的同时，应关注其心理状态，给予有针对性的心理干预。

二、急危重症患者的心理特点及影响因素

（一）急危重症患者的心理特点

1.焦虑、恐惧　多发生在患者入院或进入监护室后1～2天。患者大多出现明显的恐惧与焦虑、睡眠障碍，严重者可有惊恐发作或精神病性症状，这是合理的心理反应，属于原始心理防御机制。急性心肌梗死的患者，可因持续剧痛产生濒死恐惧，惊慌失措。伤残患者因身体完整性受损，影响日后家庭与生活，产生"阉割性焦虑"。

2.否认　否认心理在患者进入监护室后第2天出现，3～4天达到高峰。患者否认自己有病，或承认患病的事实但否认入住监护室的必要性。短期的否认可以缓解患者过度紧张、焦虑的情绪，有利于放松，而长期存在否认心理，不利于其适应疾病过程和疾病恢复。

3.孤独、抑郁　小部分患者在入住监护室的第5天后，会出现孤独、抑郁等情绪反应。主

要原因为，患者认识到疾病预后不好，身体状况、社会功能将会受损，对治疗前景悲观；与外界隔离产生压抑心理，同室病友之间因为病情严重缺少交流；医护人员与其谈心的时间较少，家属探视的时间有限等。患者表现出孤独悲观、沮丧、抑郁、沉默少语，甚至出现自杀心理。

4.愤怒　　主要表现为烦躁易激惹、敌意、行为失控、吵闹、哭泣、寝食难安，同时伴有心率加快，血压、血糖升高。有的因监测和治疗的需要，患者连接着多根导连线或留置多根导管，而使其产生强迫感和捆绑感、无助感；意外受伤者因感觉委屈而愤怒；患不治之症者抱怨命运不佳而愤怒，持续疼痛难以忍受者也易怒。

5.依赖　　患者在监护室里得到医务人员悉心照料，独立性下降，担心离开监护室疾病再次复发不能得到及时救护，对已经熟悉的监护病室的环境及医护人员产生依赖，不愿意撤离。

（二）急危重症患者心理的影响因素

1.疾病因素　　由于起病急，患者往往没有心理准备，加之伴随症状明显，患者感到痛苦与不适，担心抢救不及时危及生命安全，由此产生恐惧死亡的心理。患者的生理功能、心理状态、社会生活状况发生剧烈改变，难以迅速适应患者角色。

2.环境因素　　监护室密闭环境以及医务人员工作的紧张氛围让患者感到压抑；患者睡眠因为治疗操作原因长期受到打扰；其他患者的痛苦呻吟声会增加患者焦虑恐惧之感。全喉切除及气管切开等建立人工气道的患者，因不能通过语言与医护人员进行沟通，孤独感尤为严重。

3.治疗因素　　监护室患者短时间内需要接受诸如动静脉插管、B超检查、X线检查、放置胃管及导尿管、血气分析等陌生检查，感到诸多不适与痛苦，加之身上的插管有束缚感，患者感到紧张、恐惧、焦虑。

三、急危重症患者的心理护理

（一）心理评估

护士采用观察、访谈、问卷测评等方式，观察患者有无否认、焦虑、抑郁、谵妄等心理问题，知晓患者的意识状态、感知能力、情绪状况、社会支持状况、应对方式、既往心理健康状况，掌握急危重症患者的心理状态及心理问题，评估疾病对患者今后的生活、学习、工作的影响，实施有针对性的心理护理措施。

（二）心理健康教育

对意识清晰的急危重症患者，介绍疾病对其生理功能、心理状态、社会角色等方面的主要影响，使其了解可能出现的心理反应有哪些，指出严重的负性心理反应对治疗及康复的不利影响，指导患者识别。否认、焦虑、抑郁等负性心理反应，帮助其应对失眠、疼痛等问题，指导患者有效利用社会支持系统，提高社会支持的利用度，向其说明树立战胜疾病信心的重要性。

（三）心理护理措施

1. 减轻或消除负性情绪　针对患者恐惧、焦虑、抑郁、愤怒等负性情绪，采取以下心理措施：①热情接待；②认真观察患者病情和心理状态，沉着冷静，有条不紊熟练地进行救治；③加强护患沟通，给予其有强有力的心理支持；④对于愤怒情绪状态的患者，护士应理解其冲动的言行，不训斥患者，鼓励其宣泄情绪，缓解心理压力；⑤安排家属短时间探视。

2. 应对否认心理　患者短时间存在否认心理可不予纠正，但如果长期存在应积极应对。护士应主动迅速热情接待，向患者耐心解释说明救治及康复的重要性，鼓励其接受患病事实，体贴关心患者，结合认知疗法，帮助患者纠正认知偏差，积极配合救治。

3. 减轻或消除依赖心理　患者依赖心理虽有助于提高患者的遵医行为，但过度依赖则不利于调动其主观能动性，影响康复。护士应向即将撤离监护病房的患者解释说明转到普通病房的治疗原因，用温暖的语言消除患者顾虑，做好心理疏导工作。

4. 改善监护室的环境　调节室内灯光，降低噪声，尽量将干预性操作安排在白天，在病室中进行护理操作时，对于清醒的患者应给予解释，注意说话走路操作轻柔，避免在患者面前讨论病情。

第三节　手术患者的心理特点与心理护理

一、手术概述

手术（operation）指医生用医疗器械对患者身体进行的切除、缝合等治疗，如去除病变组织、修复损伤、移植器官、改善机体的功能和形态等，目的是医治或诊断疾病。患者可能对手术产生一定的心理应激反应，严重的出现消极情绪，影响手术效果及术后康复。护理人员应根据手术患者的心理行为特征，提供有针对性的心理护理。

二、手术患者的心理特点及影响因素

（一）手术患者的心理特点

1. 手术前患者的心理特点

（1）焦虑：焦虑会影响患者手术效果及预后。患者因为缺乏手术相关知识，对医务人员不信任，对医院环境缺乏安全感，会引起不愉快的情绪而产生焦虑。

（2）恐惧：术前患者主要对疼痛及医院的环境而产生恐惧。通常表现为紧张不安、忧心

忡忡、失眠、多梦，有的患者甚至出现心悸、胸闷、胸痛、气促、手发抖、坐立不安、出汗、呼吸心跳加快的症状。

2.手术中患者的心理特点　手术中患者的心理反应，主要是对手术过程的恐惧和对生命安危的担忧。患者在等待手术过程中，往往会产生强烈的恐惧。手术中金属器械的碰撞声、对切口出血情况的想象、内脏牵拉疼痛等均可使患者紧张及恐惧。局部麻醉和椎管内麻醉的患者因为术中意识清晰，能从医护人员的言谈来判断自己病情的严重程度及手术进展是否顺利，紧张恐惧情绪加剧。

3.手术后患者的心理特点

（1）意识障碍：多发生于术后2~5天，经1~3天后消失，少数伴抑郁。手术所致创伤、失血、电解质紊乱、内分泌障碍、继发感染等均可诱发。轻者表现为定向不全，理解困难，应答缓慢，近事记忆障碍；重者出现恐惧、激动不安，错视幻视、被害妄想，甚至发生意外伤人或自伤。

（2）焦躁：患者术后舒适度改变，伤口疼痛，无法自由活动，加之对疾病的担心，会引发焦虑情绪。

（3）抑郁：表现为悲观失望，睡眠障碍，自我感觉欠佳，活动减少，自责自罪，有的患者甚至出现自杀意念及行为。

（4）疼痛：患者术后持续疼痛的原因可能是因手术与疼痛获得心理或物质方面的利益，如因病获得较长时间的休息、家人的关注、哌替啶等成瘾药物的使用，使其疼痛在无意识中保持下去。

（5）精神疾病复发：有精神分裂症、抑郁症、焦虑症、双相情感障碍等精神疾病史的患者，可能因为不能承受手术的应激与压力，致使疾病复发。

（二）手术患者心理的影响因素

1.手术前患者心理的影响因素

（1）对手术的担忧：多与害怕疼痛、出血、术中发生麻醉意外、手术失败、术中死亡、手术影响容貌与日后生活等有关。

（2）患者对医务人员缺乏信任、挑剔，或医护人员曾对患者有过不良的言行态度，均可导致患者出现不同程度的焦虑及恐惧。

（3）其他原因：手术种类、患者年龄、性别、文化程度、经济状况等。

2.手术中患者心理的影响因素　主要为非全麻手术患者，患者心理多受手术环境影响，主要包括医护人员的态度、医护人员言语暗示、麻醉效果不理想导致的疼痛、手术不顺利、手术室的气氛、仪器设备及器械的声音等。

3.手术后患者心理的影响因素　包括手术是否成功；术后并发症；心理社会支持不足。

三、手术患者的心理护理

(一) 心理评估

评估患者在手术期间的心理状态,通过了解患者的人格特征、感知能力、情绪状况、社会支持状况、应对方式、既往心理健康状况,以及评估手术对患者今后的生活、学习、工作及生存质量有何影响,掌握患者有无失眠、紧张、恐惧、焦虑、抑郁的心理问题。

(二) 心理健康教育

帮助患者应对手术治疗所带来的压力。护士在患者入院期间向其介绍住院及手术治疗主要影响,鼓励患者排解紧张、恐惧、焦虑、抑郁等负性情绪,协同患者应对失眠、疼痛等问题,指导患者有效利用社会支持系统。

(三) 心理护理措施

1.手术前患者的心理护理

(1) 护士应让患者充分掌握手术及医护人员相关情况。护士应在患者入院时详细介绍病房的环境及生活作息制度,消除患者陌生感,介绍医护人员的业务水平和以往手术成功的经验,介绍选择手术治疗的必要性、所需费用、术前检查的目的、麻醉方式、手术的大致过程、术中配合方法以及术后注意事项,做到知情同意,帮助患者获得足够的信息,消除疑虑,从而积极配合手术。

(2) 采用支持性心理治疗技术及行为治疗技术,减轻患者负性心理。针对患者术前紧张、恐惧、焦虑的心理,给予倾听、解释、保证、指导及鼓励。对于术前焦虑较为严重的患者,可采用:①放松训练;②示范法;③催眠暗示法;④认知行为疗法;⑤音乐疗法。

(3) 强化社会支持。良好的社会支持,能帮助其减轻或消除负性心理。护士应鼓励患者家属给予支持和关怀,必要时与家属协商选择合适的治疗方案告知患者,病情危重的患者,交代家属不要过度流露出悲伤情绪,以免加重患者焦虑恐惧。

(4) 保证术前患者充足睡眠,必要时遵医嘱给药。

2.手术中患者的心理护理 医院应提供安静、整洁的手术室环境,手术室护士可为患者介绍手术室情况及先进医疗技术,取得患者信任。手术过程中医务人员谈话应顾及患者心理,轻柔和谐,不闲谈嬉笑,不窃窃私语,言语间不能谈论大出血、止血困难、包块太大、广泛转移了等词语。遇到意外需冷静,勿惊慌失措及大声喊叫,以免使患者过度紧张,产生消极情绪。巡回护士应密切观察患者病情变化及心理反应,关心安慰患者,指导其放松心情。

3.手术后患者的心理护理

(1) 及时反馈手术情况:当患者麻醉苏醒后,医护人员应告知手术顺利完成并达到了预期目的,使其放心,如病情许可,把切除的病灶给患者看,使其认识到病根已切除,即使术中手术不顺利或肿瘤扩散无法切除,也暂时不要告诉患者,以免患者过度焦虑痛苦。

(2) 处理术后疼痛等不适:患者术后疼痛与手术部位、切口方式及镇静剂的使用有关,护士通过从患者表情、姿势等非语言表达方式中掌握患者疼痛情况。必要时可指导患者采用非药物措施，如数数字、听音乐、放松技术等方法，减轻疼痛所带来的不适感觉，必要时遵照医嘱使用镇静药、镇痛药。

（3）帮助患者克服抑郁、焦虑等负性情绪：术后患者出现抑郁、焦虑的原因之一是患者评价疗效的方法不当所致。患者往往将自己的病情与做过相同手术的患者比较，或者是与自己手术前对术后疗效的期望相比较，对比产生落差。应告诉患者根据自身的病情特点、手术情况、术后检查情况来评价，使其认识到自己正处于康复之中，对手术及疾病恢复抱有信心。

（4）做好出院前健康教育：大多数患者伤口拆线后即可出院。然而，因其生理功能尚未完全恢复，护士应向出院患者进行饮食、自我锻炼、心理调适、定期复查等方面的健康教育。有的患者术后部分生理功能缺失，内心受到极大心理创伤，护士应给予共情与劝慰，尊重鼓励患者，帮助家属发挥术后心理支持作用，鼓励患者适应新生活。

第四节 肿瘤患者的心理特点与心理护理

一、肿瘤概述

肿瘤（tumor）是机体细胞在各种始动与促进因素作用下，局部组织的某个细胞在基因水平失去对其生长的正常调控，导致其克隆性异常增生与分化所形成的新生物。肿瘤的生长不受正常机体生理调节，而是破坏正常组织与器官。根据肿瘤的生物学行为可分为良性肿瘤（benign tumor）与恶性肿瘤（malignant tumor）。有明确肿块形成的为实体瘤，而没有明确肿块的为非实体瘤。本节所述肿瘤患者的心理特点与心理护理主要是针对恶性肿瘤患者而言。

二、肿瘤患者的心理特点及影响因素

（一）肿瘤患者的心理特点

1.早期肿瘤患者心理特征　随着肿瘤"早发现、早治疗"理念的灌输，以及肿瘤治疗手段的巨大进步，肿瘤患者早期的临床治愈率显著提高，患者往往会有较长的生存期。因此，肿瘤早期患者一般能保持较乐观心境。他们大多经历一段短暂的较强心理反应后，很快就可产生积极配合治疗的主导心理需求。此时，大多肿瘤早期患者，虽不否认其所面对的"残酷现实"，但又无时不在幻想着"奇迹"出现。他们或对手术等"根治疗法"抱有很高期待；或心存"侥幸"地企图通过各种重复检查，推翻先前已被确定为"癌症"的临床诊断。这部分患者不仅始终存有"幻想",还希望治疗过程中医护人员与其形成"知而不言"的默契,而不是直截了当的"正式癌症宣判"。但也有些患者因治病心切,会四处搜集各种"偏方""秘方",可能陷入"病急乱投医"的误区。此外,有的患者甚至面对多种"治疗方案"犹豫不决,举棋不定。如他们担心自己体质差,扛不住化疗的不良反应;甚至有的患者会盲目地去尝试各种"祖传治疗"等,结果却可能错失宝贵的治疗时机。

2. 晚期肿瘤患者心理特征　晚期肿瘤患者的心理反应,主要包括癌症患者病情反复时和癌症患者临终前的心理反应,多对患者的身心状态具负面影响。

(1) 病情反复肿瘤患者心理特征:肿瘤患者反复复发,这部分患者因意识到自己所患疾病的不良预后,其心理反应也随之更加复杂多变。一方面,他们希望自己的病症能够再次得到缓解;另一方面,又难以排遣"病情恶化"的阴影,寝食难安。患者常产生很强的孤独感,内心介于期盼奇迹和陷入绝望的激烈冲突。同时,癌症治疗所致各种不良反应,也可对患者的心理产生很大压力。加之癌症治疗多具有破坏性,患者极易产生不悦或恐慌等心理反应。

(2) 临终肿瘤患者心理特征:当患者自知所患病症治疗无望时,他们通常会经历短暂的否认、抗议或愤怒等偏激的情绪反应;接着便转为忧郁、紧张、恐惧等消极情绪,并伴有明显的睡眠障碍等。同时患者表现为不理智的行为,对任何道听途说的偏方都不惜铤而走险地想亲身尝试一下,有时甚至盲目地听信一些巫术或祈求神明。

当癌症患者的病情趋于恶化、死亡逐渐逼近时,有些患者感到万念俱灰,厌世轻生;有的患者会断然拒绝治疗,特别是性格过于内向的患者,更是郁郁寡欢。长期的病痛加治疗的折磨,患者往往基本认同肿瘤的不良预后,放弃与癌症的斗争,表面平静,只求缓解症状,治疗态度消极。有的患者会因肿瘤晚期的癌性疼痛,希望能结束生命来获得解脱,这一阶段的患者往往会产生自杀心理以及行为,需医护人员高度重视。具体临终患者的心理特点参见第八章第五节内容。

3. 肿瘤患者的心理反应分期　一般当肿瘤患者得知自己被确诊为肿瘤的消息后,其心理反应大致可分为以下4个时期。

(1) 休克—恐惧期:当患者突然得知自己患肿瘤后,心理受到极大的冲击,反应强烈,可表现为惊恐、眩晕、心慌,有时出现木僵表现,最常见的心理反应是恐惧。

(2) 否认—怀疑期:当患者从剧烈的情绪震荡中冷静下来后,借助"否认"的心理防御机制应对其"癌症知情"所致的紧张、痛苦体验。继而便开始怀疑诊断的正确性,患者会怀着希望到处检查,期望得到否定癌症的诊断。

(3) 愤怒—沮丧期:当患者不得不面对肿瘤确诊这一诊断后,患者往往会表现为易激动、暴躁、愤怒、发脾气,甚至有攻击行为。有的患者还会表现出沮丧、悲哀、抑郁等情绪,甚至感到绝望,严重者可出现自杀倾向或行为。

(4) 接受—适应期:患者最终只能无奈接受和适应患癌的事实,心理难以恢复到病前的无忧的心理状态,其情绪逐渐平静。有的患者主动适应,以积极乐观心理面对疾病,有的患者被动适应，常陷入长期的抑郁和痛苦之中。

4.肿瘤患者常见的心理问题

（1）否认、恐惧和愤怒：发生于最初诊断阶段，一开始恐惧可能会淹没愤怒，否认也可能妨碍敌意的产生。当患者领会疾病对他的全部含义后，就会产生心理失衡，认为世界不公平，抱怨为什么事情偏偏发生在自己身上，因而产生愤怒情绪，甚至将愤怒指向他人，如医务人员和家属。

恐惧情绪的产生源自患者对肿瘤未知的恐惧、对死亡的恐惧、对癌痛折磨的恐惧、对手术的恐惧、对放疗、化疗的不良反应及并发症的恐惧。患者常常表现出烦躁、易激动、健忘，注意力过度集中到疾病信息上，并伴有惧怕、忧虑和不安感，患者多采取攻击或逃避的方式来降低恐惧感。

（2）抑郁和焦虑：肿瘤患者中焦虑和抑郁情绪的发生率较高，其抑郁主要原因有：患者了解其所患疾病的严重性，获知治疗前途渺茫，因而失去了战胜病魔的信心和勇气，常常拒绝治疗，整日郁郁寡欢。情绪低落、自我评价降低、消极悲观厌世，甚至萌生自杀念头；有时伴有睡眠障碍、胃纳减退、便秘、体重下降等躯体症状；有些患者甚至出现"欲哭无泪"的深度抑郁状态；也有部分患者可能会掩饰自己的抑郁情绪，有意表现得乐观。

焦虑反应的原因既可能来自对本身患病的不安，也可能来自疾病本身的临床表现。例如，担心手术不成功、术后癌细胞扩散等。在化疗和放疗阶段，由于化疗放疗常导致不同程度的不良反应如恶心、呕吐等，尤其是当患者觉得自己病情无好转时，会出现急躁、易怒、灰心、焦虑等。

（3）孤独和无助：罹患肿瘤后，患者会感觉到生命偏离了正常的轨道，变得敏感多疑，难以与周围人融洽相处，从而产生孤独感。患者住院治疗后，社会信息被剥夺，依恋亲人的需要得不到满足，进一步加重孤独感。当患者对自己，对所处环境感到无能为力，无助情绪便会产生。患者往往有自怜和自卑情绪，例如，患者可出现面对镜子进行自我告别，回首往事，顾影自怜等行为。

（4）被动依赖：由于担心疾病，患者往往表现自信心低，可能在行为上产生退化，例如，自己能做的事也要让家属来做，不愿让家属离开，变得被动、依赖，对医院环境不能很快适应、需要他人帮助照料。患者变得没有信心、没有主见，而家人代为帮助患者做的很多事更助长其依赖心理。

（二）肿瘤患者的心理影响因素

1.社会心理因素影响　肿瘤患者治疗往往伴有手术、化疗、放疗、介入、免疫等综合治疗手段。昂贵的治疗药物、复杂的治疗手段等，都会给患者带来较重的经济负担。加上肿瘤治疗疗程长，工作事业受影响，患者普遍感到来自家庭责任的压力，如果家庭成员对患者不关心、社会单位对患者缺乏必要关怀，则患者极易处于无助状态。

2.与疾病和治疗有关的影响因素　癌症及其治疗给患者双重应激，癌症疲劳、癌痛和化疗的不良反应使患者体会到疾病的存在，对疾病预后的担忧及对死亡的恐惧感导致肿瘤患者心理失衡。有的患者治疗后出现形体方面的改变，如脱发、面部水肿、器官缺损等，患者会因此产生自卑、敏感、回避、自我封闭、自信心不足等性格行为的改变。患者预后与患者期望之间存在落差，也会导致患者易产生负性心理反应。

3.知识缺乏　许多患者缘于对癌症的恐惧及对肿瘤的片面认识，认为癌症病死率较高治疗效果差，导致肿瘤患者心理失衡加重，人们往往会感到即将走到生命尽头，出现恐惧、否认、愤怒、焦虑和抑郁等心理反应，影响对肿瘤的整体综合治疗。

4.其他影响因素　医院的陌生环境，医生、护士的服务态度和技能精湛程度、仪器设备状况等均可加重患者心理应激反应。

三、肿瘤患者的心理护理

（一）肿瘤患者心理评估

1.一般资料及生理健康水平评估　主要采用访谈法和观察法收集患者的一般资料，包括年龄、性别、职业、文化程度、经济等情况；评估患者生理健康水平，例如，有无肿瘤或相关治疗导致长期的慢性疼痛或持续的剧烈疼痛，患者自理能力或外形受损等问题，并评估上述问题对患者的心理影响。

2.心理健康水平评估　可采用量表法监测患者心理状态，如可根据需要使用人格量表评估患者的人格特点，深入了解其个人价值观念，进一步明晰患者对待疾病的态度和应对方式；可使用焦虑、抑郁等情绪量表评估患者的情绪状况，甄别负性情绪，尤其是抑郁情绪的程度；观察患者有无特别的行为或情绪特征改变，如冷漠、退缩、隔离、愤怒、攻击性，或睡眠、饮食的改变，有无严重的绝望或无助感，这些信号往往是患者自杀的危险信号。

3.社会支持水平评估　家庭社会对肿瘤患者有很重要的支持作用。可以采用访谈法评估患者的社会资源，例如，职业和家庭生活中存在的问题，可能获得的有效社会支持，以及患者对社会支持的利用情况；也可用量表法，如生活事件量表，调查患者近期经历的生活事件，分析其心理应激水平。

（二）肿瘤患者的心理健康教育

1.提供与疾病相关的正确知识信息　患者由于不了解肿瘤的相关知识或对肿瘤治疗效果感到绝望而产生紧张、焦虑。因此，在健康教育过程中，护士要用患者可以理解的方式讲解罹患肿瘤的基本知识、诊断、治疗、不良反应及处理方法等，并用恰当的语言及时、耐心地回答患者提出的各种问题，纠正错误认知，使患者对肿瘤有一个科学的了解，接受治疗带来的不良反应，满足于患者的信息需求。

2.介绍心理因素对于肿瘤发生、发展、预后的影响　护士需结合前期心理评估的情况、与患者讨论人格特点、经历的生活事件及情绪状态等与肿瘤发生、发展的关系，使患者了解长期的情绪压抑、心情苦闷,悲观失望等不良心理状态具有促进肿瘤的发生发展;也可以让其他心理状态积极的患者现身说法,使患者认识到心理因素在癌症的治疗和康复中的重要作用,激发患者的抗癌信心。

3. 指导患者调整好心理状态　耐心倾听患者的顾虑,指导和鼓励患者认识、表达自己的情绪,教授患者自我心理调节技术,如放松技术、积极应对技巧、确立新的生活方式等,减轻焦虑抑郁等负性情绪,以乐观、积极的态度对待面临的各种治疗。

(三) 肿瘤患者的心理护理措施

肿瘤患者由于病程较长,心理护理的主要目的是提高患者生活质量,延长生存时间,因此支持性心理护理极为重要。心理护理的实施需要建立良好的护患关系,全方位采集患者信息,通过客观量化的心理评估,确定患者的基本心态,从而分析出原因和影响因素,针对患者选择合适的对策,及时落实干预后的效果,最终确定新的方案。由于肿瘤疾病不同阶段,患者的心理反应不尽相同,所采取的护理措施也需要做出改变。

1. 焦虑反应的心理护理　护士应分析患者焦虑的原因,告知患者适度的焦虑并不构成心理问题。如患者出现过度焦虑,则需尽可能减少不良外来刺激对其造成的心理压力。为患者提供安全舒适的物理和人际环境,如病室安静、光线柔和,护士的态度要温和、体贴。评估患者当前的应对方式,并帮助患者了解当前的应对方式对焦虑的存在或消除起到了什么样的作用,指导患者建立有效的应对方式,并及时提供反馈意见,对患者的积极变化及时给予正性强化。及时解答患者提出的问题,通过语言与非语言解除患者因肿瘤相关知识缺乏而带来的焦虑,以此使患者身心更加健康,更好地配合治疗。

2. 恐惧反应的心理护理　护士需要了解患者恐惧状态背后的原因并加以分析,进而采取有针对性的干预措施,制定相关计划减少或消除引起患者恐惧的原因,降低恐惧的程度。例如,向手术患者介绍具体流程和注意事项,指导患者做好术前准备;请经历过该手术的病友介绍经验,安慰患者;认真倾听患者的诉说,为患者提供心理支持等。当患者表现出显著的恐惧情绪时,应当为患者提供应对恐惧情绪的适宜方法和场所,帮助患者宣泄或转移注意力。

3. 抑郁反应的心理护理　抑郁情绪是恶性肿瘤患者常出现的心理反应,护士可以使用认知行为治疗技术消除患者的负性情绪,鼓励患者表达抑郁情绪,认真倾听患者的诉说并提供心理支持。及时进行健康教育,在肿瘤治疗的不同阶段或特殊的检查治疗前向患者解释清楚,解除患者的疑虑。同时做好家属的知识宣教,利用患者的社会支持系统,使其帮助调动患者与肿瘤疾病抗争的信心,让患者感受到家庭和社会的理解及支持。

重视患者抑郁期间可能发生的自杀行为,这是护士此阶段心理护理最重要的一环。对那些情绪抑郁、沮丧、厌世的患者要特别注意。护士必须及时将患者的自杀危险性告知患者家属,与其密切配合;医务人员之间应就患者的自杀危险性及时沟通,必要时应请专科医生会诊。护士、医生、家属共同合作,给予心理支持,采取积极措施解决患者的不适或癌痛等问题,预防自杀。同时,激发患者的能动性,改变其不良心境,树立战胜疾病的信心。

4.孤独反应的心理护理 与患者讨论导致孤独的原因，如社会支持资源的不足、社交的障碍、疾病带来的自卑等，帮助患者认识到自身在孤独情绪的发生和缓解中所起的作用，改变其对人际交往的不良认知，帮助其学习社会交往技巧，从而主动寻找改善的资源。鼓励患者与病友交往，主动参加社会活动。同时，取得患者家属、朋友、同事等的支持，增加与患者的接触和情感交流。鼓励患者发展适合自己的兴趣爱好，增加社会交往范围等。

5.否认反应的心理护理 护士应认同患者的否认是一种保护性的应对防御机制，适度的否认对患者有益。提供机会让患者表达内心的恐惧和焦虑，鼓励患者逐渐面对问题或者表达对某个问题的关心。切忌直接质问患者的否认行为。当患者没有心理准备时不要急于强迫他提出问题或谈及所关心的事，以免引起患者的焦虑情绪。若患者提出他所否认的问题或者表达对该问题的关心时，应提供有关的指导并给予必要的心理支持。

总之，有效的心理护理是建立在良好的护、患之间的关系上。针对不同的肿瘤患者心理特点、不同疾病期的心理状况和病情的变化等情况制订出合理的、科学的心理护理计划，并配备专门的相对固定的具有一定医学心理学知识的护士去为患者做好心理疏导。护理人员对癌症患者应有深厚的同理心，对患者的病情和治疗情况以及情绪反应了然于胸，在生活上主动关心体贴患者，在医疗方面让患者满意放心，使患者保持一个良好的心理平衡状态。

第五节 临终患者的心理特点与心理护理

一、临终患者概述

临终患者是指患有在医学上已经判明在当前医学技术水平条件下治愈无望的疾病，估计在6个月内将要死亡的人。包括晚期恶性肿瘤患者，并发危及生命的脑卒中患者，伴有多种慢性疾病的衰老、衰竭将死的患者，患有严重心肺疾病的危重患者等。

二、临终患者的心理特点及影响因素

（一）临终患者的心理特点

临终患者由于躯体疾病的折磨，对生的渴望和对死的恐惧会产生一系列复杂的心理变化，甚至行为与人格的改变。有的患者反应剧烈、焦虑、恐惧、烦躁不安；有的患者已意识到死亡的到来，则心情相对平静，情绪比较稳定。通过临床观察发现，临终患者从获知病情到临终往往会经历类似的心理发展阶段，美国精神病学家库布勒-罗斯（Kubler-Ross）把这一心理反应过程总结为5个阶段，即否认期、愤怒期、协议期、抑郁期及接受期。其中，忧郁痛苦、悲

伤始终贯穿疾病的全过程。

1. 否认期　当一个人在得知自己患了某种严重疾病或即将面临死亡时常会说："不，这不会是我，那不是真的！"这是临终患者的第一心理反应。在这一阶段患者不敢面对病情恶化的现实，对死亡的后果没有做好思想准备，往往四处求医，希望能有奇迹出现，甚至抱着侥幸的心态，希望是误诊。其主要表现在求医迫切，对医护人员采取信任态度，常常注意身体各器官功能的变化并及时做出反应。否认，是患者应对突降不幸的心理防御，这种否认是一种积极的心态，是正常的，它可以使患者暂时逃离现实的压力，赢得时间，做好心理防御的准备。否认期一般为期短暂，也有至死否认的。但大多数临终患者最终还是要面对死亡这个现实，所以否认作为积极心态的作用是有限的。

2. 愤怒期　当否认无法再持续下去，患者开始接受患病的现实时，最常见的反应是愤怒。患者会抱怨命运的不公平，气愤命运对自己的捉弄，继而表现出极大的愤怒、怨恨、恐惧、沮丧、易激惹，甚至产生嫉妒心理："为什么是我？这太不公平了！"在身心备受煎熬中患者自控能力下降，表现出焦躁，怨天尤人，不近人情，常迁怒于医护人员和家属，用不近情理的行为来发泄内心的不满、苦闷和无奈。这种行为常被人认为是无理取闹，其实，这是患者无意识心理防御机制中的转移表现，即将自己的不满发泄在别人身上。有时患者以不断大声呻吟作为要求援助的信号，这也是其无助、无奈、自怜的心理表露。

3. 协议期　愤怒过后发现这是无用的，便转入协议期。此期患者愤怒的心理消失，心情逐渐平静，不再抱怨，显得平静、安详、友善，开始接受现实，理智地考虑一些现实的问题。这一时期，患者对这个社会还有许多不舍，对人生还充满希望，渴望通过采取某些措施达到延长生存时间的目的，他们会请求医生想尽一切办法治疗疾病，期望奇迹出现，因此，能积极配合一切治疗和护理，能够忍受由治疗带来的各种痛苦，此期的患者遵医行为表现较好。另外，他们还可能不惜代价千方百计地寻找民间偏方，以期推迟死亡的时间，求得生存。

4. 抑郁期　随着病情的日益恶化，身体状况下降，患者意识到无论采取什么手段，都已于事无补，死亡将不可避免。特别是因身体的衰弱而精神疲惫，食欲不振，睡眠不佳，患者十分痛苦，体验到一种准备身后事的悲凉，变得沉默寡言，情绪极度消沉、压抑，对外界的事物完全丧失了兴趣，甚至不愿同最亲近的人接触。抑郁的严重程度因人而异，有的患者甚至有自杀的倾向，也有患者会采取反向或印象整饰来假装自己很平静，这一时期是出现自杀行为的高峰期，护士应尤为关注！

5. 接受期　患者进入此阶段时，认为自己已完成了人生的一切，对死亡采取了接受的态度，不再恐惧、不再逃避，以平和的心态迎接死亡的到来。此时患者表现为平静、安详、少言，有序地安排一些身后的事情。他们的兴趣和感觉都已消失，不再抱怨命运，不再呻吟，闭目不语，非常希望自己最亲近的人能够陪伴在身边，伴随自己走过人生的最后阶段。

以上临终患者于各阶段的表现可以不尽相同，出现的顺序及每一阶段持续的时间因人、因时、因病而异。

（二）临终患者的心理影响因素

临终患者处于治疗不再生效、生理和心理最痛苦的濒死期，心理反应强烈而复杂，患者的个性特征、所患疾病的性质、家庭和社会状况等均可影响其心理变化。

1.病情因素　进入终末期，患者身体状况每况愈下，疼痛加剧、独立性丧失、无法参与生活或社会活动、生活质量低下，以及因疾病造成经济上的负担，成为他人的拖累等，导致患者产生强烈的内疚感。

2.人格因素　临终患者的尊严与其自尊、生活意愿低下、情绪低落以及对未来的不确定性等心理状态有很大的关系。如对生活的沮丧、自身孤独，感觉不到朋友、家人、医疗服务提供者的支持和关心，感到绝望和无助感。缺乏社会支持的患者更有可能加重精神、心理负担，使其尊严感降低。

3.文化、价值观差异　社会文化、价值观差异也会导致患者对死亡的认同度不同。来自不同种族和（或）族裔的患者，由于社会文化背景不同，会选择不同的临终护理计划和决策。中国人一直受到儒家文化的影响，其死亡观大多为好生恶死，当面对死亡应激源时，大部分人呈现出爆发、回避、缓冲机制失效等心理现象。中国人又以家庭为中心，在做出任何与死亡有关的决定前，都会征求家人的意见。然而，受传统孝道观的影响，患者家属尤其是子女认为与患者谈论死亡就等于放弃治疗，从而不愿意让患者接受死亡教育，导致患者不能正确地理解和面对死亡。

4.社会支持欠缺　我国安宁疗护工作起步较晚，宣传及普及力度不够、政策资金支持匮乏，因此，对于安宁疗护的理念，普遍存在着社会认知度低的问题。由于缺乏安宁疗护专业队伍，在临终患者中开展死亡教育的实践和研究较少，导致在全国范围内缺乏统一的操作流程及实践标准，管理与规范不完善，服务供给不足。

三、临终患者的心理护理

（一）临终患者心理评估

1.疾病程度　通过观察、体格检查等收集患者的客观资料，掌握患者的生理、睡眠、饮食等状况，评估患者病情、意识状态、理解能力和表达能力。

2.认知水平　通过观察，了解患者在医院的适应情况；通过交谈、开放式提问、鼓励患者主动叙述等，了解患者的认知能力、情绪状况及行为能力，评估患者对疾病的主观理解，对死亡的态度、担忧以及应对能力。

3.心理社会评估　收集患者的一般资料，包括年龄、性别、民族、文化程度、信仰、婚姻状况、家庭关系、职业环境、受教育程度、生活习惯、嗜好等，评估患者是否由于种族、文化和信仰的差异而存在特殊的习俗。应用恰当的评估工具筛查和评估患者的焦虑、抑郁程度及有无自杀倾向。评估患者知情权和隐私权是否得到尊重，尤其是临终患者，对心理方面的需求处于高水平，因此有必要使用有效和可靠的工具定期评估患者的尊严，评估其优逝期望（表8-5-1）。

表8-5-1 优逝期望量表

条 目	完全不同意	不同意	有些不同意	不确定	有些同意	同意	完全同意
身心舒适							
在喜爱的地方逝去							
维持希望和快乐							
良好的医患关系							
不成为负担							
良好的家庭关系							
独立自理							
环境舒适							
获得个人尊重							
人生使命的完成							
接受足够的治疗							
临终前的准备							
对将来的把握							
宗教信仰和精神慰藉							
自然死亡							
自觉意识							
自尊和美丽							
有人生价值							

影响临终患者优逝期望的因素包含10个核心领域，即环境舒适；生命圆满；死在最喜欢的地方；保持希望和快乐、独立；身体和精神健康；心理安慰；与医务人员关系良好；不被当成负担；与家庭关系良好和个人受到尊重。优逝期望还涉及8个可选领域，即宗教和精神安慰；接受满意的治疗；控制未来；觉得自己的生命值得活下去；不知道死亡；骄傲与美丽；自然死亡；为死亡做好准备。优逝可以帮助临终患者继续在家中和社区有尊严，且舒适地与家人、朋友生活在一起，心理和精神上都得到满足。通过评估临终患者的优逝期望，了解他们的临终治疗偏好，尊重其生命意愿，符合尊严死的内涵。

4.家属的态度　评估患者的人际关系、家属的支持情况、患者和家属对沟通的心理需求程度；观察家属的悲伤情绪反应及表现，评估患者家属心理状态、理解能力、表达能力和支持系统。

（二）临终患者的心理健康教育

通过宣传栏、宣传册及公众号等方式，让患者及家属了解更多关于安宁疗护、生前预嘱、优逝等理念及知识，协助他们正确的认识死亡，不消极、不悲观，积极寻求生命的意义，从容地面对死亡，从而不留遗憾地离开人世。

安宁疗护（palliative care）：是指通过由医生、护士、志愿者、社工、理疗师、心理师等人员组成的团队，为疾病终末期或老年患者在临终前提供身体、心理、精神等方面的照料和人文关怀等服务，在减少患者身体上疼痛的同时，更关注患者的内心感受，给予患者"灵性照护"，帮助患者舒适、安详、有尊严地离世。

生前预嘱（living will）：是指人们事先，也就是在健康或意识清楚时签署的说明在不可治愈的伤病末期或临终时要或不要哪种医疗护理的指示文件。生前预嘱可以提高临终患者医疗决策的自主性，可以更全面地了解临终患者的治疗偏好，并相信患者的生命意愿将得到充分尊重，让他们在临终时获得尊严，从而提高临终患者的生命质量。

优逝：即安详地面对死亡，是意识到并接受即将来临的死亡，能够妥善处理情感和物质上的重要事情，做好角色和责任的交接。优逝包括没有疼痛，有家人和朋友陪伴，没有造成负担等，还包括心理和精神上的舒适、死亡地点的选择、有尊严地离去等。

不同时期的患者有不同的心理反应，护士应恰当应用沟通技巧与患者建立信任关系，引导患者和家属面对和接受疾病状况，帮助患者应对情绪反应。

1.否认期　根据患者对自身疾病的了解程度，给予针对性的指导。对于无相关知识的患者，可适当暗示所患疾病的复杂与疑难；对于有获取知识能力的患者则需分析疾病的反复性和易变性，协助患者逐渐适应和接受即将死亡的现实。

2.愤怒期　社会支持力量，尤其是家属和亲朋好友是患者的精神支柱，在支持和帮助患者正确有效地应对疾病方面可以起到非常大的、不可或缺的作用。因此，护士要对他们给予正确指导、教育。在治疗中及时与患者家属沟通，向家属介绍疾病相关知识、最佳治疗方案，理解患者内心体验，并教会家属应对技巧，使家属也能达到最佳的心理状态，给予患者关爱、理解、同情和宽容。

3.协议期　此期患者对生存的渴望程度极高，容易受到一些江湖术士的欺骗，增加治疗的难度。因此，要加强医学科学的宣传力度与教育，尊重患者的知情权，适度的预告治疗相关信息及疾病预后，使患者获得较准确的信息，引导患者面对和接受当前的疾病状况。

4.抑郁期　向家属介绍这一时期患者的心理特点，告诉家属不必试图使患者高兴起来，试图使患者高兴是家属的希望而不是患者的希望，患者已经认识到生命即将结束，感到悲哀是正常的。要试图了解患者最关心、最想做的事情，并尽量提供帮助，满足其心愿。

5.接受期　尊重患者的民族习惯和宗教信仰，根据患者不同的职业、心理反应、性格、社会文化背景，在适当时机，谨言慎语地与患者及其家属共同探讨生与死的意义，有针对性地进行精神安慰和心理疏导，帮助患者正确认识、对待生命和疾病。指导家属不要强迫与患者交谈，要尽量陪伴在患者身旁，要尊重患者的信仰和选择，督促家属尽量按照患者的意愿安排后事，使患者能以平静的心情面对即将到来的死亡。

（三）临终患者的心理护理措施

临终患者护理已经成为护理领域的一个研究方向，许多研究者对临终患者的护理进行研究，并提出了临终护理应当达到的目标：①患者尽可能享受最后的时光，与亲人相伴，感受家庭的温暖和幸福；②帮助患者尽可能完成未完成的工作或愿望，使患者临终前感到人生无憾，并获得最后的乐趣和满足；③采取有效措施控制患者的疼痛，尽可能减少患者的痛苦和烦恼；④尊重患者的愿望，让患者有尊严地离开人世。

临终患者的心理变化经历不同的阶段，在各个过程都包含了"求生"的希望，但在不同的阶段，患者有不同的心理需要。护理人员在面对临终患者时，要根据患者所处的不同阶段，给予相应的心理护理，协助患者走向人生的终点。

1.否认期　和患者坦诚沟通，既不揭穿患者的防御机制，也不对他撒谎，要以理解、同情的态度，认真倾听其感受，了解患者对自己病情认识的程度。不能将病情全部告知患者，不强求患者面对现实，要经常出现在患者身边，表示热心、关心和理解，让患者安心并感到自己没有被抛弃，时刻感受到护理人员、家人的关怀，让他们维持对生存的希望。与患者交谈时语言要带有鼓舞性，使患者相信有医术高明的医生和条件优越的医院，可以采取最新的有效疗法，暂时的不幸将很快过去，并顺从患者做一些检查，可缓冲和减少对患者心灵的伤害，从而获得较满意的期待效果。

2.愤怒期　护理人员要充分理解患者的发怒是源于害怕和无助，并非针对家属和医务人员。要用亲切诚恳的态度对待患者，要充分理解患者的痛苦，以宽容的态度对待患者的各种情绪，让其愤怒的情绪得以释放，倾诉内心的忧虑和恐惧，减轻患者心理压力。护理人员语言要顺从，避免各种不文明言行的刺激，不能因为患者"事多"而表现出厌烦情绪，冷落患者，否则患者会感到更加绝望和孤独。要尽可能延长在患者床边进行护理操作及在旁陪伴的时间，满足患者的各种要求。同时要做好家属的工作，给予患者宽容、关爱和理解，对此期患者给予无微不至的抚慰是极其重要的，会给患者带来良好的影响，起着较大的稳定作用。如患者的行为过激时，可加强监护避免意外，必要时遵医嘱给予镇静剂等药物，帮助患者稳定情绪。

3.协议期　此时期的患者对治疗是积极的，他们会用合作和友好的态度来试图推迟死亡的命运，护理人员应当充分利用这段时间，与患者建立良好的护患关系，取得患者信任。主动关心患者，耐心倾听患者的陈述与需要，最大程度地创造条件，满足他们的各种要求，尽可能地实现患者的愿望，从而调动患者的主观能动性，积极配合治疗，落实基础护理和生活护理，使患者身心感到舒适，延长生存时间。

护理人员要帮助患者获得有关死亡、濒死相关知识，实施正确的人生死亡观的教育，引导患者回顾人生，肯定生命的意义，形成比较客观的心理状态，引导患者正确认识死亡，逐步面对现实。并鼓励患者制定现实可及的目标，并协助其完成心愿。

死亡教育是一种基于人道死亡观念服务于医疗实践和社会的教育，目的是引导人们科学地认识及对待死亡，坦然地接受这种生命过程。此类教育有助于临终患者及其家属了解健康与死亡等自然生命规律，改善患者及家属对死亡的不良认知及行为，以更积极的心态认识及接受死亡，能有效缓解患者的焦虑和恐惧，提高患者临终阶段的生活质量。

4.抑郁期　此时患者意识到死亡即将临近，表现出极大的悲伤和绝望，不愿多说话，但内心又非常害怕孤独，患者信息的传递可能是矛盾的，例如，会口头上说自己很好，不需要别人帮忙，而在非语言行为方面却渴望得到家人及亲朋好友的同情、关心、陪伴和支持。因此，护理人员应允许家属陪伴，建立良好的家属陪伴制度，观察患者非语言行为并熟悉其意，了解患者的真实要求，给予更多的照顾，尽量满足患者需要。鼓励患者的亲朋好友、单位同事等社会成员多探视，不要将他们隔离开来，以体现患者的生存价值，减少孤独和悲哀。

与患者交流时言语要少，深沉带有同情感，要正面向着他，回答问题应简单明了，可通过点头、握手或给予同情的眼神给患者以支持和鼓励。当患者谈及死亡等内容时，家属和护理人员应当耐心倾听，要让患者表达出自己的情绪，并给予及时而准确的回应，使患者感到被接纳。护理人员和家属应多方位、多方面地鼓励和支持患者，尽量满足临终患者最关心、最想做的事情。如果家属和护理人员不能理解和体会患者的心理要求，有意无意地回避谈论死亡问题，就会使患者感到自己的情感不被他人所接受，感到孤独和疏远，从而关闭了情感交流的通道。这样做不利于患者顺利度过抑郁期，甚至有可能发生自杀悲剧。

5.接受期　尊重患者的选择，不要强迫与其交谈，给予临终患者一个安静、明亮、单独和谐的空间，减少外界干扰，给患者提供表达和发泄内心情感的适宜环境。告知家属要尽量陪伴患者，与患者坦诚沟通，适时表达关怀和爱，尽量照顾患者的自尊心、尊重他们的权利，尽可能满足患者的心理需要。在这个阶段，护理人员除了满足患者的基本生理需要外，还应当保持与患者的交往，为患者解决实际问题，协助患者实现各种愿望。对虚弱而无力进行语言交流的患者，通过表情、眼神、手势表达理解和爱，并以熟练的护理技术操作取得患者的信赖和配合，也可以轻轻抚摸患者的手、胳膊、额头及胸、腹、背部，或者握住患者的双手给予安全感和温暖感，减轻其孤独和恐惧，让其保持乐观顺应的态度度过生命终期，从而舒适、安详、有尊严地离世。

尊严治疗是在生命结束时提供的一种心理社会干预，已被证明能缓解晚期癌症患者和老年患者的痛苦。尊严治疗以帮助临终患者处理未完成的事情，让他们觉得可以保持自我，相信自己有能力扮演重要的角色，减轻临终患者的心理、精神负担，提升其价值感，使其精神、心理上得到满足。

总之，对否认期的患者要加强沟通和精神鼓励；对愤怒期的患者要理解、耐心安抚和劝导；对协议期的患者应同情、关怀，并尽量减轻痛苦；对抑郁期的患者应鼓励、支持，增加与疾病做斗争的信心和勇气；对接受期的患者尽量不予干扰。做好临终患者心理护理的原则是因人、因病而异，还需护理人员和家属等各方面的默契配合，才能对患者实施有效的心理护理，使患者在生命的最后一站，能安静、舒适、平静而又有尊严地离开人间。

第六节 孕产妇的心理特点与心理护理

一、孕产妇概述

孕育生命是自然赋予女性特有的生理功能，期间充满着期待与喜悦。但是，孕产期也是女性最为脆弱的时期：首先，妊娠会使孕妇伴随一系列复杂的生理变化；其次，孕产期妇女可能会面临高危妊娠、分娩并发症等风险；第三，新生命的孕育与来临，使得孕产妇的家庭、社会角色发生变化，需要她们在心理上做出适应性调整，这些应激源，会使孕产妇产生担忧、紧张、焦虑等负性情绪。孕产妇的心理问题不仅会直接影响其自身的健康，还会增加产科和新生儿并发症的风险，并影响母婴联结、婴幼儿健康及其心理适应能力等。孕产妇心理健康与躯体健康同样重要，因此，护士不仅要关注孕产妇的生理状况，更要关注其心理状况，帮助孕产妇逐步适应角色转变，克服心理困扰，顺利度过人生中最为重要的时期。

二、孕产妇的心理特点及影响因素

（一）孕产妇的心理特点

1.期待　得知妊娠后，孕妇会流露出喜悦之情。孕妇常与家人、朋友分享妊娠的喜悦，表现出对新生儿的期待。特别是随着胎动的出现，孕妇感受到"孩子"的存在，幸福感增强，常通过抚摸、与胎儿对话等行为表现对胎儿的喜爱与期待之情。孕妇还积极寻求分娩、照护婴儿等方面的知识，注重饮食，定期产检，听从权威人士的建议，出现"筑巢反应"，为宝宝购置物品、起名字甚至设想孩子的未来等。

2.焦虑　妊娠使孕妇发生一些生理性改变，比如妊娠早期出现恶心、呕吐，妊娠晚期出现水肿、下肢和外阴静脉曲张、腰背痛等，使得孕妇伴发焦虑情绪；有慢性疾病、有高危妊娠史或有妊娠并发症的孕妇会担心不良因素可能会导致胎儿畸形、流产、早产、死胎等；妊娠晚期，担心分晚时疼痛、纠结于分娩方式的选择，以及担心能否顺利分娩，对于一些初为人母的产妇，由于缺乏育儿经验，害怕护理婴儿有困难，会遭到他人对育儿的批评和缺乏支持等，都会导致焦虑情绪的产生。

3.孤独　妊娠后社交活动减少，特别是孕妇待产住院后，周围待产妇痛苦的呻吟声、产程中频繁宫缩造成的腹痛、某些医务人员对产妇的痛苦表现出不以为然的态度以及对住院环境的陌生等，都会对产妇造成不良刺激，导致其缺乏安全感，产生孤独情绪。

4.抑郁　正常妊娠期妇女短暂、轻微的抑郁情绪发生率为50%以上，表现为常为一些鸡毛蒜皮的小事而烦躁、易怒、哭泣等，情绪起伏较大，睡眠困难、注意力不集中、易激惹，这也会使孕妇家属不知所措和感到困扰，有时只好漠视，这更加使孕妇觉得备受冷落，得不到应有的关心、体贴和爱护，而影响夫妻感情甚至婆媳关系。有慢性病史、不孕症病史、不良孕产史、睡眠差、严重分娩疼痛等情况，也会使孕妇顾虑重重，有些甚至会出现少言寡语、懊恼丧气等自尊和自信心降低的表现。使用辅助生殖技术（assisted reproductive techniques，ART）的孕产妇，由于昂贵的费用、非自然受孕、反复的期盼与失望，使得ART助孕的胎儿既是高危儿，又是珍贵儿，孕妇会担心孩子能否健康、顺利出生，而且绝大多数接受ART治疗的妊娠妇女并不希望别人知道事情真相，表现为敏感、多疑。孕期抑郁情绪可能会增加发生产后抑郁症的风险。

5.依赖性　从怀孕初始，孕妇逐渐表现出以"自我为中心"，她们专注于胎儿和自己的健康，随着行动不便，孕妇会寻求更多的关注，尤其是丈夫及家人的体贴和爱护，常幻想着自己和胎儿可能遭受危险，对家人的依赖性增强。

6.矛盾心理　意外妊娠者可能由于工作、家庭、经济不稳定或其他原因暂时不想生育，也可能没有做好充分的孕前准备，如怀孕前服用药物、患病、饮酒、吸烟、接触致畸因素等，还有的孕妇纠结分娩方式、胎儿的性别等，这类孕妇心里矛盾重重。

（二）孕产妇的心理影响因素

1.年龄　年龄偏小的孕产妇，本身在生理、心理发展上尚未成熟，因此在孕产角色的学习上会遇到更多困难，影响其心理适应。近年来，随着二孩、三孩生育政策的调整以及生育观念的变化，我国高龄孕产妇日渐增多，这部分群体妊娠并发症的发生率显著高于一般育龄期妇女，不仅危害母体健康，亦可导致胎儿畸形、新生儿缺陷及死胎等。高龄孕产妇尤其是既往不孕症者对于小生命来临的迫切性、关注性和期望值均高于一般孕妇。再次，有些高龄孕妇往往以工作或学习为中心，需要协调工作与生育的关系。因此，高龄孕产妇压力更大，心情尤为紧张，更容易出现心理问题。

2.知识缺乏　孕产妇对围生期保健及分娩知识缺乏，待产准备不足，担心分娩安全，不能从容地采取积极有效的应对措施，是孕产妇发生心理问题的危险因素。

3.躯体因素　感染慢性传染性疾病（如乙型肝炎、艾滋病、性病等）的孕妇首先会担心怀孕会暴露自己是传染病患者，其次担心胎儿会因此发生畸形、流产、感染疾病或死胎，这些状况会影响孕产妇的家庭、工作、人际关系等，从而使她们感到愧疚、自卑、自责、紧张、焦虑、恐惧等；有慢性病史、有并发症、存在孕产高危因素的孕产妇会担心疾病可能遗传给胎儿，胎儿畸形以及担心自己是否能安全度过妊娠、分娩期等；部分孕妇被迫终止妊娠，或产后被迫或自动放弃母乳喂养，这会影响产妇对母亲角色的认同，同时也可能阻碍亲子关系的建立。以上因素均会影响孕产妇的心理健康。

4.心理社会因素　夫妻恩爱、家庭和睦、善于利用社会资源、孕产期间生活平静、经济状况良好等有利于孕产妇产生安全感、情绪稳定。反之，既往有抑郁／焦虑症病史或其他精神病史以及家族史，儿童期被虐待或缺乏父母照顾，神经质、性格内向自卑、敏感多疑、多思多虑、焦虑冲动、情绪不稳，社会支持系统不良（如缺乏情感或行为上的支持、缺乏同伴或与同伴关系不良），存在家庭暴力（过去或当前），存在重大压力，经历了负性生活事件（离婚、亲人去世、经济困难、失业等），吸毒和酗酒等，则发生心理问题的概率显著增加。

三、孕产妇的心理护理

（一）孕产妇心理评估

在孕产妇常规保健过程中应注意观察孕产妇的心理状态变化，关注风险因素，进行心理状况的评估，及时识别危机状态，提高孕产妇情绪管理技能。

1.评估孕产妇的年龄、文化程度、健康状况（精神和躯体）、受孕发生的环境、对生育的认知态度；孕妇对怀孕的反应和适应，以及对生育的期望；其他人的反应，尤其是婴儿的父亲；生活方式的改变，包括母亲为完成这次怀孕所做的牺牲，她与未出生的孩子之间迅速发展的关系，她的担忧和关注。

2.孕产期检查是发现高危孕妇的最佳方法，孕产妇心理健康问题的筛查应该作为常规孕产期保健的组成部分，在每次产前或产后检查中，应询问孕产妇的情绪状况，并了解其心理社会风险因素；产后访视应同时关注母亲心理状况及母婴互动情况。应用专业的量表测评，早期识别孕产妇的心理问题，及时干预或转诊。目前常用的孕产妇心理筛查量表主要为自评量表，可在医务人员的指导下由孕产妇自行填写完成，包括妊娠期压力量表、分娩恐惧量表、爱丁堡产后抑郁量表（Edinburgh postnatal depression scale，EPDS），9项患者健康问卷（patient health questionnaire-9 items，PHQ-9）、抑郁自评量表（self-rarting epression scale，SDS）、7项广泛性焦虑障碍量表（generalized anxiety disorder-7，GAD-7）、焦虑自评量表（self-rating anxiety scale，SAS）等。

3.记录母亲关于婴儿的陈述，注意母亲对新生儿以及婴儿喂养和护理的反应；观察在与婴儿分离和见面时、婴儿哭闹和提出要求时、喂食和洗澡时以及危机时刻母亲的反应；观察婴儿的反应，并将其与该年龄的标准和母亲自己对婴儿的看法进行比较，评估婴儿的身体和心理安全；注意父亲对婴儿护理的反应和参与，评估婴儿出生对家庭的影响，以及年轻父母可以获得的支持。

（二）孕产妇的心理健康教育

1.孕产妇出现心理问题的很大原因是相关知识的缺乏，提供孕产妇保健服务的医疗机构应当在生育全程（备孕、孕期、产时、产后）为所有孕产妇、其伴侣及其主要家庭成员提供心理健康教育，包括孕产妇的心理特点、孕期常见情绪问题及影响因素、情绪异常尤其是抑郁焦虑等症状的自我识别和负性情绪的缓解方法、孕期健康生活（饮食、运动、睡眠）、如何面对分娩、新生儿护理、产后恢复等，并告知心理问题在孕产期女性中较为常见，心理保健可以提升心理健康水平，减少心理问题的发生。

2.护士应根据孕产妇的社会文化背景、孕产时期、对信息的需求等，向孕妇及家属普及孕产知识，纠正孕妇错误的认知，与之一起制定孕期检查计划，指导孕妇学会自我保健与自我监测。对于高危妊娠的孕妇，不适宜妊娠者，建议终止妊娠；能继续妊娠者，加强孕期全程随访、保健管理，增加孕妇安全感。为感染传染病的孕妇介绍成功阻断母婴传播的病例，增强其信心。

3.在产程开始即向产妇用通俗易懂的语言介绍分娩的基本知识，讲解子宫收缩在产程中的作用，让产妇了解自己的产程进展情况。

4.教授产妇育儿知识与技能，提高产妇的自信心与自尊感，促使其全面胜任母亲角色。加强产褥期妇女个人卫生的指导，避免因产褥感染等躯体不适带来负面情绪。

5.增加孕产妇社会支持。做好孕产妇家属的宣教工作，注重配偶及家庭对孕产妇的支持作用。妊娠分娩是夫妻共同的责任，丈夫是产妇情绪最重要的支持者，应理解支持和体贴照顾妻子，帮助她顺利度过感情脆弱期。家庭其他成员也要齐心协力，除在生活上关心体贴孕产妇外，还要倾听她的倾诉，帮助产妇及时调整一些不良心态，消除心里的烦闷。尤其是不能对生男生女有任何的抱怨，让孕产妇觉得自己和孩子在家人心目中占有同样的地位，体会到家庭成员的支持与鼓励，增加幸福感，从而树立战胜困难的信心。

（三）孕产妇的心理护理措施

孕产妇良好的心理健康状况有助于促进婴儿的身心健康，并促进孕产妇自身的身体状况和自然分娩。

1.营造温馨的环境氛围　病区走廊布置赏心悦目的展板，如孕期须知、母乳喂养方法、产后健身操等。病房保持空气新鲜、温湿度适宜、光线柔和，张贴宝宝照片等，可以从一定程度上缓解孕产妇的焦虑、恐惧情绪。

2.保持良好的生活方式　良好的生活方式有助于促进情绪健康，包括均衡的营养、适度的体育锻炼、充足的睡眠等。孕产妇可酌情在三餐之外适当增加一些健康食物作为补充，注意饮食不要过于油腻，食材、水果品种多样，营养均衡；孕产妇居家时间较多，要避免长时间躺在床上（医生建议下需要卧床静养的孕产妇除外），尽量在有困意、打算睡觉时再卧床，睡前关闭电子产品，可适当做一些放松练习，如深呼吸、冥想、听音乐等。

3.提倡导乐陪伴分娩　导乐（doula）陪伴分娩是指由一个有过生育经历并经培训考试合格的助产士，在产前、产时、产后给产妇以生理、心理及情感上的支持，陪伴产妇整个分娩过程。在产时，有导乐人员热心、耐心和富有同情心的陪伴与讲述，能增加产妇的信任和安全感，消除其恐惧和焦虑情绪，对促进自然分娩起到积极的推动作用。亦可根据实际情况开展无痛分娩、家庭化分娩、丈夫陪伴分娩等。

4.耐心倾听　护士应鼓励孕妇表达内心的感受、想法和情绪，诉说其心理困惑。一方面，倾诉本身可使孕妇释放压力，减轻其心理负担；另一方面，通过耐心倾听，护士可以了解孕产妇的心理需要、情绪变化，从而有针对性地安慰、关心和鼓励，提供心理支持，提高孕妇的应对能力。对于敏感型孕产妇，护士在健康宣教时，应注意自己的措辞，把握说话的分寸，适度幽默等，避免让孕妇听到胎儿畸形、早产、死胎及死亡等敏感字眼，以免给孕妇心理造成不良刺激。

5.负性情绪的管理　教授孕妇学习简单的减压方法，积极赋能，做好情绪管理，缓解压力，对孕产妇抑郁、焦虑、分娩恐惧等心理问题有预防效果。

（1）分散及转移注意力：了解孕产妇的兴趣爱好，引导她关注周围及外界的事情，鼓励其全身心投入到自己喜欢的活动中，如养花、听音乐、欣赏画册、阅读、适量运动（没有运动禁忌证的孕产妇）、做一些力所能及的工作等，让孕妇的身体和思维忙碌起来，减少空闲时间胡思乱想。特别是听减压放松的古典音乐，或者唱摇篮曲等，能有效减轻孕期压力和焦虑，还可通过增加胎儿心率和胎儿反应影响胎儿，这样一方面中止了不良刺激源的作用，防止不良情绪的泛化蔓延，另一方面通过参与活动达到增进积极的情绪体验的目的。

（2）积极心理暗示：引导孕产妇积极的心理暗示，如在心里默念"生育是女人的光荣使命，我生宝宝没有问题"等。护士对孕产妇的努力和进步行为给予充分肯定和鼓励，并运用点头、微笑、轻声应答等方式鼓励产妇的积极行为，帮助产妇树立信心，使其感觉到有能力承担母亲角色，体现自我价值。

（3）放松技术：指导孕妇呼吸训练、放松想象、多听轻松、悠扬、舒缓的音乐等，降低交感神经的兴奋性，使心理状态得以放松。简单的觉察呼吸练习可帮助孕产妇把纷繁的思绪重新回到当下感受上，可有意识地去感受呼吸过程中的身体感觉，比如将注意力放在鼻端、胸腔、腹部或呼吸感觉最明显的部位，持续觉察一小会儿，短至5分钟，长至30分钟，可有意识地感受呼吸中的气味，体会周围环境中存在的自然芳香等。

（4）适当宣泄：对过于紧张、敏感的孕妇，建议其适当宣泄，如写日记、撕纸法（将自己的不愉快详细写在纸上，然后将其撕毁或烧掉）、倾诉等。

（5）家庭及社会支持：建立良好的家庭支持系统，鼓励家属支持和陪伴孕产妇；必要时通过计算机辅助的认知行为治疗，或者网络、电话等远程心理咨询和心理支持方式帮助孕产妇应对负性情绪。

（四）产后抑郁症的心理护理

产后抑郁症（postpartum depression，PPD）是围生期女性最常合并的情感障碍之一，全球发生率为17.7%，是指产褥期内出现的明显抑郁症状或典型的抑郁发作，在产后4周以内出现，持续2周以上，目前认为激素水平的波动可能与产后抑郁有关。产后抑郁可通过爱丁堡产后抑郁筛查量表（EPDS）进行自我监测和筛查，如果EPDS总分超过13分，或产妇出现自杀观念，建议转至精神专科就诊。

1.病因　产后抑郁症原因较复杂，大致可分为生理、遗传、心理、社会四大因素。

（1）生理因素：多数学者认为，产后体内雌激素水平迅速下降或持续低水平是PPD产生的重要原因。妊娠后胎盘形成会引起母体内下丘脑—垂体—肾上腺皮质（HPA）发生改变，HPA轴功能失调是PPD的重要预测因素。产妇的产前健康状况对产后抑郁症的发生也有很大影响，合并妊娠并发症、难产、既往有流产、早产、死胎等不良孕产史的产妇易发生PPD，且不良孕产史次数越多越容易发生PPD。

（2）遗传：有精神病家族史，特别是有家族抑郁症病史的产妇PPD发病率比一般人群高，表明PPD的发生和遗传因素具有相关性。

（3）心理因素：情绪不稳定、脆弱敏感、以自我为中心、性格内向、社交能力差等个性特征的产妇产后抑郁症发生率高。外向型、具有正向积极人格特征，认同感、责任感强等特质的产妇不易发生PPD。另外，新生儿诞生后，初为人母尚需学习很多照顾新生儿的知识和技能，护理新生儿使产妇疲劳等应激状态，也可能是产后抑郁症的促发因素。产前过度焦虑、孕期发生抑郁、对照顾孩子有巨大压力的产妇更易患PPD。

（4）社会因素：孕期以及分娩前后的负性生活事件越多，如离婚、失业、亲人丧亡、大手术、死胎、新生儿畸形、新生儿性别不符合家人期望等，都会使产妇患产后抑郁症的可能性增大。另外，产妇的社会支持系统、经济状况、文化程度等也与产褥期精神障碍相关，如低龄、非计划内怀孕、单亲、家庭不和睦、低社会地位、低学历、低收入等均可增加产妇产后抑郁的易感性。

2.临床表现　大多数产妇常表现为情绪低落、心情压抑、沮丧、悲伤，主动性下降，不愿与人交流，感情淡漠，甚至与丈夫也产生隔阂；对生活缺乏信心，对事物反应迟钝，提不起兴趣、即使看到孩子都不能高兴起来；失眠、易疲倦，注意力不集中，记忆力减退；食欲、性欲均明显减退。产后抑郁会损害产妇躯体健康，患者常体重减轻、头痛、头晕、胃部不适、心率加快、呼吸加快等，甚至需要他人帮助料理日常生活。有的产后抑郁症患者甚至出现自杀或扩大性自杀（杀婴后再自杀）。

3.产后抑郁症的心理护理措施

（1）加强保健、预防为主：积极开展孕产妇的心理卫生保健工作，了解孕产妇的心理健康状态、个性特征、既往病史，去除致病的危险因素。对孕前有精神病或抑郁症病史或孕期有抑郁症状者应高度重视，减少或避免精神刺激，给予相应的心理指导或请心理卫生专业人员进行心理疏导。

（2）增加精神支持：主动关心产妇及婴儿，多与产妇交流，鼓励产妇把引起抑郁的原因表达出来，耐心倾听。鼓励产妇自我安慰，当心情不好时，为自己找出一种合乎内心需要的理由来说明或辩解，或主动寻找可信任的人进行倾诉、寻求专业人士的帮助等，以此冲淡内心的不安与痛苦。帮助产妇认同母亲角色，初为人母者，教会她们护理孩子的一般知识和技能，消除产妇自认为无能的心态。

（3）运动锻炼：鼓励产妇积极有效地锻炼身体，尽早恢复自己的美丽与健康；鼓励做自己感兴趣或者能让自己感到身心愉悦的活动，转移注意力，使产妇不再将注意力集中在婴儿或者烦心的事情上，使体内积聚的能量发散出来，使产妇的心情愉快起来。

（4）心理干预：教授孕产妇孕产期抑郁和焦虑等症状的识别和应对方法，告知其求助途径，鼓励孕产妇在情绪不佳的时候积极寻求专业帮助，通过认知行为治疗、人际心理治疗、基于正念和（或）静观的认知治疗、心理动力学治疗等专业的心理治疗技术，帮助孕产妇调整偏倚认知、缓解负性情绪、提升心理能量、充实生活。

（5）家庭治疗：家庭状况能够影响产褥期精神障碍的发病、病程及康复效果。家庭治疗不仅对产妇本人有直接的治疗作用，而且也会使每个家庭成员受益。建议家人参与到整个孕产期过程中，帮助和陪伴孕产妇，营造温馨的家庭气氛，增进夫妻、婆媳关系，让孕产妇时刻感到家庭的温暖，减轻或消除焦虑、抑郁情绪，降低产褥期精神障碍的发生率。建议孕产妇及家人关注情绪变化，发现情绪变得严重，并影响到正常社会功能时，一定要到专业机构寻求帮助，重症患者请精神科医生给予药物治疗。

（6）加强安全防护与干预：关注孕产妇的自杀和自伤问题，留意孕妇的情绪变化，并警惕自杀风险。在孕产妇有抑郁情绪或者流露出自杀相关的信号时，要评估其是否有自伤或者自杀的想法和计划、计划实施的可能性、自杀工具的可得性等，综合评估自杀风险。如果评估孕产妇有明确的自杀或者自伤想法的时候，建议其到精神卫生机构进行专业的评估或者邀请精神科医生进行联络会诊。做好预防自杀的心理健康教育，使孕产妇和其家人了解自杀的相关知识和可寻求帮助的资源，关注孕产妇的情绪变化和安全状况。尤其在孕产妇表达有强烈自杀想法的时候，要保证身边有人陪伴。制定完善的孕产妇自杀危机干预预案，一旦孕产妇出现自杀行为，能够根据预案，有条不紊地进行危机干预。

总之，孕产妇的心理健康问题对妇女、家庭、卫生系统和社会均可造成重大负担，甚至引发严重后果，包括开展心理健康教育、改善生活方式、加强社会支持、提供心理保健技术等多种方式的孕产妇心理健康促进工作，可帮助孕产妇达到身体和心理的最优状态，提高生活质量，增强适应环境的能力。

第七节 儿童患者的心理特点与心理护理

一、儿童患者概述

儿童患者年龄较小，对疾病缺乏深刻认识，又不善于表达，患儿的心理状态只能从其言语和非言语行为（表情、目光、体态等）中仔细体会理解；儿童患者心理活动多随活动情境而迅速变化，不同年龄的儿童个性差异极大，其心理特点也很不相同。

二、儿童患者的心理特点及影响因素

（一）儿童患者的心理特点

大多数儿童就医时存在明显的消极心理反应，而且因儿童的年龄、疾病性质、严重程度及人格特点的不同，其心理反应的强度和形式又有所不同。根据儿童心理及生理特点，住院患儿分为：新生儿期、婴儿期、幼儿期、学龄前期、学龄期5个阶段。

1.新生儿期（0~28天） 此期已经具备了视、听、嗅、味、触等本体感觉，其中听、味、嗅、触觉发育较好，视觉发展相对迟缓。新生儿的大脑发育还不完善，大脑皮质经常处于保护性抑制状态，故新生儿每日睡眠长达20~22小时。新生儿只有两种简单的情绪，即痛苦与满足，通过啼哭与安宁表现出来，能够感知获得满足与舒适感后的愉快情绪以及饥饿、寒冷、尿布潮湿等所引起的不愉快情绪。新生儿对环境变化较为警觉，表现为心率加快等生理变化，当对这种刺激逐渐适应时，则心率减慢。

2.婴儿期（1月龄至1岁） 此期的各种身心发展是一生中最快的时期，大脑的成熟以及神经元之间联结的形成是情绪发展的基础。婴儿渐次出现好奇、高兴、社交微笑和大笑。在7~12个月，生气和恐惧明显增强，开始认生，尤其是在社交场合，面对陌生人的情况下。在这一时期，婴儿对母亲或主要照料者产生依恋心理，表现为当母亲或主要照料者离开时哭闹、追随、恋恋不舍，表现出紧张焦虑情绪并伴有求助、反抗及警惕行为，称为分离性焦虑（separation anxiety）。6个月以后住院的患儿所表现出的哭闹不安，即以分离性焦虑为主。

3.幼儿期（1~3岁） 此期是儿童生长发育的重要时期，由于神经兴奋和抑制不平衡，且通常兴奋占优势，因此表现为易激动、哭闹、情绪不稳定。1岁以后，婴儿有了自我觉知，开始表现出针对自己的情感，如自豪、害羞、尴尬和内疚，而且这些情感也可能针对其他人。在2岁时，他们的情绪已经显示出大部分的成人情绪，能够理解简单的道理，但言行不一，如说好吃药不哭，但真正吃药时又不肯合作。在这个时期，他们已经断乳，并显示出"心理断乳"，表现出独立自主的愿望，能忍受与父母的短暂分离，但仍受分离性焦虑的影响，他们会认为住院是父母对自己的惩罚，因而产生疑惑，对限制自己的活动感到不满，尤其是当父母不陪伴时表现得更为强烈。

4.学龄前期（3~6岁） 此期儿童主动性增强，初步产生了参加社会活动及独立的意愿，开始自行其是，不听大人的话，心理学称之为"第一反抗期"。此期儿童的能力还是非常有限的，还不能很好地掌握自己的行动，知识经验还非常缺乏，独立活动的渴望与行为带来的不良后果之间产生了心理冲突，可能会出现内疚。这个年龄段的住院患儿，心理活动开始变得复杂，他们更容易担惊受怕，如怕打针、怕吃药、怕被父母遗弃。住院后产生恐惧及被动依赖的心理，常表现出哭闹、拒食、压抑、睡眠不安、退化行为、攻击行为等。

5.学龄期（6~14岁） 这个年龄段的儿童有极强的求知欲和想象力，破坏力和创造力也很强，对事物有自己的判断力，同时又容易受到别人影响；情绪较外露、易激动、不深刻、持续时间较短；已建立起道德感和美感，但还会受周围环境影响而变化，非常在意别人对自己的评价，并内化为对自身的评价。学龄期是形成一个人自信或自卑人格的关键时期，如果在这时期经历过多的失败和打击，他们就会形成自卑感。这个年龄段的住院患儿离开父母、老师、伙伴，脱离了校园生活，他们担心学业，并由于对环境的生疏而感到孤独；对疾病缺乏了解，担心自己会变成残废或死亡，躯体的不适等使患儿恐惧不安、悲伤胆怯、睡眠障碍；自尊心特别强的患儿因害羞不配合诊查和治疗，但表现得比较隐匿，做出若无其事的样子掩盖自己的恐慌；病重的患儿有怀疑、悲观失望、痛苦以及对死亡的探究等心理反应；长期慢性疾病患儿的心理反应则更为复杂，严重影响其正常心理发育，甚至出现心理问题。

（二）儿童患者的影响因素

1. 年龄　不同年龄阶段的儿童其认知能力存在很大差异，认知差异将会影响患儿对患病的认识和反应，进而影响心理反应。

2. 气质　儿童对于患病所表现出的情绪不仅与成熟有关，也与其不同的气质类型有关。气质受个体基因型的影响，从出生就表现出了差异，一些婴儿比另一些更容易养育。"易养型"的儿童行为比较有规律，具有很强的适应性，情绪处于中低强度状态，一般会对新情境表现出好奇心，有安全感；"难养型"的儿童活动无规律，适应性差，属于情绪型，有更多消极情绪，面临新情境往往有强烈的反应，安全感较差；"缓慢型"的儿童不太活跃，很少表现强烈的情绪，对环境的表现相对平静，心境普遍较为消极，适应缓慢。此外，还有具有上述2种或3种类型特点的混合型气质类型。

3. 应激反应　医院中各种各样的设施和医疗器械取代了家中温馨、熟悉的环境，各种器械声、嘈杂声和消毒水的味道使患儿缺乏安全感。接受各种检查、治疗、护理操作带来的不良刺激，以及疾病本身引起的躯体痛苦等使患儿及家长产生一系列应激反应，进而影响其情绪和行为。

4. 亲子关系　依恋理论认为，人们都有依附的需要，这个可以依附的对象必须是可以信任的并且能够提供支持和保护的重要他人，人们心理的稳定和健康发展取决于心理结构中是否有一个安全基地。在我们很小的时候，这个角色多由妈妈来承担，妈妈所担任的安全基地就会内化为孩子心中的安全基地，孩子长大后就有了内在的安全感。婴儿时期形成的依恋质量会影响婴儿情绪情感、个性、社会性行为的健康发展，从而使儿童患病时表现出不同的心理反应。

三、儿童患者的心理护理

（一）儿童患者的心理评估

评估患儿及家长对疾病的认知程度、患儿的气质类型、患儿及家属的行为反应和情绪反应、患儿及家属亲子关系情况等。

1. 评估儿童患者对疾病的认知　通过交谈、观察，评价患儿对疾病的认知程度。儿童对疾病的认知因年龄的不同而有所差异。不同年龄阶段的患儿对疾病认知的一般规律如下。

（1）幼儿期与学龄前期：只注重疾病的现象，认为疾病是外在的事物，仅仅是感到身体不舒适，将疼痛等感觉与惩罚相联系，对疾病的发展与预后缺乏认识。

（2）学龄期：具有一定的抽象思维能力，对疾病有一定的认识，对疾病的发生和治疗有一定的理解，能用语言表达身体的不适，有一定的自控能力。但往往因焦虑、恐惧而夸大疾病的程度，产生对死亡的恐惧。

2.儿童患者气质的评估　　由经过专门训练的专业人员，选择合适的量表对患儿进行测评，了解患儿的气质类型，有助于发现需要重点关注的患儿。

3.儿童患者主要应激源的评估　　对其应激源的评估需考虑以下几个方面。

（1）疾病本身及各种治疗所带来的痛苦、创伤和身体形象的改变，治疗对日常活动的限制。

（2）对疾病认识有限而产生的不良情绪反应，如焦虑、恐惧，甚至因幻想而失眠。

（3）陌生的环境、陌生的人，药物和各种治疗仪器、设备的不良刺激。

（4）学业的中断，以及受家长不良情绪的影响。

4.对家长的评估　　评估家长的一般情况，包括年龄、种族、文化程度、理解能力、工作性质、家庭经济状况、陪伴时间和安排、共同照顾者数量等；通过交谈，了解家长对儿童所患疾病的认知程度，应对技能和感受，对治疗和护理的配合程度。

（二）儿童患者的心理健康教育

1.对儿童患者的心理健康教育　　根据儿童患者的发育水平和认知能力选择合适的交流方式，如游戏法、示范法、提问法、练习法等，以直观的实物、图片、玩具等进行启发式教育，激发患儿的学习兴趣，并予以适当的督促、检查和指导，提高患儿的接受程度。

2.对患儿家长的心理健康教育　　心理情绪症状，是儿童主观上所经历和感知的不悦体验，会随着时间、地点和情境的不同而时刻变化，尤其是抑郁与焦虑情绪的表达相对于愤怒情绪的表达是内化的，父母或照顾者很难识别并回忆儿童情绪变化的频率和具体细节。所以，护理人员要指导患儿的父母及主要照顾者增加与患儿的接触、加强交谈，取得患儿的信任与配合，使患儿主动诉说产生的负性情绪，从而有效地观察患儿的情绪表现。护理人员要帮助家长了解患儿疾病的病因、临床表现、发展、转归及预后，给患儿及家长介绍相同疾病治愈的例子，使他们可以正确对待疾病的变化，疏泄负性情绪，消除自卑和焦虑心理，增强战胜疾病的信心，主动配合和坚持治疗。

（三）儿童患者的心理护理措施

随着医学模式的改变，对儿童患者的护理已由单纯的疾病护理发展为以"小儿及其家庭为中心"的身心整体护理，只有将家庭作为一个整体来定义患者，对儿童患者的护理才能更好地完成。因此，对儿童患者的护理应优先考虑家庭的价值需要、促进家庭合作、强化家庭整体力量，以创造一个良好的治疗环境，共同促进患儿早日康复。

1. 环境布置要符合儿童心理特点　　病区布置应尽量温馨，可将儿童病室的墙壁粉刷成粉红、鹅黄、草绿、天蓝等颜色，窗帘、寝具等选用卡通图案，并在房间中摆放适宜的玩具，使病室呈现儿童喜爱的风格，让患儿在医院也有快乐、轻松的内心体验，减少焦虑和恐惧。

2. 建立良好的护患关系　　良好的护患关系，可使患儿获得安全感，缓解紧张、焦虑和恐惧的情绪，愿意配合治疗与护理。对于年龄较大的患儿，护理人员可运用比喻、拟人的方式，通过讲故事、做游戏的形式与患儿进行沟通交流。对年龄较小的患儿可采取抚摸、搂抱、目光交流等非语言沟通的方式。

3. 帮助患儿宣泄不良情绪　　当患儿出现发怒、吵闹、哭泣、拒绝家长离开、不执行医护人员的要求等行为时，护理人员要理解这是患儿对生活事件的应对和防御，应尽量体贴、爱护患儿，不要轻易训斥责骂。

4. 对不同年龄患儿的心理护理　　不同年龄的住院儿童，其心理反应的强度和形式不同。因此，护理人员应该根据不同儿童的年龄特点采取不同的心理护理方法。

（1）新生儿期：新生儿常通过哭来表达情绪，护理人员要善于观察、体会哭声所表达的含义，找出原因，并给予精确护理。在与患儿进行交流时，可以用亲切的目光、喃喃细语、温柔的抚摸稳定患儿情绪，使患儿安静、满足、获得愉快的情绪体验，提高患儿的适应能力和反应能力。

（2）婴幼儿期：保证患儿充足的营养和睡眠，关注患儿的情感需要，帮助建立安全型依恋关系。母爱是建立"母子联结"，促进儿童心理发展的重要因素之一。心理学家认为，人体间的接触和抚摸是婴儿天生的需求，有人把这种需求称为"皮肤饥饿"，儿童的皮肤饥饿现象，在家庭中可由父母的搂抱等方式满足。所以应尽可能允许母亲在医院陪护，以减轻因分离性焦虑所带来的不良心理反应。如果因病情限制或其他原因，母亲不能陪护，护理人员要尽可能多地轻拍、抚摸、搂抱、亲近患儿，使其产生如在母亲怀中的安全感，有助于大脑的兴奋和抑制变得自然协调。尽量允许患儿保留一些在家中的习惯，允许他们带些感兴趣的玩具、物品或卡通画册等，以减轻暂时与父母别离的焦虑情绪。在病情和安全状况允许的情况下，根据患儿的意愿，护理人员可与患儿一起讲故事、做游戏等，给予患儿一定的自由，允许他们去做力所能及的事情，丰富其住院生活，从而增加患儿对医务人员的信任，减轻不安心理。

（3）学龄前期：通过做游戏、讲故事、读书，谈一些他们感兴趣的话题，与患儿建立友谊，成为他们的朋友。关注患儿的心理变化，及时给予相应的心理支持，使他们尽快适应医院生活。在做护理操作之前，做好解释，讲明道理，争取患儿主动配合。患儿既要饱受疾病痛苦，又要承受心理应激，有时会表现出退化行为、攻击行为或被动依赖，护理人员要尊重患儿，允许他们宣泄自己的情感，保护他们的自尊心。鼓励康复期患儿积极参与照顾自己的日常生活。

（4）学龄期：护理人员深入浅出地向患儿讲解疾病相关知识以满足他们对自己疾病的好奇和迷惑。帮助他们与病室小病友建立新的伙伴关系，以互相鼓励，互为榜样。允许康复期患儿适当补习功课，以减轻焦虑情绪。给患儿一定的自主选择权，保护患儿的自尊心及隐私。对患慢性病的患儿，要给予特别的理解与关怀，使患儿正视疾病，树立战胜疾病的信心。

5.为患儿家长提供支持　患儿的疾病会导致家长及主要照顾者分外紧张，过度担忧。护理人员应运用倾听技巧鼓励家长倾诉其感受，设身处地理解、关怀和体贴家长。在与家长沟通时应注意沟通技巧，充分考虑家长的理解水平，用适当的方法为家长提供信息支持，告知疾病相关知识，住院患儿的心理反应，家庭成员的应对策略等，并适当保持及提高家长的希望水平，以促使家长采取积极正面的应对方式。

（四）伴有行为障碍患儿的心理护理

1.吮吸手指（finger sucking）　婴儿的吸吮，是一种原始的本能反射，在未出生前就已存在。婴儿出生后，随着年龄的增长、与外界接触的增多，这种行为会在不知不觉中消失。如6个月以后的婴儿继续吮吸手指，则是孩子为了缓解内心的孤独、紧张而采取的自我安慰行为。如果到了幼儿园大班、学前班甚至是小学或者更大年龄仍有吮吸手指的习惯，则为异常。长期吸吮手指可影响牙齿、牙龈及下颌发育，致下颌前突、齿列不齐、咬合不正等问题发生。

对儿童吸吮手指不必过于焦虑，更不能粗暴对待，若强制性地让其停止吮指，或用苦味剂等办法来纠正，则可能产生逆反心理，导致儿童产生其他心理及行为问题。家长应想方设法了解并努力消除造成孩子内心紧张或压抑的因素，以教育和转移注意力为主。当孩子要吮指时，让他们动手玩玩具或游戏，使他们双手都不得闲，还可以多带孩子外出游玩，让他们在五彩缤纷的世界里获得知识，增长见识，逐渐忘记吮指的坏习惯。循序渐进地引导他们理解吮指的坏处，用正性强化法鼓励他们坚持改正。给予孩子关怀和体贴，让孩子感受到父母的爱和家庭的温暖，使孩子在轻松愉快的环境中逐渐改掉吮指的坏习惯。学龄前期和学龄期小儿还有咬指甲癖，可能是吮指行为的延续，家长和护理人员应引起注意。

2.屏气发作（breath holding spell）　是一种好发于婴幼儿时期的癔症样发作，以强烈的心理因素所诱发的呼吸运动暂停为特征，故又称呼吸暂停症，是儿童心理行为障碍常见的一种表现形式，多见于6个月至3岁小儿。主要表现为患儿遇到恐惧、愤怒、挫折等不良刺激之后，即出现急剧情感爆发，剧烈哭叫及过度换气，接着屏气、呼吸停止，严重者口唇发绀、四肢强直、角弓反张、意识丧失、四肢肌肉抽动甚至尿失禁。持续1分钟左右，严重者持续2～3分钟，然后全身肌肉松弛，呼吸、神志恢复。随着年龄的增长，发作次数会逐渐减少，5岁前一般自行停止消失。屏气发作可能是语言表达能力不成熟儿童发泄愤怒的一种方式，"难养型"气质的儿童容易出现这种现象。

屏气发作时不要惊慌失措，应让孩子平躺在床上，解开孩子的衣领扣，让孩子侧卧，保持呼吸道通畅，必要时寻求医疗救护。护理人员应向家长解释屏气发作的机制，不要误以为这仅仅是行为问题，更不要为了避免患儿的情绪不快，对其无理的要求百依百顺。要让家长知晓，儿童行为问题的发生是家庭、社会和生长发育中各种因素共同作用的结果，家长对患儿既不要溺爱，也不能过于训斥，要耐心引导教育。由于婴幼儿对精神心理偏离的恢复潜力较大，许多行为可随着年龄增长逐渐消失，如果能早期发现婴幼儿的屏气发作行为并及时进行干预，如调整抚育方式、创造宽松温暖的家庭环境、改善亲子关系，多让患儿参加集体活动，利用游戏、电视、故事对患儿进行良好的性格培养，提高其挫折承受力，最大程度地增加儿童的舒适安全感，不仅可以减少婴幼儿的屏气发作行为，还可能有助于防止和减少成年后典型晕厥的发作。

3.习惯性交叉擦腿（habitual thigh rubbing） 也叫儿童情感交叉擦腿综合征，是儿童通过擦腿引起兴奋的一种运动行为障碍。各年龄段儿童均可发生，尤以3~6岁的女孩多见，随着年龄增长（大约7岁时）可逐渐自行消失，但也可持续到青春发育期，甚至终生保持这种行为习惯。起病多与外阴局部刺激（炎症、湿疹、衣裤过紧或长期使用尿不湿、蛲虫感染、包皮过长或包茎）有关，为消除痒感而摩擦外生殖器，逐渐发展成行为异常。有的患儿因家庭气氛紧张、缺乏母爱、遭受歧视等心理挫折，通过自身刺激来寻求宣泄、自娱，从而产生此行为。发作时患儿两腿交叉内收、互相紧贴、反复摩擦，或者借助一些物体反复摩擦自己的外生殖器，每次发作数秒至数分钟，可因外界因素而停止。发作时意识清楚，常伴眼神凝视、面红、出汗、气粗等症状，轻者数日1次，重者每天数次，对患儿的学习及身心健康都造成极大的影响。

家长一旦发现此种行为，需冷静思考，不要以打骂等粗暴的方式对待患儿，也不要反复对孩子说教强调这个动作是错误的，以免孩子产生自卑心理或强化这个行为。家长首先应寻找出孩子是否存在尿路感染、外阴炎症、包茎或包皮过长等问题，帮助孩子去除各种不良刺激，养成良好的卫生习惯，及早治愈泌尿生殖系统疾病。其次多给孩子情感上的温暖，避免让孩子处于孤独、无聊的状态，解除患儿的心理压力，保持心情愉悦，鼓励孩子适当参加户外活动、玩耍，以有趣的事物分散孩子的注意力。要养成按时睡眠的好习惯，晚上不要过早上床，早晨不要晚起赖床，以减少发作的机会。

4.口吃（stuttering） 是一种言语流畅性障碍。WHO将其定义为："一种言语节律障碍，在说话过程中，个体确切地知道他希望说什么，但是有时由于不随意的发音重复、延长或停顿，而在表达思想时产生困难。"口吃的症状是指说话困难及由说话困难所引起的一系列生理和心理反应，伴随逃避行为和回避行为。口吃的原因主要涉及遗传、神经生理发育、心理压力和语言行为等诸多方面。口吃不仅妨碍交流，还会使患儿紧张和尴尬、脸红心跳、脸部肌肉扭曲、体态动作古怪等，从而影响患儿的说话和交际，甚至把自己与外界隔绝起来。

父母在口吃儿童的早期干预中扮演着重要的角色。有研究详尽介绍了以家庭为中心的口吃治疗的方法，包括改进言语流畅性、有效的交流技巧和健康的交流态度。首先，父母自身应该要了解口吃，但是要避免对孩子言语的过分紧张和关注，建议父母不要批评或呵斥孩子，以积极的态度对待口吃。其次，父母需要学习并使用一定的策略来促进孩子言语流畅的发展。父母应该慢慢地、放松地与孩子谈话，也要提醒孩子慢慢地说话。睡觉前的阅读是父母示范慢速、流利言语很好的方式，也可以培养与孩子间的亲密感。还应多鼓励孩子，提高他们的自信心，改善孩子的自我形象，让其适应和调整人际环境来降低对口吃的焦虑、恐惧、挫折和压力感。

鼓励他们与朋友和家庭公开地讨论问题，大胆表达自己的想法，不要担心回答错误，让孩子正确认识口吃，正确面对自己。承认口吃，允许口吃，敢于开口说话。

总之，儿童的心理健康问题关系到整个家庭的幸福，也影响儿童成年后的生活，护理人员应根据不同年龄段住院儿童的心理特点，对患儿及家长开展心理健康教育，引导患儿及家长采取正确的应对方式，提供心理健康技术支持，使患儿及家长保持积极的心态，努力战胜因疾病导致的各种问题，从而提高生活质量。

第八节 老年患者的心理特点与心理护理

一、老年概述

世界卫生组织（WHO）根据现代人生理心理结构变化，将人的年龄界限划分为：44岁及以下为青年人；45～59岁为中年人；60～74岁为年轻老年人（the young old）；75～89岁为年老老年人（the old old）；90岁及以上为高龄老年人（the very old）或长寿老年人（thelongevous）。我国的划分标准为60岁及以上为老年人，分期按45～59岁为老年前期（中老年人），60～89岁为老年期（老年人），90岁及以上为长寿期（长寿老人）。有60%～70%的老年人患有不同程度和种类的慢性病，且病程长、恢复慢、并发症多，残障或功能障碍发生率高。

二、老年患者的心理特点及影响因素

（一）老年患者的心理特点

由于老年人生理功能开始出现退行性变化，机体的适应能力和抗病能力逐渐降低，易患各种疾病。一旦患病，健康受到威胁，加之退休后产生的失落感，其心理反应较为强烈。

1. 焦虑　焦虑是一种担心发生威胁自身安全和其他不良后果的心境，是一种内驱力，一种情绪状态，属于人类固有的一种保护性反应。当老年人在缺乏充足的客观原因时，对其自身健康或其他问题产生紧张、不安或恐惧的内心体验。此时，老年人警醒水平提高，严重者有大祸临头、惶惶不可终日之感；有运动性不安、坐卧不宁，伴心悸、出汗、尿频、震颤、眩晕、恶心等自主神经功能紊乱的症状。临床上常见有急性焦虑和慢性焦虑2种形式。

（1）急性焦虑：又称惊恐障碍（panic disorder），是一种突如其来的惊恐体验，表现为严重的窒息感、濒死感和精神失控感，常伴有奔走、惊叫，表现为惊恐万状、四处呼救。可伴有严重的自主神经功能紊乱，主要表现为：①心血管系统症状：胸痛、心动过速、心律不规

则；②呼吸系统症状：呼吸困难、呼吸急促等；③神经系统症状：头痛、头晕、晕厥和感觉异常。也可表现为全身出汗、腹痛和全身颤抖或全身瘫软等症状。以上表现并非由于实际的威胁所致，且其紧张惊恐的程度与现实情况很不相称。一般持续数十分钟可自行缓解，但老年人仍会感到心有余悸、虚弱无力，通常需要几天才可逐渐恢复。

（2）慢性焦虑：又称广泛性焦虑（generalized anxiety disorder），是焦虑最为常见的表现形式。常缓慢起病，以经常或持续存在的焦虑为主要特征，精神上的过度担心是焦虑症状的核心。表现为对未来可能发生的难以预料的某种危险或不幸事件的经常担心，长期处于紧张、不安中，做事没有耐心，心烦意乱，遇事易往坏处想，即便不做任何事时也可能表现为坐立不安，胸闷、心悸出汗、口干、便秘、呼吸急促等自主神经功能失调的症状，甚至表现为肢体颤抖、肌肉紧张性疼痛及舌、唇及指肌颤动。

2.抑郁　老年人一般都有慢性病或老年性疾病，所以当某种疾病较重时，由于对病情不了解，就会出现恐惧、焦虑的心理，由于过度紧张引起心理上的消极状态，造成心情抑郁。抑郁的核心症状包括情绪低落、兴趣缺乏和快感丧失，三者互相联系，可以在同一名老年人身上同时出现，互为因果，也有少数老年人只表现出其中一种或两种症状。可同时伴有躯体症状、自杀观念和行为，老年人躯体症状常较突出。抑郁可一生仅发作一次，也可反复发作。

（1）情绪低落：老年人感到情绪低落、悲伤。情绪总体感到非常低沉、灰暗。自诉常常可以将自己抑郁发作时感到的负性体验与生活中负性事件引起的体验区分开，是区分"内源性"与"反应性"抑郁的指标。在抑郁基础上老年人通常会感到绝望、无助与无用。

（2）兴趣缺乏：对以前爱好的各种活动均缺乏兴趣，典型者对任何事物、活动，无论喜好均缺乏兴趣，甚至回避社会，不愿见人。

（3）乐趣丧失：指无法从生活中体验到乐趣，也称为快感缺失（anhedonia）。

有些抑郁老年人有时可参加一些活动，如看电影、读书、电视等。表面看老年人兴趣仍存在，但进一步了解，老年人无法从所从事的活动中获得乐趣。从事活动的主要目的是消磨时间或希望以此来获得快感。

3.恐惧　老年人患病后多为悲观，情绪低落，对疾病的治愈缺乏信心，有时怕出现并发症，担心无人照料，表现出明显的焦虑。当病情加重时，对死亡的恐惧心态越发强烈，因而出现怕死、恐惧、易激惹等负性情绪反应。

4.孤独　老年人一般都有慢性或老年性疾病，所以当某种疾病较重而就医时，他们对病情估计多为悲观，心理上也突出表现为孤独感。

5.自尊　老年人有很强的自尊心，希望得到家人、社会、医院的重视与尊重。他们突出的要求是被重视、受尊敬。因此，有的老年人患病后生活自理能力下降，也不愿意麻烦他人，做一些力所不能及的事。

（二）老年患者的心理影响因素

1.生理因素　老年人会有或多或少的躯体不适或疾病，特别是一些患慢性病的老年人，疾病迁延不愈或经常复发使他们心理负性情感体验过多，形成了一种持久而强大的精神压力，使他们觉得生活没有希望、没有乐趣，变得不安易怒。躯体疾病造成的能力缺失是老年期抑郁的最大危险因素。

2.心理社会因素　抑郁老年人在病前有过重大生活事件，包括家庭事件及躯体疾病，尤其是丧偶或者失去对其有意义的人。随着老化程度的加重，生理功能减退，认知功能减退，造成老年人心理上的失落，导致老年人发生各种心理问题。

3.人格特征　正常老化过程中经常伴有人格特征的改变，老年人躯体疾病的存在可使人格改变更为突出。老年人人格改变的大体趋向如下。

（1）不安全感：到了老年，躯体各系统和器官逐渐发生器质性和功能性变化，经常发生各种疾病，所以担心自己的健康。同时，对经济保障的担忧，主要表现在老年人对生活保障和疾病的医疗与护理的费用上。

（2）孤独感：约有1/3的老年人有孤独感。最普遍的原因是老年人在家庭关系中的失落感。老年人渴望并追求天伦之乐，良好的家庭关系是他们的精神寄托，子女沟通的减少、朋友的病故、老年丧偶都会造成较强烈的孤独感。

（3）适应性差：老年人不容易适应新环境和新情境，依恋已有的习惯，较少主动地体验和接受新的生活方式。在解决问题时常较谨慎，不愿做冒险的事，常求安全，担心失败。

（4）回忆往事：老年人的心理世界逐渐表现出由自主向被动、由外部世界转为内部世界的趋势。容易回忆往事，遇事也容易联想到往事，越是高龄，这种回忆往事的趋势越明显。

4.其他因素　因退休后经济来源受限，造成经济拮据，记忆力减退、认知障碍等。

三、老年患者的心理护理

（一）老年患者的心理评估

老年人的心理健康状况直接影响其躯体健康和社会功能状态，是实现健康老龄化不可缺少的维度之一。老年人的心理健康状况常从情绪和情感、认知能力、压力与应对等方面进行评估。

1.情绪和情感评估　情绪和情感直接反映人们的需求是否得到满足，是身心健康的重要标志。老年人的情绪纷繁复杂，焦虑和抑郁是最常见也是最需要进行干预的情绪状态。可通过访谈与观察，综合判断老年人有无焦虑或者抑郁情绪存在；还可通过心理测试进行筛选，较常用的评估焦虑症状的有汉密尔顿焦虑量表（Hamilton anxiety scale，HAMA）、Zung焦虑自评量表（self-rating anxiety scale，SAS），评估抑郁症状的有汉密尔顿抑郁量表（Hamilton depression scale，HAMD）、Zung抑郁自评量表（self-rating depression scale，SDS）。

2.认知评估　认知是人们认识、理解、判断、推理事物的过程，通过行为、语言表现出来，反映了个体的思维能力。认知功能对老年人是否能够独立生活以及生活质量起着重要的影响作用。老年人认知的评估包括思维能力、语言能力以及定向力3个方面。可通过访谈、数字计算、物品分类、故事复述等进行综合评估,在已经确定的认知功能失常的筛选测试中,最普及的测试是简易智力状态检查(mini-mental state examination,MMSE)和简易操作智力状态问卷(short portablemental status questionaire,SPMS)。

3.压力与应对　评估老年人是否存在1个或多个慢性身体健康问题,是否正在寻求对于身体健康问题的保证;过去的治疗经历以及老年人对治疗的反应;是否反复担心各种各样的问题,其严重程度和持续时间;老年人目前的医疗条件、家属的态度等。

(二) 老年患者的心理健康教育

1.焦虑　帮助老年人识别并逐步引导其接受自己的焦虑情绪,共同寻找出负性情感发生前有关的事件,进一步探讨其应激源与诱因,帮助老年人正确认识和对待疾病。教给老年人关于惊恐发作时相关的自我保护方法,让老年人理解什么是惊恐障碍,运用认知干预的方法帮助老年人识别可能诱发惊恐发作的因素;教会老年人通过控制过度换气或体力活动减轻恐惧感;教会老年人放松技术,以便老年人在急性焦虑发作时,能够做到自我控制;做好家属的工作,争取获得家庭和社会的支持与理解。

2.抑郁　帮助老年人回顾自身的优点、长处、成就来增加其对自身或外界的正性认知;协助老年人检视其认知、逻辑与结论的正确性,修正不合实际的目标;协助老年人完成力所能及的活动,减少负性评价,并提供正性的加强自尊的机会。

3.恐惧　讲解疾病的基本知识,如病因、临床表现、治疗、护理及预防知识。在为患者做特殊检查和特殊治疗时,医护人员一定要给患者做好相应解释,详细说明各类检查和治疗的必要性和可能出现的不良反应,摆正检查、治疗与出现各种不良反应及不治疗任病情发展的利害关系,让患者权衡利弊,做出正确选择,减轻其恐惧心理,积极主动地配合检查和治疗。

4.孤独　及时向患者介绍医院环境和同病房的病友,尽快消除陌生感;给予更多的有关疾病诊治、预后和社会信息,满足患者心理需要;向家属介绍老年人的心理特征,让家属了解老年人需要家人的陪伴,告诉家人多探望,减少老人的孤独感。

(三) 老年患者的心理护理措施

1.焦虑反应的心理护理

(1) 建立良好的护患关系,以和善、真诚、支持、理解的态度对待老年人。倾听老年人的诉说,鼓励老年人表达自己对疾病的内心感受,耐心地协助老年人,使老年人感到自己是被接受、被关心的。当老年人主诉躯体不适时应做到确实地体格检查,进行客观评估,若确实无器质性证据可解释症状,也应理解其所主诉的不适是真实存在的,护理人员应以一种接受的态度倾听,并选择适当的时机,结合检查的正常结果,使老年人相信其障碍并非器质性病变所致。

(2) 提供机会让老年人学习和训练新的应对技巧,强化老年人正性的控制技巧以应对紧张焦虑等负性情绪。例如,根据焦虑障碍的特点设计某些应激情境,召集患同类疾病的老年人一起做行为模拟预演，及时提供反馈信息，辅以放松训练。活动结束后，鼓励他们交流心得，取长补短。

（3）帮助老年人学会放松，如静坐、慢跑、气功、太极拳以及利用生物反馈仪训练肌肉放松等。

（4）反复强调老年人的能力和优势，忽略其缺点和功能障碍。经常告知老年人的进步，及时表扬鼓励，让老年人明白自己的病情正在好转，有利于其增强自信心和减轻无助无望感。

（5）惊恐发作期护理：护理人员应沉着、冷静，帮助老年人脱离危险环境，所有程序应保持有条不紊，并陪伴老年人直到发作结束，对于老年人要给予充分的理解和安抚，表示对老年人的尊重。必要时可将老年人与家属分开，以免互相影响。为老年人创立安静的治疗环境，必要时设专人陪护，但应注意与老年人的沟通技巧，不应表现出过分的关注以免加重老年人的症状。如老年人出现挑衅和敌意时，可适当限制老年人活动范围。

2.抑郁反应的心理护理

（1）正确对待老年抑郁患者：抑郁发作的老年人往往情绪低落，对任何事物都失去兴趣，甚至有自罪感、意志活动减退等症状，护理人员在与其相处时会倍感困难甚至可能会为无效的交流而感到无能为力、沮丧、害怕、生气或愤怒。这就要求护理人员在照顾他们时，要具备稳定、温和、接受的态度，要有耐心和信心，并相信他们有可能改变。

（2）建立有效的护患沟通，鼓励老年人抒发自身的感受：老年人往往因思维迟缓而言语和语速缓慢，在沟通的过程中，应允许老年人有足够的反应和思考时间，并耐心倾听，不要做出不耐烦、不关心、甚至嫌弃的表情和行为；与老年人交谈时，应避免使用简单生硬的语言以及直接训斥性的语言，以免加重老年人的自卑感，也不要过分认同老年人的悲观感受，避免强化老年人的抑郁情绪。交谈中应尽量选择老年人感兴趣的或较为关心的话题，鼓励和引导他们回忆以往愉快的经历和体验，用讨论的方式抒发和激励他们对美好生活的向往。

（3）合理运用非语言沟通技巧：在与老年人语言交流的同时，应重视非语言沟通的作用。对缄默不语的老年抑郁患者，护理人员可通过眼神、手势、轻轻地抚摸等，配合简单、中性、缓慢的语言，表达和传递对老年人的关心与支持。

（4）打断负性思考，学习新的心理应付方式：抑郁发作的患者认知方式总是呈现一种"负性的定式"，对自己或外界事物常不自觉地持否定的看法（负性思考），尤其是老年人，常常觉得自己无用、无能，处处需要他人照顾，护理人员应协助患者确认这些负性思考，然后设法打断这种思维定式，使其从负性情感中摆脱出来，并积极营造、利用一切个人或团体的人际交往机会，逐步建立积极健康的人际交往方式，增加人际交往技巧。

3.恐惧反应的心理护理　由于产生恐惧有其特定原因，护理人员要理解老人的心情，鼓励老人说出恐惧的来源，及时采取干预措施，消除危险因素。如65岁以上老年人群中，普遍存在跌倒恐惧，护理人员应根据老年人的体能及兴趣，开展瑜伽、太极拳、散步等活动，加强老年人肌肉和平衡能力锻炼，从而提高预防跌倒的能力，降低对跌倒的恐惧。

4. 孤独反应的心理护理 护理人员应理解老年人孤独寂寞的心情，经常深入病房与其交谈，了解需求，根据其个体特点给予关心和鼓励；给予充分的信息和适宜的刺激，适当与他们一起开展娱乐活动，使老年患者感到医护人员与他们之间没有距离；鼓励家属多探望、多陪伴，从而有效地消除孤独感。

5. 自尊反应的心理护理 护理人员对老年患者的意见要尽可能听取和采纳，对他们的称呼须有尊敬之意，谈话要不怕麻烦，声音要大些。要尽量尊重老年人的生活习惯，同时要主动巡视病房，多关心问候，了解患者的需求，取得信赖。

护理人员在护理全过程中，要始终把握老年患者的心理状态，要以深切的理解与真诚的善心去照顾老年患者，帮助其树立乐观的情绪和战胜疾病的信心，促使患者早日康复。

第九节 移植患者的心理特点与心理护理

一、移植概述

人体器官移植是指摘取人体器官捐献人具有特定功能的心脏、肺脏、肝脏、肾脏或者胰腺等器官的全部或部分，将其植入接受人身体以代替其病损器官的过程。人体器官移植从来源上看，可分为尸体器官移植与活体器官移植。自1954年世界首例肾移植成功施行以来，器官移植技术迅速发展。随着器官移植技术的日趋成熟、高效免疫抑制剂的应用、患者术后生存时间的延长，器官移植已成为治疗器官功能衰竭的有效手段。

器官移植术对供者和受者都是严重的应激事件，供者往往关注缺失脏器会降低生命的安全系数；受者则面临脏器生理排斥与心理排斥的双重反应，他们大多会产生各种心理问题。本节主要介绍受者的心理反应特点及心理护理措施。

二、移植患者的心理特点及影响因素

（一）移植患者的心理特点

接受器官移植的患者（受者）一般要经历评估、等待、手术、术后监护、出院和随访6个时期，各个时期患者的心理反应不同。

1. 手术前的心理特点 多数受者对手术持积极态度，且将手术视为一种奇迹，期待魔术性效果的产生，不太愿意详细了解术后的排斥反应、免疫抑制剂的不良反应以及可能发生的并发症。但是，由于器官来源不足，许多患者要等待很久才能手术。在漫长的等待过程中，患者的健康状况不断恶化、身体日渐衰弱、社会功能逐渐退化，新生的希望可能因此而破灭，乐观与悲观的思想反复交战,生存和死亡并列的机会使患者陷入极度矛盾的心情之中。这一阶段,患者容易出现抑郁、焦虑、睡眠障碍、逃避型的应对方式,治疗依从性下降,有的患者甚至会出现自杀倾向。文献报道,焦虑、抑郁的发生率为27%~75%,远远高于其他外科手术前的患者。

2.手术后的心理特点　手术后,患者刚苏醒时感觉重获生命,其心理体验为惊喜、信任、配合,心态大多积极乐观;随着术后监护期的各种问题,如疼痛、发热、活动受限、并发症等出现,患者的心理承受着巨大的考验,可能出现孤独感、无助感等心理问题;当患者身体恢复良好,可以出院回家时,其心理体验为喜中有忧,一方面盼望早日出院,另一方面可能出现不安全感、服药依从性缺失等问题;当患者重返家庭与社会生活时,其心理体验则为"与众不同"感,可能出现角色依赖、孤独感、自我认同紊乱等心理问题,患者可产生生理及心理排斥反应。患者的心理状态受移植器官在体内功能状况的影响很大,当发生排斥反应、长期使用免疫抑制剂、发生其他并发症等时,患者可产生心理或精神症状,以抑郁和焦虑常见,有的甚至产生自杀意念或行为。患者术后的心理反应过程可视为将新脏器合并为身体一部分的过程,即心理同化过程,可分为3个阶段,即异体物质期、部分心理同化期、完全心理同化期。

(1) 异体物质期 (foreign body stage):多见于手术后初期。受者对移植器官产生强烈的"异物"感,觉得新脏器是个异体难以接受,有疏远感或分离感;时刻感到不属于自己的物体进入体内,与自身的功能不协调,自身完整统一性遭到破坏,处于焦虑与忧郁情绪中,甚至因此而产生自杀行为。部分患者的心理排斥反应还受到供者与受者间关系的影响,如供者与受者原先有矛盾,有的受者会从心理上厌恶这一器官。部分患者可能会因为依靠别人的器官生存而产生自罪感。

(2) 部分心理同化期 (stage of partial incorporation):患者逐渐习惯植入的脏器,异体印象逐渐消退,减少对其过分关注。

(3) 完全心理同化期 (stage of complete incorporation):受者已能自然地将新器官视为自己身体的一部分,除非被问及或检查,一般不会提到其存在。受者的人格特点可因供者的影响而发生戏剧性变化,受者喜欢打听供者的情况,希望详细了解使其重获生命者的全部历史、特征,甚至刨根问底,探听其生活琐事,并因之发生相应的心理变化。如女性患者移植男性肾脏后,心理活动变得男性化,反之亦然。

器官移植术后患者普遍存在自我评价低、自我感觉不良、乏力及精力下降、活动减慢,对今后感到苦恼、感到前途无望等抑郁症表现,甚至会出现自杀行为。

(二) 移植患者的心理影响因素

手术前影响患者心理的因素主要为:患者的生理状况、性格特征,等待供体的时间,社会支持状况、家庭经济状况等;手术后患者的心理反应受移植器官在体内功能状况的影响很大。此外,治疗依从性、心理压力、应对方式、社会支持状况、经济状况、性格特征、回归社会状况等均可影响患者的心理。其中,经济状况及性格特征起着较为重要的作用。

1.经济状况　庞大的手术费、昂贵的免疫抑制治疗以及因病导致的失业等问题，使得许多患者及其家庭承受极大的心理负担，求生的本能和现实的压迫让原本就脆弱的患者面临严峻的心理挑战。

2.性格特征　作为应激过程中重要的中间变量影响人的身心健康，从而影响人的生活质量。依赖性、自我批评、神经质、焦虑、自我和完美主义等负性性格特质在临床上多是消极意义，有研究结果显示负性性格特质与应激及抑郁有着显著的正相关，可以预测抑郁的发生、发展。稳定的个性、外向的性格，面对消极应激源会有较好的心理承受力，能用积极的情绪去面对术后生活，有利于提高移植患者的生活质量。

三、移植患者的心理护理

（一）移植患者的心理评估

器官移植的费用昂贵，审慎选择身心条件预期较好的受者，及早发现患者术后适应上的高危因素，可以确保移植手术及术后康复的最佳效果。

1.心理状况及心理问题的评估　应用各种标准化量表进行评估，常用的有焦虑自评量表、抑郁自评量表、症状自评量表（SCL-90）、医院抑郁焦虑评估量表、创伤后应激障碍自评量表（PCL-C）等。

2.社会心理的评估内容　①精神心理状态：如认知能力、有无焦虑、抑郁、自杀观念、人格特征等；②既往治疗依从性：如坚持目前及过去的医疗方案的情况、坚持健康监测（如胰岛素、血压监测等）、饮食和液体控制、体育锻炼、定期随访和治疗情况等；③有无烟、酒及其他物质滥用史；④社会支持状况；⑤感知健康、应对方式、生活质量：如感知医疗条件、感知日常生活中健康相关损害、对移植程序的期望和理解、平时应对健康相关应激和其他生活应激的策略。

（二）移植患者的心理健康教育

1.手术前应向患者及家属讲解器官移植各个方面的知识，如手术的风险与益处、排斥反应、常见并发症、术后恢复进度等，使其有足够的心理准备，正视可能出现的问题，并尽早进行经济状况的评估。

2.向患者说明按时按量服用免疫抑制剂的重要性、免疫抑制剂的作用及不良反应、常规检验指标的正常值范围、自身情绪变化对机体免疫功能的影响以及参与力所能及的社会活动及工作的必要性。

3.指导家属给予患者强有力的情感及物质方面的支持。指导患者及家属识别排斥反应的临床表现、预防感染的方法、术后活动程度、随访时间等事项。

4.向患者及家属介绍"病友之家"等团体，鼓励患者积极参加活动，提供社会心理支持，帮助患者顺利完成角色的转化，树立信心和勇气，积极面对现实。

(三) 移植患者的心理护理措施

和常规外科大手术比起来，器官移植患者有着独特的心理历程和更突出的心理问题，了解患者的心理体验并给予有针对性的心理护理，能使患者以最佳的状态度过移植手术的难关，并最终达到完整的躯体、心理与社会的康复。

1．器官移植手术前心理护理措施

（1）建立信任，增加沟通交流：护士应以真诚的关心和良好的专业素养取得患者的信任，与患者进行充分沟通，鼓励患者说出他的各种想法和感受。

（2）向患者及家属介绍器官移植术的科学性、可靠性、延长生命的希望与前景、手术的基本过程及风险、积极配合治疗及护理的重要性，从而帮助其顺利度过等待器官移植的日子，减轻面临手术的焦虑。

（3）帮助患者树立信心：介绍科室移植成功的病例，安排移植手术后恢复良好的病友与其交谈，增强患者战胜疾病的信心。

（4）强化患者的社会心理支持系统，合理安排生活，进行经济方面的评估，使患者以良好的心理状态迎接器官移植手术。

（5）妥善处理因严重焦虑等导致的睡眠障碍或其他身心异常。

2．器官移植手术后心理护理措施

（1）认真观察患者的心理状态和情绪反应，及时处理术后疼痛、情绪烦躁、睡眠不佳等问题。

（2）与患者探讨器官捐赠的社会学意义，消除患者对器官供体的内疚心理。让患者从心理上把移植器官当作是自己身体的一部分。

（3）通过电话、互联网等方式建立移植康复者之间的联系，使他们互相倾诉、交流、鼓励。通过组织移植术后康复者联谊会等方式，让患者找到认同感、归属感。

（4）在身体状况许可的条件下，适当安排患者参加文娱活动，减少患者对移植器官的过分关注，更多的日常运动能减缓和治疗术后抑郁，重新恢复正常的人际关系和社会生活，帮助患者逐步回归社会。

（5）对于年龄层次不同的患者，采取不同治疗手段，比如在儿童移植过程中，家长需要倾听孩子的诉求，而不是利用自己的价值观去控制和限制孩子的行为和思想；而对于中年人，因为其承担家庭和社会多种角色，极易发生心理冲突和术后应激适应障碍，所以治疗多以恢复其社会职能为主。对于这类人应及时给予心理疏导，比如运用认知支持、情绪干预、松弛疗法、音乐疗法等多种或者单一的手段进行治疗。

（6）加强家庭和社会的作用：良好的家庭幸福感是负性情绪的缓冲带，要教育移植康复者的亲友要把他们当成普通人，给予他们普通人应有的权利和义务，社区、社会应对他们一视同仁，为其提供同等的工作机会、福利待遇等，减轻其心理压力，提高治疗依从性及生活质量。

总之，对于移植术前的患者，护理人员应客观地评估其生理、心理及社会支持系统，通过报刊、网络等，帮助患者全面了解移植相关信息，选择最佳治疗方案；而对于移植术后的患者，则应帮助其正视排斥反应，增强治疗依从性，采取科学的应对方式，最终达到生理、心理与社会康复。

案例回顾

相信通过本章节的学习，同学们对于案例思考题已经有清晰答案，护理人员要随时注意患者的心理动态，把握患者动机，同时加深与患者之间的理解信任，有计划的开导患者，保证各项治疗方案和疗程的顺利进行。患者住院期间不仅需要精神安慰，还需要无微不至的照顾，医护人员应充分了解患者病情、治疗方案、治疗引发的不良反应等，以更好地向患者进行解释，应尽可能地给予患者鼓励与安慰，树立患者对抗疾病的信心。

第九章
临床护理心理学的研究方法与实践

章前引言

　　科学研究的基础是采取适当的方法系统和准确地获取数据,并通过分析得出结论。为此,研究人员采用多种方法投入研究,包括自然观察、个案研究、调查研究和实验研究。为了更加客观和科学地评估心理与行为,研究影响健康和疾病的心理因素,使研究的结果具象化,研究方法还包括研制心理评估工具及运用心理评估工具的心理测验法。作为医学与心理学分支的护理心理学,其研究涉及各种疾病过程中的心理状态及问题,故描述性研究、分析性研究和临床试验也是经常使用的研究方法。

学习目标

1. 熟识临床护理心理学的相关概念。
2. 识记临床护理心理学的研究对象与研究范围。
3. 学会各种临床护理心理学研究分类。
4. 掌握纵向研究、横向研究、回顾性研究、前瞻性研究的适用范围与优缺点。
5. 理解临床护理心理学的常用研究方法。
6. 了解心理测评工具的研制条件。

思政目标

培养护士良好的科研理念是护理人员成长的重要组成部分，通过对知识的理解及临床的观察，善于通过科研的手段分析问题、解决问题，极易获得来自患者及工作群体的肯定，从而提升护士的信心及工作能力。

案例导入

伊芙（Eve）的三副面孔

1957年，瑟格本（Thigpen）和克利（Cleckley）报道了一项个案研究，叫作《伊芙（Eve）的三副面孔》。伊芙·怀特是位温柔、拘谨的农村家庭妇女，在精神病治疗过程中，发现了第二个独立人格，叫作伊芙·布莱克，布莱克是个幼稚、淘气、性欲强烈的轻浮女子。布莱克了解怀特，公开谈论不服从父母和酗酒的次数。布莱克做出越轨行为后，怀特都要受到惩罚或忍受布莱克的呕吐物。怀特常感迷茫，因为她不知道布莱克的存在。当叫作珍的第三个人格出现时，双重人格瓦解了。在怀特生命的最后50年，多重人格障碍从她身上消失了。

思考题

在上述情景中，瑟格本和克利选择了哪种研究方法，该方法是否适合？如果你遇到这种特殊的病例，该选择什么样的研究角度与研究方法？

第一节 概述

一、相关概念

（一）心理学

心理学（psychology）是研究心理现象发生、发展和活动规律的一门科学。心理现象分为心理过程和人格两部分。心理过程包括认知过程、情绪和情感过程以及意志过程，这是心理现象的动态过程，也是心理现象的共性；人格，也称个性，是个体相对稳定的心理特征和意识倾向性及自我意识，它是个体在社会化过程中形成的特色成分，也是心理现象的个性。

（二）护理心理学

随着生命科学和信息技术的发展，心理学与护理学逐渐融合、交叉，形成了护理心理学（nursing psychology），是将心理学的理论和技术应用于护理领域，研究患者及护士心理活动的规律及特点，以实施最佳护理的一门应用性学科。

护理心理学既要研究患者心理活动的规律和最佳心理护理方法，又要研究护士心理活动的规律及特点。最终目的是了解患者的心理需要，调动患者战胜疾病的勇气和信心，以及采用有针对性的心理护理方法消除或减轻患者的消极情绪，促进其康复；同时还要重视护士自身心理健康的维护、提高其有效的心理护理水平和培养优秀的护理人才，为患者实施最佳临床护理服务。

（三）护理研究

护理研究（nursing research）指用科学的方法反复地探索、回答和解决护理领域的问题，直接或间接地指导护理实践的过程。护理研究是为护理专业，包括护理实践、护理教育、护理管理相关的问题形成可靠证据的系统的探索。

二、研究对象

患者是那些患有各种身心疾病或心理障碍、神经精神疾病等的个体。护理心理要研究患者的心理特点、心理问题产生的原因以及心理护理方法；不同年龄和性别的个体患病后不同的心理反应；社会背景和经济状况对患者心理活动的影响；患者在围术期内心理状态的变化；患者心理状况的变化对疾病的进程、治疗效果、预后及康复等方面的影响；他人的言行、表情对患者心理活动的影响以及身患不同疾病的患者的心理特点和心理护理方法等。

对于护士，主要是研究其职业心理素质及其优化的方法，从而维护和促进护士的身心健康。

三、研究范围

护理心理学的任务是将心理学的理论和技术应用于临床护理，指导护理人员根据患者的心理活动规律做好心理护理工作。为实现这一任务、护理心理学必须深入研究以下内容。

（一）研究患者的心理活动规律及其特点

护理心理学的重要任务是了解患者的一般心理活动规律和特殊心理活动的特点，并对比进行研究，以实施最佳的心理护理方法。一方面，要了解患者患病后的一般心理活动规律与心理状态变化。另一方面，不同年龄、性别的患者在患病后的心理反应各有差异；不同社会、家庭背景的患者的心理活动也不尽相同；在不同疾病时期，患者的心理活动也各有差异；患者本身的心理特点对于其疾病的发生、发展及预后都会产生不同程度的影响。所以，护理心理学必须要研究外界对患者心理活动的影响，及患者特殊心理活动的相关特点，从而更好地促进个性化心理护理的开展，促进患者早日全面康复。

（二）研究心理社会因素对患者心理活动的影响

医学的发展已充分证实心理—社会因素对个体的健康和疾病及其相互转化发挥着重要作用。因此，护理心理学要研究和阐明心理—社会因素在疾病的发生、发展和转归过程中作用的途径和规律，研究心理—社会因素在疾病与健康中的作用和意义，要了解到这些因素对患者的遵医行为、治疗效果及生活质量等会产生不同程度的影响。另外，心理—社会因素对患者的心理活动会产生很大影响，甚至会导致患者生理心理障碍。因此，护士应该了解心理—社会因素对疾病的影响及相互作用的规律，以便更好地对患者进行整体性护理。

（三）研究心理评估和心理干预的理论和技术

护理心理学要研究评估患者心理活动的技术和方法，同时还要研究对患者异常心理活动进行干预的理论和技术，这是心理护理过程中最重要的方面。护士要掌握正确有效的心理评估技术，不但能够为患者提供客观准确的心理活动量化测评，还能建立心理护理效果评估的科学体系；同时护士要掌握心理护理所必需的心理干预技术，对患者存在的心理问题进行干预，使其得到解决或缓解。

（四）研究心理护理的理论、技术和方法

心理护理是护理心理学的主要任务，它主要是针对患者当前存在的和可能出现的心理问题及心理特点，研究出具体的、可实施的心理护理技术，在心理健康教育的基础上，选择合适的心理干预方法，进而针对患者确定出个性化的心理护理方案；并且研究如何运用心理学知识和技术促进患者的心身健康，促进护理心理学理论和技术的完善和发展，增进患者的全面健康。

（五）研究及培养护士的心理素质

护士的主要任务是通过护理内容的实施为患者减轻痛苦，使之恢复健康。做好这些任务要求护士具备良好的心理素质。他们要提升自我情绪管理能力，有适当的情感表达力和自控力，提升自我人际沟通能力，与患者、医生进行有效沟通，以及提升自我压力管理能力，能够化解

护理工作中的各种压力，这些能力正是护士职业心理素质优化所要求的内容。护士要关注、同情、尊重患者，并以高度的责任心，增强患者的安全感。同时，护士在日常诊疗工作中承担着繁重的工作，随时面临着许多不可预料的突发事件和意外。因此，如何培养这些优良的心理素质，是护理心理学的重要内容。

第二节 临床护理心理学研究的常见类型

护理心理学研究有多种分类方法，如根据研究目的分为基础研究和应用研究，根据研究性质分为描述性研究和控制性研究。分类角度不同，分类结果亦不相同，本节就临床护理心理学研究的常见类型进行阐述。

一、纵向研究、横向研究

（一）纵向研究

纵向研究（iongitudinal study）也称随访研究（follow-up study），是在不同时点对同一人群的疾病、健康状况和某些因素进行定期随访，以了解这些因素随时间的动态变化情况，即在不同时间对这一人群进行多次横断面研究的综合研究，是前瞻性研究。随访的间隔和方式可根据研究内容有所不同，可短到每周甚至每天，也可长至1年甚至十几年。纵向研究观察的对象常常影响结论的适用范围，除了环境因素外，患者个体特征也影响疾病转归，如患者年龄、性别、文化程度、社会阶层等。因此，纵向研究时尽量考虑观察对象的代表性。纵向研究是无对照研究，所以在下结论时要慎重。

1. 适用范围　可做病因分析，也可全面了解某病的发展趋势和结局，认识其影响因素和疾病的自然发展历程。

2. 优点

（1）往往能看到比较完整的发展过程和发展过程中的一些关键转折点。

（2）特别适用于研究发展的稳定性问题和早期影响的作用问题，也适用于个案研究。

3. 缺点

（1）比较花费时间、经费和人力。

（2）时效性比较差，有时候需要等待很久才能得到研究结果，有时候研究课题的意义随着时间的推移而逐渐减弱，或研究手段逐渐变得落后。

（3）由于纵向研究耗时较长，可能发生被试流失的情况，这就会影响被试的代表性和研究结果的概括性。

（4）由于纵向研究需要对同一批被试重复进行研究，有时可能出现练习效应或疲劳效应。

（二）横断面研究

在特定时间与特定空间内对某一人群事件的发生状况及其影响因素进行的调查分析，叫做横断面研究（cross sectional study）。由于所获得的资料是在某一特定时间上收集的，好似时间的一个横断面，又称现况研究或现患率研究（prevalence study）。根据研究对象的范围分为普查和抽样调查。

1.适用范围　横断面研究是分析性研究的基础，应用颇为广泛，主要包括：①描述群体中事件的发生率、疾病的患病率与感染率等；②初步了解与事件或疾病发生的有关因素；③研究人群中医疗卫生服务的需求及其质量的评价。

2.优点

（1）横向研究比较节省时间和经费，易于实施。

（2）由于横向研究可以对较多的被试进行研究，因此，被试的代表性往往较强，研究所得结果也就具有较好的概括性。

（3）横向研究的时效性比较强，可以较快获得研究结果，同时避免了被试流失之虞。

3.缺点

（1）横向研究中可能存在组群效应。

（2）横向研究不适用于研究发展的稳定性问题和早期影响的作用等问题。

4.分类

（1）普查（census）：是根据一定目的，在特定时间内对特定范围内所有对象进行调查或检查。"特定时间"应该尽可能短，以防某些指标在调查期间发生变化。"特定范围"可以包括集体单位、全市、全省甚至全国。主要用于：①在人群中早期发现患者；②描述健康状况或疾病的基本分布情况。

普查的优点在于通过普查能发现样本中的全部目标人群，使其能及早得到医疗干预；而且可以普及相关知识；通过对普查的资料制成相应的图、表，可较全面地描述和了解某种情况的分布与特征，有时也可揭示明显的规律性，为原因分析提供线索。但是普查亦存在一些缺点，如当普查工作量大时工作不易细致，难免遗漏造成偏倚；通常所用的诊断工具比较简单，诊断不能达到要求的标准。另外，普查方法不适用于患病率很低且无简单易行诊断手段的疾病。

（2）抽样调查（sampling survey）：根据一定目的，在特定时间内对特定范围内某人群总体中，按照方法抽取一部分对象作为样本进行调查分析，并用其结果来推论该人群状况的一种调查方法。在实际工作中，如果不是为了查出人群中全部目标个体，而是为了揭示某种事件的分布规律或流行水平，就可以采用抽样调查的方法。根据调查的不同目的，调查需选择合理的抽样方法，要有足够的样本量，遵循随机化原则。

抽样调查比普查花费少、速度快、覆盖面大且正确性高。由于抽样调查范围远远小于普查范围，容易集中人力、物力，并有较充足的时间，因而具有精确、细致等优点，一般较为常用。抽样调查不适用于患病率低的疾病及个体间变异过大的资料，并且设计、实施和资料的分析均较复杂。

二、回顾性研究、前瞻性研究

（一）回顾性研究

回顾性研究（retrospective study）是由现在看过去，将现在同过去联系起来，或者将发生于过去的事件联系起来的研究方法。

1.优点

（1）研究的结局在研究开始时已经发生，不需要前瞻性观察。

（2）来源于有关的历史记录或档案材料，可以在较短时期内完成资料搜集，不需要进行随访观察。

（3）符合因果推断的时间顺序，由因至果。

（4）省时、省力、出结果快是回顾性研究的突出优点，适用于长诱导期和长潜伏期疾病的研究。

2.缺点

（1）研究开展，需要具备详细、准确的历史资料条件。

（2）历史记录缺失或记录有误，易造成选择偏倚和信息偏倚。

（3）混杂偏倚难以控制。

（4）研究结果的真实性和研究可行性直接受历史资料的完整性和真实性的影响。

3.适用范围　尤其适用于具有特殊暴露的职业人群的职业病研究。

（二）前瞻性研究

前瞻性研究（prospective study）是由现在开始追访未来，其目的是预见。科学研究的最终目的是可重复的预见，因此前瞻研究是很有价值的研究。前瞻研究的结果和所形成的一套测量程序可被用来预见具体个体在具体情况下的反应（如攻击、自杀）或疾病的发展、对心理治疗的反应等。

1.优点

（1）资料的收集在结局发生之前，由研究者亲自观察得到，资料可靠，一般不存在回忆偏倚。

（2）根据发病率或死亡率，直接计算反应疾病暴露关联强度的指标。

（3）可了解疾病的自然史。

（4）可同时分析一种暴露与多种疾病的关系。

2.缺点

（1）不适用于发病率很低的疾病的病因研究。

(2) 由于随访时间长，依从性差，易造成随访偏倚。

(3) 耗费人财物和时间较多，后勤组织艰巨不宜实施。

(4) 随访过程，未知变量引入，或已知变量变化，易对结局造成影响，资料收集和分析复杂化。

3.适用范围

(1) 适用于一种暴露与多种疾病结局之间关联。

(2) 评价预防措施效果。

(3) 研究疾病的自然史。

(4) 新药上市后监测。

三、探索性研究、描述性研究

（一）探索性研究

探索性研究（exploratory study）指研究者对研究题目的范围和概念不甚清楚，对研究对象的内在联系不熟悉，不能确定假设和研究方向，并且缺乏前人的研究信息和理论，无法提出具体方法以进行精密研究的情况下所用的一种研究方法。此类研究要求搜集与本题有关的整个范围内的各种预备资料，探索和形成关于研究课题的假设，或为现象的一个或数个层面做集中的分析研究做好准备。其主要目的是在为今后的周密研究提供基础和指导。常用的方法有3种：参阅文献；调查与访问有实际经验的人；分析具有启发性的事例或进行局部的试点研究。

探索性研究的基本目的是提供一些资料以帮助调研者认识和理解所面对的问题。常常用于在一种更正式的调研之前帮助调研者将问题定义得更准确些、帮助确定相关的行动路线或获取更多的有关资料。这一阶段所需的信息是不精确定义的，研究过程很有灵活性，没有什么结构。样本量一般较小，也没有什么代表性。原始数据一般是定性的。探索性调研的结果一般只是试验性的、暂时性的，或作为进一步研究的开始。

探索性研究的方式可以区分为次级资料研究、专家访问、相似案例分析、深度访谈等4种。

（二）描述性研究

描述性研究（descriptive study）指利用已有的资料或特殊调查的资料，按不同地区、不同时间及不同人群特征分组，把疾病或健康状态和暴露因素的分布情况真实地描述出来。通过比较分析导致疾病或健康状态分布差异的可能原因，提出进一步的研究方向或防治策略的设想。

描述性研究是目前护理领域应用最多的一类研究方法。当对某个事物、某组人群、某种行为或某些现象的现状尚不清楚时，为了观察、记录和描述其状态、程度，以便从中发现规律，或确定可能的影响因素，用于回答"是什么"和"什么样"的问题时，多从描述性研究着手。通过了解疾病、健康或事件的基本分布特征，获得启发，形成假设，可为进一步分析打下基础。

描述性研究往往收集的是比较原始或比较初级的资料，影响因素较多，分析后所得出的结论往往只能提供病因线索；一般不设立对照组，仅对人群疾病或健康状态进行客观的反映，不涉及暴露和疾病因果联系的推断。描述性研究可能事先不设计预期目的，也可不确定自变量和因变量，在研究开始前确定观察内容和观察指标，以便做到有系统、有目的和比较客观地描述。描述性研究主要包括横断面研究和纵向研究。

四、实验性研究、类实验研究与非实验性研究

护理领域中，按照对研究对象是否进行干预、是否分组或应用随机原则分为实验性研究、类实验性研究与非实验性研究三大类。研究设计的类型取决于研究的目的。非实验性研究设计只需要到现场对已显示的结果、存在的现况等有关因素进行观察或调查，为今后决策和进一步深入研究提供依据，因此不需要对研究对象采取任何干预措施。实验性研究设计以人、动物或生物材料等为研究对象，在研究实施过程中根据研究目的对研究对象主动施加干预措施，并观察其结果，回答研究假设所提出的问题。

（一）实验性研究

实验性研究（experiment study）又称干预性研究（intervention study），是研究者根据研究目的人为地对研究对象设置干预措施，按重复、对照、随机化原则控制干预措施以外的影响因素，总结干预措施的效果。该方法由于人为地控制研究因素，避免外来因素的干扰，其结果说服力强，可强有力地验证各类假设。但以人为研究对象时往往涉及医学伦理问题，在应用上受到一定的限制。

实验性研究的研究对象可以是实验动物，即动物实验（animal experiment study）；对其施加处理因素，评价效果。许多问题的研究往往是以动物研究为基础，根据结果再过渡到人体的试验性研究；以临床患者为研究对象，即临床试验（clinicaltrial）；在医院或其他医疗机构环境下进行，用于评价治疗或护理方法的临床效果；以未患所研究疾病的人或高危人群为研究对象，即现场试验（field trial）；评价某一预防对策或措施的方法，还可以是以社区人群或特定区域的人群整体作为单位，即社区试验（community trial），对某项预防疾病或促进健康的对策或措施予以评价。

（二）类实验性研究

类实验性研究（quasi-experiment study）亦称半实验研究，指在研究中，研究者不能完全控制研究对象的分组，即研究设计中一定有对研究对象的护理干预内容，但可能缺少按随机原则分组或没有设对照组，或2个条件都不具备。类实验性研究结果虽对因果关系论述较弱，不如实验性研究可信度高，但类实验性研究结果也能说明一定问题，在护理研究中比较实用。由于在研究对象为人的研究中、很难进行完全的实验性研究，特别要达到随机分组比较困难，故应用类实验性研究的可行性较高。

（三）非实验性研究

非实验性研究（non-experiment study）即流行病学的观察性研究（observational study），指研究设计内容对研究对象不施加任何护理干预和处理的研究方法。这类研究常在完全自然状态下进行，故较简便易行。

非实验性研究是实验性研究非常重要的基础，许多实验性研究都是先由非实验性研究提供线索再由实验性研究予以验证的，所以该方法适用于对所研究问题了解不多或该研究问题情况较复杂时。非实验性研究结果可用来描述和比较各观察指标的状况，如描述性研究、相关性研究及比较性研究等均属非实验性研究。其结果虽不能解释因果关系，但却是实验性研究的重要基础。

五、量性研究、质性研究

护理研究根据研究性质可分为量性研究（quantitative research）和质性研究（qualitative research）。

（一）量性研究

1.概念　量性研究是在生物医学和护理领域使用最多的研究方法。它是研究者在已有的理论和认识的基础上，根据研究目的建立研究假设，设计研究方案，通过测量指标获得数据，用科学的方法来验证理论和假设，用数据来描述和说明结果的研究方法。量性研究强调设计的严谨性，测量的客观性和准确性，统计方法的正确性及结果的准确性。

2.量性研究的基本步骤　在量性研究中，研究者从研究开始提出问题到研究结束获得答案是一个合理的线性的连续步骤，几乎所有研究都是这样，尽管个别研究中有些步骤重叠，或者有些步骤不需要。

（1）形成问题阶段：量性研究的前期步骤具有很强的概念或智力成分。这些活动包括阅读、概念化、理论化、与同事和顾问谈想法等。在这一步骤中，研究者要运用创造性、演绎推理、形成坚实的研究基础的技巧。

（2）设计计划阶段：量性研究的第二个阶段，研究者要确定用什么方法问答研究问题。这些方法学的确定会极大程度上关系到结果证据的真实性。如果研究中收集资料、分析资料的方法有问题，研究中产出的证据可能就没有什么价值了。

（3）实施阶段：量性研究的实验、观察阶段包括收集资料和为分析资料做准备。通常这一阶段是研究中最耗时的阶段，常常需要几星期、几个月甚至几年的工作。

（4）分析阶段：量性研究不是报告那些未加工过的资料，如一堆数字。资料需要经过分析和解读。

（5）传播阶段：到了分析阶段，研究者似乎就走完了一圈，早先提出的问题得到了回答，但是研究者的责任还没有完全完成，直到研究结果的传播。这一过程包括撰写研究报告、研究论文，将研究成果投稿、申请专利、参加学术交流活动，将研究成果转化为产品或应用于实践活动。

（二）质性研究

1. 概念　质性研究是研究人员凭借研究对象的主观资料和研究人员对研究情境的参与、观察、记录、分析，来深入解释人类社会生活的内涵和特性，并用文字叙述的形式来报告结果。质性研究在实施前多没有理论基础和假设，但最后结果可以产生理论和模式。

2. 质性研究的基本步骤　与量性研究的直线型进程相对照，质性研究的步骤呈环形推进。质性研究者不断地检验、解释研究资料并决定如何在已经发现的基础上进行下去。

（1）概念化和计划阶段：即界定研究现象，确定研究问题。与研究的问题相比，研究的现象更宽泛一些，是研究者在研究中将要涉及的领域范围。研究问题是研究现象中提升出来的一个比较具体、集中的焦点，有些研究问题不适合质性研究，比较适合量性研究，所以质性研究开始要对研究问题进行选择和判断比较。适合质性研究的问题有：特殊性问题、过程性问题、情景类问题、描述性问题、意义类问题、解释性问题等。

（2）研究执行阶段：是资料收集和资料分析阶段。资料的收集看似是一个简单和基础的工作，其实它同时也是一个复杂的工作，要处理的问题有很多、很杂，也没有预见性。按照一定的标准，将原始资料进行浓缩，通过各种不同的分析手段，将资料整理为一个有一定结构、条理和内在联系意义的系统。质性研究资料的分析与资料收集同步进行，需要对资料进行归料、分类、编码、归纳分析。也可以用相关的计算机软件进行辅助分析。

（3）研究发现传播阶段：质性研究成果也是以研究报告的形式加以表达，与量性研究报告所不同的是，质性研究报告在写作时首先要考虑读者对象、叙述风格、叙述人称、书写角度、研究者的位置（与被研究者、研究问题的关系）等。

（三）量性研究与质性研究区别

由于不同的哲学观和认识事物的方法，两者有根本的区别。量性研究建立在实证主义哲学观基础上，遵循客观的原则去认识和验证事物。研究过程中，强调有严谨的科研设计，以最大程度排除干扰因素及研究者本人对研究的影响。研究者坚持"价值中立"，确保研究过程的科学性、严谨性和研究结果的客观性和准确性。质性研究则基于建构主义或批判主义的观点，认为认识事物的最佳方法是去经历和体验这事物或者过程。质性研究强调从当事人的角度去了解当事人对某现象的看法，注意他们的心理状态和意义建构。并重视研究者对研究过程的参与和结果的影响，要求研究者对自己的行为进行不断的反思。

量性研究和质性研究各有其优势和弱点。前者比较适合在宏观层面对事物进行大规模的调查和预测，对研究变量进行控制、干预来验证已有的理论和假设，找出客观规律；而质性研究则比较适合在微观层面对个别事物进行细致、动态的描述和分析，适合对特殊对象进行探讨，以求发现问题或提出看问题的新视角。

第三节 临床护理心理学的常用研究方法

护理心理学的研究方法主要包括观察法、个案法、相关研究法、测验法、调查法和实验法。其中最基本的方法是观察法和实验法。这6种方法各自适用于不同的问题和目的。每一种方法都有其优点和缺点，有其不同的技术问题。

一、观察法

观察法（observation study）是通过对研究对象的科学观察和分析，探讨其心理行为规律的一种研究方法。在自然情景中对人或动物的行为作直接观察，记录和分析，从而解释某种行为变化规律的研究方法称为自然观察法。由于观察研究中观察者的介入会影响被观察者所处的自然条件，因此，观察者必须注意防止被观察者觉察到自己是被观察的对象，以致影响被观察者行为，导致错误或无效的观察。

（一）观察手段

观察法除了直接观察研究对象的外部表现外，还可以通过录像、录音等记录被观察者的言行表现。依研究者是否参与被观察者的活动，观察法可分为参与性观察和非参与性观察。观察法按其被使用的场合，可分为自然观察法、现场观察法、临床观察法和实验室观察法。

（二）观察内容

观察法研究的对象是"可观察到的行为"，是指机体的外显行为。有些机体生理反应借助生理仪器也能成为可观察行为。另一种行为是内隐行为，指人的思想活动、认识和情感是不能直接观察的，主要依据自我观察和自我报告加以了解。

（三）优点

1. 观察法用途较广，使用简便，是一种最基本的研究方法。
2. 被观察者是在自然状态下被观察，因此，这种方法可以获得比较真实的材料，为以后的研究指出方向。
3. 不需要交谈。
4. 费用低，使用的仪器少。

（四）缺点

1. 观察法不适于内隐行为的研究，有些观察是不可操作的、不道德的或不适用的。
2. 研究费时长。观察法由于是被动地等待某些现象的出现，因此花费时间较长。有时观察到的可能是一种偶然现象，而不是规律性的事实；而带有规律性的现象，因其稍纵即逝，也可能被忽略。
3. 研究易受被观察者的影响。如被观察者突然发生身体不适。又如当发现别人在观察自己时，被观察者的行为会发生变化。因此，有时采用单向玻璃或摄像机进行记录。

4.观察者的偏差，如观察者的技术不熟练、观察者的期待效应等。因此，优秀的观察者要经过练习来掌握观察技巧，在观察时应找到自己的合适位置使自己及自己的活动（如记录和观察）与周围环境协调。在自然观察中，观察者不能干涉被观察者已在进行的活动，或者改变环境。

二、调查法

调查法（survey study）是通过晤谈或问卷等方式获得资料，并加以分析研究的一种研究方法。例如，为了研究手术效果与患者术前的心理反应的关系，可以在术前会见患者，通过交谈了解患者的焦虑水平、应对方式和对手术的期待。调查法由于多采用访谈和调查问卷的方式进行，因此不仅适用于个体，也适用于集体。调查法的具体实施方法包括问卷、谈话、采访、座谈、书面材料分析等。

（一）调查问卷编制注意事项

问卷调查要注意问卷的设计是否合理、题目数量不宜太多，要做预测试。问卷编制中要注意一些问题：

1.除了几个必要的背景或统计信息题目，其余题目要与研究的问题、假设直接相关。

2.要避免题目不清，避免使用技术性术语，要能使答卷人读懂题目。如"你尿过床吗？"没有限定时间，不好回答。

3.避免一问两答，一个题目只准包含一个问题。如"你认为主讲教师的板书和讲授内容是否符合规范？"就包括了两个问题。

4.防止诱导性问题。

5.避免敏感性或威胁性问题。对答卷人带来社会或职业压力的问题会降低回答率。

6.避免问那些私人的或微妙的问题，如收入、年龄、违法经历。

7.避免使用否定性题目，如"下列影响应激的心理中介因素不包括哪一种？"

8.题目的选择答案应该是可以穷尽的，选项应具排他性。

9.短句题目比长句题目好些，简单句优于复杂句。

10.问题排列时，敏感性问题和开放性问题置于问卷后面。

（二）调查手段

1.抽样调查　是用样本的估计量来估计总体参数所在的范围，即用部分来估计总体，用具有代表性的样本来估计总体的情况。抽样调查按抽样的方式又分为单纯随机抽样、系统抽样和分层抽样、整群抽样和多级抽样。

2.访谈调查　需要培训调查员，学习如何接近受访者、如何处理拒绝，可以分为结构和非结构式访谈，或半结构式访谈。

3. 电话和网络调查　电话调查的优点是不受地理位置和距离的限制，有利于进行较大规模的调查研究；同时电话调查还可以从受调查者回答时的声调、语气和延迟等方面，获得一些额外的资料。网络调查与电话调查类似。

4. 邮寄调查　邮寄也是常用的调查形式，通过邮寄问卷而进行调查，是一种颇为经济的调查方式，缺点是不能保证受调查者按期寄回答卷。回收率低会降低调查结果的代表性，在信件中放上贴好邮票、写上地址的空信封，可提高回信率。

（三）调查研究的过程

研究者先要依据调查目的设计和编制问卷或调查表，必要时还要进行信度与效度检验。此外，还要训练调查人员，确定分析资料的方法等。随后，便可按照统计方法随机地选出有代表性的样本，按事先规定的程序进行调查。被调查者可以是当事人，也可能是其亲属或同事，但应当事先确定。

（四）优点

简单易行，不受时间和空间的限制，不需要任何复杂的设备，在短期内获得大量资料收集的资料可以用于相关研究，以确定变量间联系。

（五）缺点

结果的可靠性受被试者的影响大，不合作的态度会降低研究效度。抽样调查方法的设计和实施与资料的分析较为复杂，重复和遗漏不容易被发现。如果是会谈法，则研究者要投入较多的人力和时间。问卷编制的质量和适用范围也会影响结果。

三、个案研究

个案研究（case study method）是对单一案例的研究。包括收集关于这个被试的历史背景、测验材料、调查访问结果，以及有关人员做出的评定和反映。收集内容有病史、生活史、应对方式和性格特点、症状、体征和对疾病的认识等。有些病例极为少见，不能开展实验研究，个案研究则非常必要。

个案研究法用于了解和帮助有心理问题或障碍的患者时，可在调查的基础上，做出诊断，设计治疗方案，并对治疗效果进行评估。个案研究收集的材料也以作为理论概括的基础，如儿童言语的发展的研究，就是根据对一些儿童的个案研究结果得出了一些重要的基本规律。

传统的个案法研究多以个案史的回顾性调查为主，但个案也可用于前瞻性研究。研究者可按事先拟定的计划，对某一个体或一组个体长期追踪观察，定期进行测量；而后将这些测量结果同他们未来的身心健康状况联系起来。

（一）优点

研究对象少，便于进行全面、系统及深入的研究，研究者通过研究一个个案，从中推出有关现象的一般性原则。另外，在临床研究中，对典型病案的个案研究意义重大。

（二）缺点

1.个案研究缺乏代表性，在推论总体上要特别慎重。对某一个患者有效的心理治疗方法，不一定对患有同一疾患的所有人都有效。

2.研究是非控制性观察，获得的材料粗略、属于描述性的。

3.主观偏见降低了个案研究的效度。

4.个案研究结论往往会被错误地应用于仅仅是有联系但不是因果关系的事件。

四、实验法

实验法（experimental method）是在控制的条件下观察测量和记录个体行为的一种研究方法，是科学研究中因果研究的最主要方法。实验法可分为实验室实验、现场实验和临床实验。实验研究要具备3个条件：第一，设置可能引起行为改变的可变化的影响因素；第二，设立2个以上的样本组，它们除了可变化影响因素外，在其他所有方面都相似；第三，当影响因素发生改变时，记录行为改变的数据。

最简单的实验设计是两个组：其中一个是实验组（experimental group），另一个是对照组（control group）。除要研究的影响因素外，两组间在其他方面都相似。实验者能系统地操纵或改变的影响因素，称为"自变量"或"实验变量"；因自变量变化而引起的实验组样本的行为改变称作"因变量"。研究者要"控制"其他因素，以实现两组除自变量外，其他所有方面都相似，这些被控制的因素被称为无关变量。实验研究必须严格控制无关变量，力图排除在实验之外，即便不能排除，也要求在实验中保持恒定。无论是自变量还是因变量，在实验开始前都要做出操作定义。

指导语是研究者向被试者交代如何完成任务的言语。由于护理心理学研究多是以人为研究对象，因此不同的指导语会导致不同的实验结果。制订的指导语要用语明确、全面，让被试者干什么、怎么做要交代得清清楚楚，必要时要演示给被试者，同时所用的指导语必须标准化，使所有被试者接受同样的词语。

实验研究的目的是要精确地确定变量间的函数关系，证实变量间因果关系的假设。按照对照设计的程度及对无关变量的控制水平，将实验研究分为3类：前实验、准实验和真实验。由于真实验严格实施比较原则和控制无关变量原则，研究的效度最高，然后依次是准实验和前实验。

（一）优点

1.有利于明确地确立因果关系。

2.控制程度高。

3.具备一定的可重复性。

（二）缺点

1.人为的创造性。

2.样本存在的缺陷。

3.容易受主观因素的影响。

五、病例对照研究

病例对照研究（case-control study）是一种回顾性研究，从因果关系的时间顺序来看是从"果"查"因"的研究方法，也就是从已患病的病例出发，去寻找过去可能与疾病有关的因素。它以队列研究的基本理论为基础，但又极大地简化了其实施过程，因而其更具有广泛的使用价值。病例对照研究在疾病发生后进行，调查研究因素的暴露情况；仅能了解两组研究因素的暴露率或暴露水平，不能计算发病率。

（一）设计原理

选择所研究疾病的一组患者作为病例组，无此病但具有可比性的另一组人群作为对照组。通过调查回顾两组过去对某些因素或防治措施的暴露情况，比较两组间暴露率或暴露水平的差异，以研究该疾病与这些因素或防治措施的关系，判断研究因素与疾病间是否存在着统计学联系及联系程度。

（二）适用范围

病例对照研究不仅用于病因学研究、临床治疗效果研究和疾病预后研究等，还可用于事件和结局与一些因素的关系研究，如护理人员流失相关因素的研究。

（三）优点

1.病例对照研究所需样本量小，人力、物力较少，易于进行。

2.对患者无损害；而且可以对一种疾病的多种原因、干预与结局等相关因素进行研究。

（四）缺点

合理对照的选择较困难，偏倚可能较大，并且不能计算发生率，只能推算优势比，因果论证强度不如队列研究。

六、测验法

测验法（test method）是利用心理测验和评定量表来测量和评定个体的能力、态度、性格、成就和情绪状态等心理特征的一种研究和诊断方法。

（一）心理测验的定义

心理测量学中，心理测验通常与心理量表（psychological scale）同义，是指在标准的情境下对个人行为样本进行客观分析和描述的一类方法，这一定义有以下4点重要含义。

1.行为样本（behavior sample） 一般情况下，人的心理活动都是通过行为表现出来的，心理测验就是通过测量这些人的行为表现来间接地反映心理活动的规律和特征。但是，任何一种心理测验都不可能也无必要测查反映某项心理功能的全部行为，而只是测查其部分有代表性行为，即取部分代表全体。在编制某种心理测验时，必须考虑测查行为样本的代表性，也就是测题（item），亦称项目的代表性；而要获得有代表性的行为样本，关键在于控制影响该行为的诸多因素。采用许多复杂的测量学方法来筛选行为样本，这一过程为测验内容标准化过程。心理测验是否编制成功，很大程度上取决于测验内容的代表性。由于只是一个行为样本，即使一个成功编制的心理测验，也难免不在一定范围内出现误差，这种误差大小可通过测验的信度来估计。

2.标准情境　从测验情景来看，要求所有被试均用同样的刺激方法来引起他们的反应，也就是测验的实施条件、程序、记分方法和判断结果标准均要统一；从被试的心理状况来看，要求被试处于最能表现所要测查的心理活动的最佳时期。

3.结果描述　心理测验的结果描述方法很多，通常分为数量化和划分范畴两类。例如，以智力商数（intelligence quotient，IQ）为单位对智力水平进行数量化描述，用记忆商数和损伤指数分别对记忆能力和脑损伤的程度进行数量化描述等。有些心理现象不便数量化，就划分范畴，如正常、可疑或异常等范畴。一般而言，可数量化的结果就可以划分范畴，如智力水平高低也可以IQ值划分为正常、超常和缺损等。心理测验的各种特殊数量或范畴名称均有一定的涵义，成为解释测验结果专用的心理测量学术语。

4.心理测验工具　一般心理测验都有相应的一套工具或器材，如同天平或复杂的测量装置一样。这套工具包括测验材料和使用手册。测验材料就是测验的内容，通过被试对其做出的反应来测查他们的心理现象；使用手册则对如何实施测试、如何量化和描述测验结果给予了详细说明，并对该测验的目的性质和信度、效度等测量学资料作必要介绍。

（二）常用心理测验的分类

1.按测验材料性质分为文字测验和非文字测验　前者要求被试具有一定的言语能力，大多数心理测验都属此类；后者采用图画或图案作为测验材料，用手势或操作来答题适用于言语功能障碍或对测验的语言材料不熟悉的被试。

2.按施测方式分为团体测验和个别测验　前者是一个主试对一群被试进行施测，这种方式可用于大样本的研究；后者是一个主试对一个被试施测，大多数测验采用此种方式，其优点是在施测中可以对被试的行为进行系统的观察和描述，有的个别测验也可作为团体测验使用。

3.按测验材料的意义是否肯定和回答有无限制分为常规测验和投射测验　常规测验材料完整，意义肯定，回答有一定范围，有一致的评分标准和供解释的常模，其优点是操作技术容易掌握，结果容易分析，缺点是测验的目的明显，在回答涉及社会评价的问题时，可能因掩饰而使回答失真；投射测验则材料意义含糊，回答无限制，无严格的评分标准，其优点是测验的目的隐蔽，回答难以掩饰，结果较真实，缺点主要是测验结果分析困难，主试要有丰富的使用该测验的经验。

近年来，计算机辅助心理测验（computer-assisted tests）发展迅速，实现了将传统的纸笔测验转变成在计算机上施测，并自动分析测验结果，这是心理测验的发展趋势。

4.在临床工作中，目前常用的心理测验不过百余种，通常按其目的和功能可分为能力测验、人格测验、神经心理测验、临床评定量表和职业咨询测验等。

（1）能力测验：这是心理测验中一大类别，包括智力测验、心理发展量表、适应行为量表及特殊能力测验等。

（2）人格测验：此类测验数量众多，有的用于测查一般人群人格特征，如卡特尔16项个性因素问卷、艾森克个性问卷等；有的用于测验个体的病理性人格特点，如MMPI等。

（3）神经心理测验：用于评估正常人和脑损伤患者脑功能状态的心理测验。用于脑损伤的定位诊断，在脑功能的诊断及脑损伤的康复与疗效评估方面发挥着重要作用。

（4）临床评定量表（rating scale）：是对自己主观感受和他人行为的客观观察进行数量化描述的方法。此类测验种类和数目繁多，最早始于精神科临床，以后推广到其他广泛的临床和研究领域。

（5）职业咨询测验：常用的测验有职业兴趣问卷、性向测验和特殊能力测验等，人格和智力测验也常与这些测验联用，使评估结果更为全面。

（三）心理测验的性质

1.间接性　心理测验有别于医学检验，今天人们还无法对个体的心理活动进行直接测量。但是，可以根据人的举止言语与外显行为是在心理调控下进行活动的原理，分析个体对测验项目的反应，间接地推论出被试者的心理活动规律及心理现象的特征。

2.相对性　人们对心理测验结果的数据分析，无论是从纵向还是从横向看都不存在绝对的标准。人的心理是在个体先天遗传素质基础上，在社会生活环境作用下通过社会实践活动的过程形成发展起来的。从横向看，不同民族、不同文化背景和社会信息影响作用下形成差异的个体心理；从纵向看，发展心理学表明，人们的思维从直觉行动思维、形象思维、抽象思维到逻辑思维的个体心理发展，其行为表现都具有不同的心理评价方式，正如心理测验结果分析必须按照相应的测验模式进行比较分析一样，都必须与所在群体的大多数人的行为样本进行比较。

3.客观性　是对一切测验的最基本要求，它贯穿于整个心理测验的全过程，归纳起来包含以下4个方面。

（1）测验工具的选择：每个心理测验工具都有其特定的测验对象和测验内容。因此，选好选对测验工具是进行心理测验的首要条件，正如我们无法用尺子准确测量一个人的体重一样。值得注意的是，一个标准的心理测验工具必须具备良好的信度和效度。在临床实践的应用中必须选择国内外认可的心理测验工具。

（2）主试的资格：患病找医生是人们日常生活的常识。同样，心理测验中对主试有严格的行业准则。作为主试必须具备3个条件：第一，应当具备心理学、统计学和医学等相关学科的基本理论。第二，应当熟练掌握相应的心理测验工具的基本知识原理和基本技能，主试必须经过系统、规范的心理测验专业学习和技能训练。实践表明在部分测验中能否达到预期目的在很大程度上取决于主试的水平。第三，应当具备职业道德要求，心理测验涉及个体的生理、心理活动内容的隐私问题，例如，测验题目涉及人们的内心冲突、人际关系和情感等方面内容，对被试测验结果的保密是心理测验的基本要求。

（3）测验过程的监控：实践表明测验环境，诸如光线、温度、噪声乃至测验环境的布置等方面都将对被试产生一定的影响作用。此外，测验结果数据评价的准确性也非常重要。

（4）被试：由于被试自身的实际情况，影响测验数据的误差归纳起来有6个方面的因素：应试动机、测试焦虑、测验技巧、被试定势反应、练习效应及被试的身体状况。

总之，任何与测验目的无关的变化因素都将可能产生误差，在测验过程中应当注意控制这些误差因素，保证测验数据更加真实有效。

（四）优点

1. 迅速 心理测试可以在较短的时间内迅速了解一个人的心理素质，潜在能力和他的各种指标。

2. 比较科学 心理测试比较科学地了解一个人的基本素质。

3. 比较公平 在一定程度上可以避免人为因素造成的不公平性。

4. 可以比较 用同一种心理测试的方法得出的结果有可比性，而其他的方法往往在不同的场合，不同的地点，没有可比性。

（五）缺点

1. 可能被滥用 心理测试虽然是一种科学的测量手段，但是也可以被人滥用。

2. 可能被曲解 有的时候，测量了某一结果，曲解以后，对某人的心理活动和以后的行为都可能产生不良结果。

（六）心理测评工具研制

标准化是心理测验的基础，否则就无法对测验结果的数据做出科学的评价。一个好的标准化心理测验必须满足常模、信度和效度3个基本条件。

1. 常模（norm） 常模亦是标准，它是指某一心理测验在一定群体中测量结果的标准量数，不同的群体其常模标准有所区别。例如，艾森克人格测验有美国常模，也有我国龚耀先教授制订的中国常模。心理测验中某一个体测验结果的数据称为原始分数，它本身没有多大意义，通常要根据常模转换为标准分才能进行测验结果的分析。因此，测验结果是否可靠，在很大程度上取决于常模样本的代表性。

（1）样本（sample）：是从目标人群中具有代表性的取样。

1）对群体的构成必须有明确界定，必须准确地确定所要测验群体的范围、性质和特征。

2）样本的大小要适当。一般来说总体数目小，只有几十个人，则需要全部取样；全国性常模样本抽样以2 000～3 000人比较适宜。

3）标准化样本具有时效性。这是指不同时期，其样本具有一定差异。例如，20世纪50年代审美观、择偶观与当今的评价标准发生了较大变化。又如人们常说的20世纪60年代出生的人群与90年代出生的人群对客观事物的评价标准是否一致等。因此，常模应当定期修订，在使用常模进行评价时，应当选择合适的较为新近的常模标准。

(2) 常模类型

1) 标准分（standard score）：标准分是将原始分数与平均数的距离以标准差（standardization）为单位表示出来的量数。因为它的基本单位是标准差，所以叫作标准分。常见的标准分数有Z分数、T分数、离差智商等。

2) 百分位（percentile rank，PR）：亦称百分点，它是计算处于某一百分比例的个体对应的测验分数是多少。其优点是通俗易懂，不需要统计学的概念便可理解。一般将测验成绩不好的排列在下，好的成绩排列在上。在实际应用中，我们一般既可以由原始分数计算百分等级，也可以由百分等级确定原始分数。

各种标准分及百分位可相互转换，除了以上常用的几种常模形式，还有各种性质的常模。从可比性看，常模越特异越有效，能够更好地反映个体的真实情况，从适应性看，以一般群体常模的使用更为广泛和方便。

2. 信度（reliability） 信度是指测验分数的可靠性，通过对测验分数测量误差的计算来估计。在测量学上，测验信度就是估计误差（error variance）在测验分数总方差中所占的比例。测验误差在编制测验和实施测验中均可产生，包括内容抽样误差，即编制测验时筛选有代表性行为样本的抽样误差；时间抽样误差，即同一名被试在不同时间接受同一种测验测查时所产生的误差；评分者误差，即同一份测验结果由不同的人评分，由于各人掌握的评分标准差异所产生的误差，估计不同的误差可采用不同的计算方法，主要有如下几种。

(1) 分半信度（split-half reliability）：将一套测验的各项目按难度排序，再按项目的奇偶数序号分成两半，对其所测结果进行相关分析，用于评价内容抽样误差。

(2) α系数（α coefficient）：用于评价测验内容抽样误差和项目内容的异质性。

(3) 正副本相关系数：有的测验同时编制了平行的正副本，将同一组被试的两套结果进行相关分析，也是评价测验内容误差的一种量数。

(4) 重测信度（test-retest reliability）：对同一组被试在两次不同时间作同一套测验所得结果进行相关分析，评价时间抽样误差。

(5) 评分者之间一致性检验：用于评价不同评分者之间所产生的评分误差。

信度检验结果用信度系数（reliability coefficient）表示，其数值在-1～+1。绝对值越接近1.0，表明误差越小，测验结果越可靠；绝对值越接近0，表明误差越大，测验结果越不可靠。通常，能力测验的信度要求0.80以上，人格测验的信度要求0.70以上。

3. 效度（validity） 效度是指一个测验是否将所要测量的内容指标准确地反映出来的程度。它反映了测验的准确性。一个测验若无效度，则无论它具有其他任何优点，都将无法达到其真正的测量目的。因此，在选择标准化心理测验工具时，必须首先鉴别其效度，没有效度的测验工具是不能使用的。

测验的效度受到随机误差和系统误差的影响，信度高的测验并不一定是有效的，而有效的测验必定是可信的。因此，信度是效度的必要条件。

效度的种类很多，分类的方法不尽相同，目前常见的有3种类型。

（1）内容效度（content validity）：它指测验题目对有关内容或行为取样的准确程度，从而确定测验是否是所有要测量的行为领域的代表性取样。当测验题目是行为范围的好样本，则测量有效。由于这一种测验的效度主要是衡量测验内容，所以称为内容效度。其评估方法主要有专家判断法、统计分析法和经验推测法。它们从不同角度对测验项目内容的有效性做出评价。

（2）构想效度（construct validity）：也称为结构效度。它是指测验反映了测验编制前理论上的构想或特质的准确程度，主要涉及心理学的理论概念。其目的是一个测验测量什么样的心理构想？对这一构想的测验效果应当达到什么样的程度？因此，在实施过程中，必须从某一构想的理论观点出发，提出关于某一心理特质的假设，然后编制测验项目并进行施测，最后通过对其结果数据的分析评价，验证与理论假设两者间的吻合程度。

（3）效标效度（criterion validity）：反映了测验预测个体在某一环境中行为表现的有效性程度。在这里，效标是指被预测行为必须是检验效度的标准。效标效度一般是在实践中进行检验，故又称为实证效度。

案例回顾

相信通过本章节的学习，同学们对于不同的心理问题选择何种研究方法，已经有了清晰的答案，能制定出简单、合理的研究方案。

护理人员要深入了解患者的心理变化，加深对临床患者心理状态的理解和信任，并勇于带着科研精神使用各种研究方法，对患者的心理护理进行研究。与此同时，不能忘记研究对象的特殊性，一切研究需以患者的临床需求为前提。在保障患者临床收益的同时，加强研究，并以研究结果，推动对患者临床护理效果、能力、方法的提高。

第十章
护理心理学临床实训

章前引言

　　心理护理是临床护理工作的重要组成部分，不仅可以促进患者保持良好的心态接受治疗、恢复健康，还可以促进护患关系、减少护患纠纷。优秀的心理护理要求护士必须具有扎实的护理心理学知识、过硬的心理护理技能和良好的心理素质。无论是护生还是已经进入临床工作的护士都要能够认识到心理护理的重要性。如何将所学的心理护理基本技能和知识应用于临床，尤其是护理心理学和其他相关护理学科中所涉及的评估患者、共情、倾听等心理护理基本技能，如何在临床实践中得以有效应用一直是大家探寻的焦点。为了提高护士的心理护理技能，促进护生自身心理成长，提高护士应对压力的能力，本章整理了心理护理的临床实训内容。

学习目标

1. 理解心理评估、危机干预、心理护理、护士心理健康的概念及影响因素。
2. 识记危机干预步骤、心理护理程序、护士应具备的职业心理素质。
3. 掌握常用心理测验及评定量表的使用方法。
4. 掌握针对患者的心理反应特点实施患者心理危机干预的对策。
5. 掌握为患者制订一份体现人文关怀的心理护理计划。
6. 掌握维护与发展护士心理健康的组织策略。

思政目标

培养学生具有接纳和共情的能力；严肃认真、客观慎重地对待心理评估工作；培养学生恪守职业道德与伦理的意识，促进护患沟通顺畅，关系融洽；提升护士心理健康水平，更好地满足社会发展对护理学科的需求。

案例导入

仁心仁护，托举生命

某医院肿瘤内科病房收治了一位外地来的患者王女士。王女士孩子一岁多，去年7月突发耳部后肿起包块来医院就诊，被确诊鼻咽癌晚期。患病的一年多来，王女士接受了33次放疗，13次化疗。王女士整日以泪洗面，情绪十分低落，家属也愁眉不展。

作为她的责任护士，小李经常来到她的床边安慰、鼓励她，举其他人战胜癌症的例子帮她树立信心，并用她的小宝宝来激发她生存的欲望。每次化疗后她的胃口很差，恶心呕吐加之大面积的口腔溃疡让她吃不下东西，小李就在家里熬好粥并做些清淡可口的小菜带到病房，送给她，让她能吃一口就多吃一口，增加营养。

每次来化疗时，小李尽力提前给她预留床位，在她回家疗养期间经常给她打电话聊天。因癌细胞已经扩散，王女士回家乡用中医治疗。小李经常打电话关心她，还把收集的治疗护理信息寄给她。在得知王女士感到很孤单，希望小李能去看看她后，小李利用休息的时间来动车2小时来到她的家里看望她。小李陪她说话，给她按摩，并不顾家属的劝阻陪伴患者一晚上。小李离开之前，王女士握着她的手留着泪说："你能这么远来看我，我要是走，也会感到安慰……"

思考题

你觉得在上述情景中，小李护士运用了哪些心理护理程序对患肿瘤的王女士给予关怀？通过心理护理，患者及其家人、小李护士各从中收获了什么？

第一节　气质类型调查分析

一、目的

学生通过气质问卷调查，能了解各自的气质类型，从而达到自我认识的目的，以便培养健康的人格。

二、材料

艾森克人格问卷（EPQ）是由英国艾森克（H.G.Eysenck）教授和其夫人根据因素分析法编制，最早于1975年出版。以下介绍的是龚耀先教授1983年修订的艾森克人格问卷中文版。

EPQ分为成人和幼年2套问卷，各包括精神质（P）、内外向（E）、神经质（N）和说谎（L）4个量表，均为88个项目。EPQ成人问卷用于调查16岁及以上成人的个性类型，幼年问卷用于调查7~15岁幼年的个性类型，不同文化程度的被试者均可以使用。

三、方法

使用艾森克人格问卷对学生进行集体问卷调查，然后根据积分计算规则。由学生自己评定出各自的气质类型。

四、总结

1. 教师指导学生进行评定。
2. 结合家人与朋友对自己的认识，分析自己的气质类型。

五、具体实施

以下是艾森克人格问卷（EPQ）（成人）。

（一）问卷

姓名：　　　性别：　　　出生日期：　　　职业：　　　文化程度：

指导语：请回答下列问题，符合您时在（　）内答"是"，不符时答"否"。每个答案无所谓正确与错误，只回答你平时是怎样的即可。请尽快回答，不要在每道题目上太多思索。每题都要回答。

	是	否
1. 你是否有许多不同的业余爱好？	( )	( )
2. 你是否在做任何事情以前都要停下来仔细思考？	( )	( )
3. 你的心境是否常有起伏？	( )	( )
4. 你曾有过明知是别人的功劳而你去接受奖励的事吗？	( )	( )
5. 你是否健谈？	( )	( )
6. 欠债会使你不安吗？	( )	( )
7. 你曾无缘无故觉得"真是难受"吗？	( )	( )
8. 你曾贪图过份外之物吗？	( )	( )
9. 你是否在晚上小心翼翼地关好门窗？	( )	( )
10. 你是否比较活跃？	( )	( )
11. 你在见到小孩或动物受折磨时是否会感到非常难过？	( )	( )
12. 你是否常常为自己不该做而做了的事，不该说而说了的话而紧张吗？	( )	( )
13. 你喜欢跳降落伞吗？	( )	( )
14. 通常你能在热闹的联欢会中尽情地玩吗？	( )	( )
15. 你容易激动吗？	( )	( )
16. 你曾经将自己的过错推给别人吗？	( )	( )
17. 你喜欢会见陌生人吗？	( )	( )
18. 你是否相信保险制度是一种好办法？	( )	( )
19. 你是一个容易伤感情的人吗？	( )	( )
20. 你所有的习惯都是好的吗？	( )	( )
21. 在社交场合你是否总不愿露头角？	( )	( )
22. 你会服用奇异或危险作用的药物吗？	( )	( )
23. 你常有"厌倦"之感吗？	( )	( )
24. 你曾拿过别人的东西吗（哪怕一针一线）？	( )	( )
25. 你是否常爱外出？	( )	( )
26. 你是否从伤害你所宠爱的人而感到乐趣？	( )	( )
27. 你常为有罪恶之感所苦恼吗？	( )	( )
28. 你在谈论中是否有时不懂装懂？	( )	( )
29. 你是否宁愿去看书而不愿去多见人？	( )	( )
30. 你有要伤害你的仇人吗？	( )	( )
31. 你觉得自己是一个神经过敏的人吗？	( )	( )
32. 对人有所失礼时你是否经常要表示歉意？	( )	( )

	是	否
33. 你有许多朋友吗？	（　）	（　）
34. 你是否喜爱讲些有时确能伤害人的笑话？	（　）	（　）
35. 你是一个多忧多虑的人吗？	（　）	（　）
36. 你在童年时是否按照吩咐要做什么便做什么，毫无怨言？	（　）	（　）
37. 你认为你是一个乐天派吗？	（　）	（　）
38. 你很讲究礼貌和整洁吗？	（　）	（　）
39. 你是否总在担心会发生可怕的事情？	（　）	（　）
40. 你曾损坏或遗失过别人的东西吗？	（　）	（　）
41. 交新朋友时一般是你采取主动吗？	（　）	（　）
42. 当别人向你诉苦时，你是否容易理解他们的苦哀？	（　）	（　）
43. 你认为自己很紧张，如同"拉紧的弦"一样吗？	（　）	（　）
44. 在没有废纸篓时，你是否将废纸扔在地板上？	（　）	（　）
45. 当你与别人在一起时，你是否言语很少？	（　）	（　）
46. 你是否认为结婚制度是过时了，应该废止？	（　）	（　）
47. 你是否有时感到自己可怜？	（　）	（　）
48. 你是否有时有点自夸？	（　）	（　）
49. 你是否很容易将一个沉寂的集会搞得活跃起来？	（　）	（　）
50. 你是否讨厌那种小心翼翼地开车的人？	（　）	（　）
51. 你为你的健康担忧吗？	（　）	（　）
52. 你曾讲过什么人的坏话吗？	（　）	（　）
53. 你是否喜欢对朋友讲笑话和有趣的故事？	（　）	（　）
54. 你小时候曾对父母粗暴无礼吗？	（　）	（　）
55. 你是否喜欢与人混在一起？	（　）	（　）
56. 你如知道自己工作有错误，这会使你感到难过吗？	（　）	（　）
57. 你患有失眠吗？	（　）	（　）
58. 你吃饭前必定洗手吗？	（　）	（　）
59. 你常无缘无故感到无精打采和倦怠吗？	（　）	（　）
60. 和别人玩游戏时，你有过欺骗行为吗？	（　）	（　）
61. 你是否喜欢从事一些动作迅速的工作？	（　）	（　）
62. 你的母亲是一位善良的妇人吗？	（　）	（　）
63. 你是否常常觉得人生非常无味？	（　）	（　）
64. 你曾利用过某人为自己取得好处吗？	（　）	（　）
65. 你是否常常参加许多活动，超过你的时间所允许？	（　）	（　）

	是	否
66. 是否有几个人总在躲避你？	（　）	（　）
67. 你是否为你的容貌而非常烦恼？	（　）	（　）
68. 你是否觉得人们为了未来有保障而办理储蓄和保险所花的时间太多？	（　）	（　）
69. 你曾有过不如死了为好的愿望吗？	（　）	（　）
70. 如果有把握永远不会被别人发现，你会逃税吗？	（　）	（　）
71. 你能使一个集会顺利进行吗？	（　）	（　）
72. 你能克制自己不对人无礼吗？	（　）	（　）
73. 遇到一次难堪的经历后，你是否在一段很长的时间内还感到难受？	（　）	（　）
74. 你患有"神经过敏"吗？	（　）	（　）
75. 你曾经故意说些什么来伤害别人的感情吗？	（　）	（　）
76. 你与别人的友谊是否容易破裂，虽然不是你的过错？	（　）	（　）
77. 你常感到孤单吗？	（　）	（　）
78. 当人家寻你的差错，找你工作中的缺点时，你是否容易在精神上受挫伤？	（　）	（　）
79. 你赴约会或上班曾迟到过吗？	（　）	（　）
80. 你喜欢忙忙碌碌地过日子吗？	（　）	（　）
81. 你愿意别人怕你吗？	（　）	（　）
82. 你是否觉得有时浑身是劲，而有时又是懒洋洋的吗？	（　）	（　）
83. 你有时把今天应做的事拖到明天去做吗？	（　）	（　）
84. 别人认为你是生机勃勃吗？	（　）	（　）
85. 别人是否对你说了许多谎话？	（　）	（　）
86. 你是否容易对某些事物容易冒火？	（　）	（　）
87. 当你犯了错误时，你是否常常愿意承认它？	（　）	（　）
88. 你会为一动物落入圈套被捉拿而感到很难过吗？	（　）	（　）

（二）测验的计分

每一项目都规定了答"是"或"否"。如果规定答"是"，则在划了"是"时记1分，划了"否"不记分；同理，如果规定答"否"，则在划了"否"时记1分，划了"是"不计分。最后根据被试者在各量表上获得的总分（粗分），按年龄和性别常模换算出标准T分，便可分析被试者的个性特点（表10-1-1至表10-1-6）。

在中国修订版的报告单上一般有两个剖析图，一个是EPQ剖析图，一个是E、N关系图，据此可直观地判断出被试者的内外向性、精神质以及情绪稳定性，还可判断其气质类型。

第一剖析图是仿MMPI等个性问卷剖析图的方法制出，在各量表位置注明了T分数，画了区分中间（实线）和倾向（虚线）各范围的划界线。得到某一被试者的各量表粗分后，在性别和年龄相应的T分表上查出T分。在各量表位置上加以标明，然后将各量表标点连接，便得到一个量表剖析图。

为了说明量表的相互关系，还可将E和N另作一剖析图。因为无论是内向或外向的人，可以再有情绪稳定或不稳定。因此将X轴为E维度，y轴为N维度，于50处垂直相交，划分四相：即内向，稳定；内向，不稳定；外向，稳定；外向，不稳定。同时画有中间（实线）和倾向（虚线）的划界线。得知某人的E分和N分后，在此剖析图可找到E和N的交点（EN点），便得知此被试者个性特点。

表10-1-1 EPQ答卷

题 号	1	2	3	4	5	6	7	8	9	10
答 案										
题 号	11	12	13	14	15	16	17	18	19	20
答 案										
题 号	21	22	23	24	25	26	27	28	29	30
答 案										
题 号	31	32	33	34	35	36	37	38	39	40
答 案										
题 号	41	42	43	44	45	46	47	48	49	50
答 案										
题 号	51	52	53	54	55	56	57	58	59	60
答 案										
题 号	61	62	63	64	65	66	67	68	69	70
答 案										
题 号	71	72	73	74	75	76	77	78	79	80
答 案										
题 号	81	82	83	84	85	86	87	88		
答 案										

表10-1-2 EPQ记分方式

分量表	题　号
P（23）	−2, −6, −9, −11, −18, 22, 26, 30, 34, −38, −42, 46, 50, −56, −62, 66, 68, −72, 75, 76, 81, 85, −88
E（21）	1, 5, 10, 13, 14, 17, −21, 25, −29, 33, 37, 41, −45, 49, 53, 55, 61, 65, 71, 80, 84
N（24）	3, 7, 12, 15, 19, 23, 27, 31, 35, 39, 43, 47, 51, 57, 59, 63, 67, 69, 73, 74, 77, 78, 82, 86
L（20）	−4, −8, −16, 20, −24, −28, 32, 36, −40, −44, −48, −52, −54, 58, −60, −64, −70, −79, −83, −87

注：正号题选是得1分，选否得0分；负号题相反。

表10-1-3 成人各量表的T分表（P）

年龄 T分	16—	20—	30—	40—	50—	60—	16—	20—	30—	40—	50—	60—	年龄 T分
120				23		20	23			20	23	20	120
115				22		19	22	23		19	22	19	115
110		22~23		20~21		18	21	22		18	21	18	110
105		21	23	19	23	17	19~20	20~21	22~23	17	19~20	17	105
100		19~20	22	18	22	16	18	19	21	15~16	18	15~16	100
95		18	20~21	17	20~21	14~15	17	18	19~20	14	16~17	14	95
90	23	17	18~19	15~16	19	13	15~16	16~17	17~18	13	15	13	90
85	21~22	15~16	17	14	17~18	12	14	15	16	12	14	12	85
80	19~20	14	15~16	13	15~16	11	12~13	13~14	14~15	11	12~13	11	80
75	17~18	12~13	13~14	11~12	14	10	11	12	12~13	9~10	11	9~10	75
70	14~16	11	12	10	12~13	9	10	10~11	11	8	9~10	8	70
65	12~13	10	10~11	9	10~11	7~8	8~9	9	9~10	7	8	7	65
60	10~11	8~9	8~9	8	9	6	7	7~8	7~8	6	6~7	6	60
55	89	7	7	6~7	7~8	5	6	6	6	5	5	4~5	55
50	6~7	5~6	5~6	5	5~6	4	4~5	4~5	4~5	3~4	3~4	3	50
45	3~5	4	3~4	4	4	3	3	3	3~2	2	2	2	45
40	1~2	2~3	2	3	2~3	2	2	1~2	1	1	1	1	40
35		1	1	1~2	1	1	1						35

注：深绿色线左侧为男性、右侧为女性

表10-1-4 成人各量表的T分表（E）

年龄 T分	16—	20—	30—	40—	50—	60—	16—	20—	30—	40—	50—	60—	年龄 T分
85					21								85
80			21		19~20		21	21	21	20~21	21	21	80
75	21	21	19~20	20~21	17~18	20~21	19~20	19~20	19~20	18~19	19~20	19~20	75
70	19~20	18~20	17~18	18~19	15~16	18~19	17~18	17~18	17~18	16~17	17~18	17~18	70
65	17~18	16~17	15~16	16~17	13~14	16~17	15~16	14~15	14~15	14~15	15~16	15~16	65
60	15~16	14~15	13~14	13~15	11~12	13~15	13~14	12~13	12~13	12~13	12~13	13~14	60
55	13~14	12~13	11~12	11~12	10	11~12	11~12	10~11	10~11	10~11	10~11	10~11	55
50	11~12	10~11	9~10	9~10	8~9	9~10	9~10	8~9	8~9	7~9	8~9	8~9	50
45	9~10	7~9	7~8	6~8	6~7	6~8	7~8	5~7	6~7	5~6	6~7	6~7	45
40	7~8	5~6	5~6	4~5	4~5	4~5	5~6	3~5	3~5	3~4	4~5	4~5	40
35	5~6	3~4	3~4	1~3	2~3	1~3	3~4	1~2	1~2	1~2	2~3	2~3	35
30	3~4	1~2	1~2		1		1				1	1	30
25	1~2												25

注：深绿色线左侧为男性、右侧为女性

表10-1-5 成人各量表的T分表（N）

年龄 T分	16—	20—	30—	40—	50—	60—	16—	20—	30—	40—	50—	60—	年龄 T分
85													85
80		23～24		24		22～24							80
75	23～24	21～22	22～24	22～23	23～24	19～21	23～24	23～24	23～24		23～24	23	75
70	20～22	19～20	20～21	19～21	20～22	17～18	21～22	21～22	21～22	22～24	20～22	20～22	70
65	18～19	17～18	18～19	16～19	18～19	15～16	18～20	19～20	18～20	19～21	18～19	18～19	65
60	16～17	15～16	15～17	14～15	15～17	12～14	16～17	16～18	16～17	17～18	15～17	15～17	60
55	13～15	13～14	13～14	11～13	12～14	10～11	14～15	14～15	14～15	14～16	12～14	13～14	55
50	11～12	11～12	11～12	9～10	10～11	8～9	11～13	12～13	11～12	11～13	10～11	10～12	50
45	9～10	9～10	9～10	6～8	7～9	6～7	9～10	10～11	8～10	8～10	8～10	8～9	45
40	6～8	7～8	6～8	4～5	4～6	3～5	6～8	8～9	6～7	5～7	5～6	5～7	40
35	4～5	5～6	4～5	1～3	2～3	1～2	4～5	5～7	3～5	2～4	2～4	3～4	35
30	2～3	3～4	2～3		1		2～3	3～4	1～2	1	1	1～2	30
25	1	1～2	1				1	1～2					25
20													20

注：深绿色线左侧为男性、右侧为女性

表10-1-6 成人各量表的T分表（L）

年龄 T分	16—	20—	30—	40—	50—	60—	16—	20—	30—	40—	50—	60—	年龄 T分
85													85
80													80
75	20～21	21			21		22						75
70	19～20	18～19	19～20	20-21	20	20	20～21						70
65	17～18	17	17～18	18-19	18～19	18～19	19	18～19	18～19	19～20	19～20	19～20	65
60	15～16	15～16	15～16	16-17	17	17～18	16～17	16～17	17～18	18	17～18	17～18	60
55	11～12	13～14	13～14	14-15	15～16	16	14～15	14～15	15～16	16～17	15～16	15～16	55
50	9～10	11～12	11～12	13	13～14	15	12～13	12～13	13～14	14～15	13～14	13～14	50
45	7～8	10	9～10	11-12	11～12	13～14	10～11	11	11～12	13	11～12	11～12	45
40	5～6	8～9	8	9-10	9～10	12	8～9	9～10	10	11～12	9～10	10	40
35	2～4	6～7	6～7	7-8	7～8	11	6～7	7～8	8～9	10	7～8	8～9	35
30	1	4～5	4～5	6	5～6	9～10	4～5	5～6	6～7	8～9	5～6	6～7	30
25		2～3	2～3	4-5	4	8	2～3	3～4	4～5	6～7	3～4	4～5	25
20		1	1	2-3	2～3	7	1	2	2～3	5	1～2	2～3	20
15				1	1	5～6		1	1	3～4		1	15
10						4				2			10
5						2～3				1			5
0						1							0

注：深绿色线左侧为男性、右侧为女性

（三）结果的解释

各量表的T分在43.3～56.7分为中间型，各量表的T分在38.5～43.3分或56.7～61.5分为倾向型，而T分在38.5分以下或61.5分以上为典型型。以内外向为例，T分在43.3～56.7分为中间型，T分在38.5～43.3分为倾向内向，T分在56.7～61.5分为倾向外向，T分在38.5分以下为典型内向，T分在61.5分以上为典型外向。P、N、L量表类推。

第二节　A型行为调查实验

一、目的

通过实验了解受试者的行为类型特征，掌握个别施测的使用方法，能运用组合分析解释测量结果。掌握A型行为类型问卷（type a behavior pattern scale, TABP）人格测验的实施、记分与结果解释方法。

二、材料

A型行为是美国著名心脏病学家弗里德曼（M.Friedman）和罗森曼（R.H.Roseman）于20世纪50年代首次提出的概念。他们发现许多冠心患者都表现出一些典型而共同的特点，如雄心勃勃、争强好胜、醉心于工作但是缺乏耐心、容易产生敌意情绪，常有时间紧迫感等。他们把这类人的行为表现特点称为A型行为类型（TABP），而相对缺乏这类特点的行为称之为B型行为（TBBP）。A型性格被认为是一种冠心病的易患行为模式。冠心病患者中有更多的人是属于A型性格，而且A型性格的冠心病患者复发率高，愈后较差。

三、方法

使用A型行为量表对学生进行集体问卷调查，然后根据积分计算规则，由学生自己评定出各自的A型行为。

四、总结

1.教师指导学生进行评定。
2.结合家人与朋友对自己的认识，分析自己的A型行为。

五、具体实施

A型行为类型问卷。

（一）问卷

姓名：　　性别：　　出生日期：　　职业：　　文化程度：

指导语：请回答下列问题。凡是符合您的情况的就在"是"下面的（　）内打"√"；凡是不符合您的情况的就在"否"下面的（　）内打"√"。每个问题必须回答，答案无所谓对与不对，好与不好。请尽快回答，不要在每个问题上思索太久。回答时不要考虑"应该怎样"，只回答您平时"是怎样的"就行了。

	是	否
1. 我觉得自己是一个无忧无虑、悠闲自在的人？	(　)	(　)
2. 即使没有什么要紧的事，我走路也快。	(　)	(　)
3. 我经常感到应该做的事太多，有压力。	(　)	(　)
4. 我自己决定的事，别人很难让我改变主意。	(　)	(　)
5. 有些人和事常常使我十分恼火。	(　)	(　)
6. 我急需买东西但又要排长队时，我宁愿不买。	(　)	(　)
7. 有些工作我根本安排不过来，只能临时挤时间去做。	(　)	(　)
8. 上班或赴约会时，我从来不迟到。	(　)	(　)
9. 当我正在做事，谁要是打扰我，不管有意无意，我总是感到恼火。	(　)	(　)
10. 我总看不惯那些慢条斯理、不紧不慢的人。	(　)	(　)
11. 我常常忙得透不过气来，因为该做的事情太多了。	(　)	(　)
12. 即使跟别人合作，我也总想单独完成一些更重要的部分。	(　)	(　)
13. 有时我真想骂人。	(　)	(　)
14. 我做事总是喜欢慢慢来，而且思前想后，拿不定主意。	(　)	(　)
15. 排队买东西，要是有人加塞，我就忍不住要指责他或出来干涉。	(　)	(　)
16. 我总是力图说服别人同意我的观点。	(　)	(　)
17. 有时连我自己都觉得，我所操心的事远远超过我应该操心的范围。	(　)	(　)
18. 无论做什么事，即使比别人差，我也无所谓。	(　)	(　)
19. 做什么事我也不着急，着急也没有用，不着急也误不了事。	(　)	(　)
20. 我从来没想过要按自己的想法办事。	(　)	(　)
21. 每天的事情都使我精神十分紧张。	(　)	(　)
22. 就是去玩，如逛公园等，我也总是先看完，等着同来的人。	(　)	(　)
23. 我常常不能宽容别人的缺点和毛病。	(　)	(　)
24. 在我认识的人里，个个我都喜欢。	(　)	(　)
25. 听到别人发表不正确的见解，我总想立即就去纠正他。	(　)	(　)
26. 无论做什么事，我都比别人快一些。	(　)	(　)
27. 人们认为我是一个干脆、利落、高效率的人。	(　)	(　)

	是	否
28．我总觉得我有能力把一切事情办好。	( )	( )
29．聊天时，我也总是急于说出自己的想法，甚至打断别人的话。	( )	( )
30．人们认为我是个安静、沉着、有耐性的人。	( )	( )
31．我觉得在我认识的人之中值得我信任和佩服的人实在不多。	( )	( )
32．对未来我有许多想法和打算，并总想都能尽快实现。	( )	( )
33．有时我也会说人家的闲话。	( )	( )
34．尽管时间很宽裕，我吃饭也快。	( )	( )
35．听人讲话或报告如讲得不好，我就非常着急，总想还不如我来讲呢！	( )	( )
36．即使有人欺侮了我，我也不在乎。	( )	( )
37．我有时会把今天该做的事拖到明天去做。	( )	( )
38．当别人对我无礼时，我对他也不客气。	( )	( )
39．有人对我或我的工作吹毛求疵时，很容易挫伤我的积极性。	( )	( )
40．我常常感到时间已经晚了，可一看表还早呢。	( )	( )
41．我觉得我是一个对人对事都非常敏感的人。	( )	( )
42．我做事总是匆匆忙忙的，力图用最少的时间办尽量多的事情。	( )	( )
43．如果犯有错误，不管大小，我全都主动承认。	( )	( )
44．坐公共汽车时，尽管车开得快我也常常感到车开得太慢。	( )	( )
45．无论做什么事，即使看着别人做不好，我也不想拿来替他做。	( )	( )
46．我常常为工作没做完，一天又过去了而感到忧虑。	( )	( )
47．很多事情如果由我来负责，情况要比现在好得多。	( )	( )
48．有时我会想到一些说不出口的坏念头。	( )	( )
49．即使领导我的人能力差、水平低，不怎么样，我也能服从和合作。	( )	( )
50．必须等待什么的时候，我总是心急如焚，缺乏耐心。	( )	( )
51．我常常感到自己能力不够，所以做事不顺利时就想放弃不干了。	( )	( )
52．我每天都看电视，同时也看电影，不然心里就不舒服。	( )	( )
53．别人托我办的事，只要答应了，我从不拖延。	( )	( )
54．人们都说我很有耐性，干什么事都不着急。	( )	( )
55．外出乘车船或跟人约定时间办事，我很少迟到，如对方耽误我就恼火。	( )	( )
56．偶尔我也会说一两句假话。	( )	( )
57．许多事本来可以大家分担，可我喜欢一个人去干。	( )	( )
58．我觉得别人对我的话理解太慢，甚至理解不了我的意思似的。	( )	( )
59．我是一个性格暴躁的人。	( )	( )
60．我常常容易看到别人的短处而忽视别人的长处。	( )	( )

（二）测验的计分

此量表包含60个题目，分成3个部分。①TH：25题，表示时间匆忙感、紧迫感、做事快等。②CH：25题，表示争强好胜、怀有戒心、敌意和缺乏耐心等。③L：10题，为真实性纠正题。前两部分50题包含了冠状动脉粥样硬化性心脏病患者所具有的性格或行为表现的主要特征，L的10题专门用以测试被试者回答问卷的真实性（表10-2-1）。

表10-2-1 A型行为量表计分表

分量表	回答"是"项目	回答"否"项目
L量表	8、20、24、43、56	13、33、37、48、52
TH量表	2、3、6、7、10、11、19、21、22、26、29、34、38、40、42、44、46、50、53、55、58	14、16、30、54
CH量表	1、5、9、12、15、17、23、25、27、28、31、32、35、39、41、47、57、59、60	4、18、36、45、49、51

（三）结果的解释

每题的回答与以上标准答案相符合者计1分。首先计算L量表，如得分＞7分者表示真实性不大，该问卷作废。L量表得分≤7分者则进一步调查其他两个量表的得分。A型行为量表评定是以TH加CH的得分多少来计算的。得分超过29分为A型行为倾向，30~36分为偏A型，37~50分为A型，27~29分为中间型，19~26分为偏B型，1~18分为B型。

第三节　心理健康量表测验

一、目的

学生通过90项症状自评量表评定出各自的心理健康状况。

二、材料

《症状自评量表（SCL-90）》是世界上最著名的心理健康测试量表之一，是当前使用最为广泛的精神障碍和心理疾病门诊检查量表。该量表对有心理症状（即有可能处于心理障碍或心理障碍边缘）的人有良好的区分能力。适用于测查人群中哪些人可能有心理障碍、某人可能有何种心理障碍及其严重程度如何。本测验适用对象为16岁以上的人群，不适合于躁狂症和精神分裂症。可以评定一个特定的时间，通常是评定1周时间。

三、方法

使用90项症状自评量表对学生进行集体问卷调查，然后根据计分规则，由学生自己评定出各自的心理健康状况。

四、总结

1. 教师指导学生进行评定。
2. 结合分数，分析自己的心理健康状况。

五、具体实施

（一）问卷

90项症状自评量表（表10-3-1）。

表10-3-1 症状自评量表

姓名：　　性别：　　出生日期：　　职业：　　文化程度：

指导语：您好，请您根据最近一周以来自己的实际情况，选择最符合您的一项，并在每题后的5个方格中选择一格，并标记。然后将每题得分填在测验后相应题号的评分栏中，其中"无"记0分，"轻度"记1分，"中度"记2分，"相当重"记3分，"严重"记4分。

	无	轻度	中度	较重	严重
1. 头痛	□	□	□	□	□
2. 神经过敏，心中不踏实	□	□	□	□	□
3. 头脑中有不必要的想法或字句盘旋	□	□	□	□	□
4. 头晕或晕倒	□	□	□	□	□
5. 对异性的兴趣减退	□	□	□	□	□
6. 对旁人责备求全	□	□	□	□	□
7. 感到别人能控制您的思想	□	□	□	□	□
8. 责怪别人制造麻烦	□	□	□	□	□
9. 忘性大	□	□	□	□	□
10. 担心自己的衣饰整齐及仪态的端正	□	□	□	□	□
11. 容易烦恼和激动	□	□	□	□	□
12. 胸痛	□	□	□	□	□
13. 害怕空旷的场所或街道	□	□	□	□	□
14. 感到自己的精力下降，活动减慢	□	□	□	□	□
15. 想结束自己的生命	□	□	□	□	□
16. 听到旁人听不到的声音	□	□	□	□	□
17. 发抖	□	□	□	□	□

(续表)

	无	轻度	中度	较重	严重
18. 感到大多数人都不可信任	□	□	□	□	□
19. 胃口不好	□	□	□	□	□
20. 容易哭泣	□	□	□	□	□
21. 同异性相处时感到害羞不自在	□	□	□	□	□
22. 感到受骗、中了圈套或有人想抓住您	□	□	□	□	□
23. 无缘无故地突然感到害怕	□	□	□	□	□
24. 自己不能控制地发脾气	□	□	□	□	□
25. 怕单独出门	□	□	□	□	□
26. 经常责怪自己	□	□	□	□	□
27. 腰痛	□	□	□	□	□
28. 感到难以完成任务	□	□	□	□	□
29. 感到孤独	□	□	□	□	□
30. 感到苦闷	□	□	□	□	□
31. 过分担忧	□	□	□	□	□
32. 对事物不感兴趣	□	□	□	□	□
33. 感到害怕	□	□	□	□	□
34. 感情容易受到伤害	□	□	□	□	□
35. 旁人能知道您的私下想法	□	□	□	□	□
36. 感到别人不理解您、不同情您	□	□	□	□	□
37. 感到人们对您不友好，不喜欢您	□	□	□	□	□
38. 做事必须做得很慢以保证做得正确	□	□	□	□	□
39. 心跳得很厉害	□	□	□	□	□
40. 恶心或胃部不舒服	□	□	□	□	□
41. 感到比不上他人	□	□	□	□	□
42. 肌肉酸痛	□	□	□	□	□
43. 感到有人在监视您、谈论您	□	□	□	□	□
44. 难以入睡	□	□	□	□	□
45. 做事必须反复检查	□	□	□	□	□
46. 难以做出决定	□	□	□	□	□
47. 怕乘电车、公共汽车、地铁或火车	□	□	□	□	□
48. 呼吸有困难	□	□	□	□	□
49. 一阵阵发冷或发热	□	□	□	□	□
50. 因为感到害怕而避开某些东西、场合或活动	□	□	□	□	□
51. 脑子变空了	□	□	□	□	□
52. 身体发麻或刺痛	□	□	□	□	□
53. 喉咙有梗塞感	□	□	□	□	□
54. 感到没有前途没有希望	□	□	□	□	□

（续表）

	无	轻度	中度	较重	严重
55. 不能集中注意力	☐	☐	☐	☐	☐
56. 感到身体的某一部分软弱无力	☐	☐	☐	☐	☐
57. 感到紧张或容易紧张	☐	☐	☐	☐	☐
58. 感到手或脚发重	☐	☐	☐	☐	☐
59. 想到死亡	☐	☐	☐	☐	☐
60. 吃得太多	☐	☐	☐	☐	☐
61. 当别人看着您或谈论您时感到不自在	☐	☐	☐	☐	☐
62. 有一些不属于您自己的想法	☐	☐	☐	☐	☐
63. 有想打人或伤害他人的冲动	☐	☐	☐	☐	☐
64. 醒得太早	☐	☐	☐	☐	☐
65. 必须反复洗手、点数目或触摸某些东西	☐	☐	☐	☐	☐
66. 睡得不稳不深	☐	☐	☐	☐	☐
67. 有想摔坏或破坏东西的冲动	☐	☐	☐	☐	☐
68. 有一些别人没有的想法或念头	☐	☐	☐	☐	☐
69. 感到对别人神经过敏	☐	☐	☐	☐	☐
70. 在商店或电影等人多的地方感到不自在	☐	☐	☐	☐	☐
71. 感到任何事情都很困难	☐	☐	☐	☐	☐
72. 一阵阵恐惧或惊恐	☐	☐	☐	☐	☐
73. 感到在公共场合吃东西很不舒服	☐	☐	☐	☐	☐
74. 经常与人争论	☐	☐	☐	☐	☐
75. 单独一人时神经很紧张	☐	☐	☐	☐	☐
76. 别人对您的成绩没有做出恰当的评价	☐	☐	☐	☐	☐
77. 即使和别人在一起也感到孤单	☐	☐	☐	☐	☐
78. 感到坐立不安心神不定	☐	☐	☐	☐	☐
79. 感到自己没有什么价值	☐	☐	☐	☐	☐
80. 感到熟悉的东西变成陌生或不像是真的	☐	☐	☐	☐	☐
81. 大叫或摔东西	☐	☐	☐	☐	☐
82. 害怕会在公共场合晕倒	☐	☐	☐	☐	☐
83. 感到别人想占您的便宜	☐	☐	☐	☐	☐
84. 为一些有关"性"的想法而很苦恼	☐	☐	☐	☐	☐
85. 您认为应该因为自己的过错而受到惩罚	☐	☐	☐	☐	☐
86. 感到要赶快把事情做完	☐	☐	☐	☐	☐
87. 感到自己的身体有严重问题	☐	☐	☐	☐	☐
88. 从未感到和其他人很亲近	☐	☐	☐	☐	☐
89. 感到自己有罪	☐	☐	☐	☐	☐
90. 感到自己的脑子有毛病	☐	☐	☐	☐	☐

（二）测验的计分

本心理测验共90个自我评定项目。心理测验的9个因子分别为：躯体化、强迫症状、人际关系敏感、抑郁、焦虑、敌对、恐惧、偏执及精神病性。9个因子含义及所包含项目如下。

1. 躯体化（somatization）　包括1，4，12，27，40，42，48，49，52，53，56，58，共12项。该因子主要反映主观身体不适感。

2. 强迫症状（obsessive-compulsive）　包括3，9，10，28，38，45，46，51，55，65，共10项。主要指那些明知没有必要，但又无法摆脱的无意义的思想、冲动和行为；还有一些比较一般的认知障碍的行为征象也在这一因子中反映。

3. 人际关系敏感（interpersonal sensitivity）　包括6，21，34，36，37，41，61，69，73，共9项。主要指某些个人不自在与自卑感，特别是与其他人相比较时更加突出。在人际交往中的自卑感，心神不安，明显不自在，以及人际交流中的自我意识，消极的期待亦是这方面症状的典型原因。

4. 抑郁（depression）　包括5，14，15，20，22，26，29，30，31，32，54，71，79共13项。苦闷的情感与心境为代表性症状，还以生活兴趣的减退，动力缺乏，活力丧失等为特征。以反映失望，悲观以及与抑郁相联系的认知和躯体方面的感受。另外，还包括有关死亡的思想和自杀观念。

5. 焦虑（anxiety）　包括2，17，23，33，39，57，72，78，80，86，共10项。一般指那些烦躁，坐立不安，神经过敏，紧张以及由此产生的躯体征象，如震颤等。测定游离不定的焦虑及惊恐发作是本因子的主要内容，还包括一项解体感受的项目。

6. 敌对（hostility）　包括11，24，63，67，74，81，共6项。主要从三个方面来反映敌对的表现：思想，感情及行为。其项目包括厌烦的感觉，摔物，争论直到不可控制的脾气暴发等各方面。

7. 恐惧（photic anxiety）　包括13，25，47，50，70，75，82，共7项。恐惧的对象包括出门旅行，空旷场地，人群，或公共场所和交通工具。此外，还有反映社交恐惧的一些项目。

8. 偏执（paranoididefition）　包括8，18，43，68，76，83，共6项。本因子是围绕偏执性思维的基本特征而制订：主要指投射性思维，敌对，猜疑，关系观念，妄想，被动体验和夸大等。

9. 精神病性（psychotieism）　包括7，16，35，62，77，84，85，87，88，90，共10项。反映各式各样的急性症状和行为，有代表性地视为较隐讳，限定不严的精神病性过程的指征。此外，也可以反映精神病性行为的继发征兆和分裂性生活方式的指征。

此外，还有19，44，59，60，64，66，89，共7个项目未归入任何因子，分析时将这7项作为附加项目（additionalitems）或其他，作为第10个因子来处理，以便使各因子分之和等于总分。

SCL-90测验答题纸见表10-3-2。

表10-3-2 SCL-90测验答题纸

F1		F2		F3		F4		F5		F6	
项目	评分	项目	评分	项目	评分	项目	评分	项目	评分	项目	评分
1		3		6		5		2		11	
4		9		21		14		17		24	
12		10		34		15		23		63	
27		28		36		20		33		67	
40		38		37		22		39		74	
42		45		41		26		57		81	
48		46		61		29		72			
49		51		69		30		78			
52		55		73		31		80			
53		65				32		86			
56						54					
58						71					
						79					
合计		合计		合计		合计		合计		合计	

F7		F8		F9		F10		结果处理		
项目	评分	项目	评分	项目	评分	项目	评分	因素分	初分/项目分	T分
13		8		7		19		F1	/12	
25		18		16		44		F2	/10	
47		43		35		59		F3	/9	
50		68		62		60		F4	/13	
70		76		77		64		F5	/10	
75		83		84		66		F6	/6	
82				85		89		F7	/7	
				87				F8	/6	
				88				F9	/10	
				90				F10	/7	
合计		合计		合计		合计				

（三）结果的解释

SCL-90的分析统计主要有以下各项，其中最常用的是总分与因子分。

1.单项分　90个项目的各个评分值。

2.总分　90个单项分相加之和，可反映整体心理健康水平。

3.总均分　又称总症状指数，是将总分除以90。

4.阳性项目数　评分为1~4分的项目数，也等于90减去评为0分的项目数，可反映症状广度，表示受测者在多少项目中呈现"有症状"。

5.阴性项目数　单项分等于0的项目数，即90减去阳性项目数，表示受测者"无症状"的项目有多少。

6.阳性症状痛苦水平　是指总分除以阳性项目数。

7.阳性症状均分　阳性项目数总分/阳性项目数；另一计算方法为（总分－阴性项目数得分）/阳性项目数。表示受测者在所谓阳性项目（即"有症状"项目）中的平均得分，反映受测者自我感觉不佳的项目，其严重程度究竟介于哪个范围。

8.因子分　因子分=组成某因子的各项目总分/组成某因子的项目数。共有十个因子，每个因子反映一类症状，将各因子分纳入一个双轴坐标图即可得到剖面图，也叫廓图，可据此分析各症状的主次轻重；不同时间的廓图比较可动态分析症状变化趋向。

总分超过160分，或阳性项目数超过43项，或任一因子分超过2分，考虑筛查阳性，需进一步检查。

第四节　危机干预的技能训练

一、目的

1.掌握危机干预的技能，能在护理工作中实施干预并取得效果。

2.搜集、整理、分析资料，发现问题；进行评估，情绪、行为，能利用的社会资源等；通过干预措施，达到干预效果。

二、准备

1.学生　按护士标准穿戴帮齐，调整心态，做好定位。

2.场所　教室或宽敞的场所。

三、过程与方法

1.分组　每组学生若干，危机当事人一名，其余扮演危机干预护士，并选出一名组长负责。

2.带教老师讲解　危机干预的技能要求和相关知识，带领学生回忆课中有关内容，讲解典型案例。

（1）与当事人接触时的沟通技巧，并注意搜集有关生活资料。

（2）当事人危机状态的评估：认知、情绪、行为、意图等。

（3）要求当事人合作时的策略。

（4）解除危机的方法。

（5）对以上措施的效果评价。

3.实施演练。

4.组织学生讨论，各组汇报体会。

四、总结

1.带教老师汇总各组演练情况，并进行总结。

2.作业　要求学生写出对实践课的体会。

五、内容

案例1：周先生，31岁，未婚，在化工厂工作。一日夜班，厂房发生爆炸，周先生被掩埋在废墟当中。经抢救，脱离生命危险，但全身重度烧伤，左腿截肢。现患者神志恢复清醒，几天来不愿与任何人交流。

案例2：张某，女，25岁，某企业白领，夫妻感情好。2个月前的一天，其新婚不久的丈夫骑摩托车接她下班，在她单位门前的十字路口与一汽车相撞。她目睹了丈夫被撞后摔下死亡的惨烈场面，当即昏倒在地，经抢救苏醒后，她反复念叨"你是来接我的，我和你一起走""你走了，我活着也没什么意思！"2个月来，还时常念叨这些话。车祸场面挥之不去，不断出现在她的眼前，常常被噩梦惊醒，不敢一人出门，并时常有自杀念头，曾两次割腕被家人劝阻。

案例3：李某，女，43周岁，国企工人，身高约1.60米，体态发育正常，高中文化，再婚家庭，有一养女，无生育史。

李某工作一丝不苟，很要强，性格内向，少言寡语，朋友不多。她曾经离异，后再婚组建新的家庭，丈夫对她非常好，而且二人共同领养一女，现在女儿读初中。2年前一次李某单位体检，X线片提示肺部阴影，以前她也曾感觉不适，咳嗽，但没有重视。这次体检，当拿到诊断单时，她怎么也没有想到自己会得肿瘤。刚开始时候紧张不安，经常失眠焦虑，寝食难眠，同时还怕家人知道自己得了重病，不想让家人一起担忧。她去医院进一步检查，检查结果证实了，她得的是肺癌，无奈无法隐瞒。丈夫得知妻子得了肺癌非常着急，不知道怎么办才好，劝说妻子住院手术治疗，妻子极度痛苦，拒绝任何治疗。李某说："没想到啊！我这是怎么了，怎么摊上这么个病呀，为什么我的人生总是这么不顺啊，老天对我不公啊，说好听了，是肿瘤，谁不知道，这是不治之症啊，这是癌症啊，我的天哪，我该怎么办啊，孩子还太小，不知道我还有多少时间了，我简直要崩溃了……"

案例4：徐某，女，19岁，大一学生，身高161厘米，体态正常，性格内向，无任何器质性病变，父母无人格障碍和其他神经症性障碍，家族无精神疾病历史。父母均是农民，有一个7

岁的弟弟。从小学习非常努力刻苦，成绩优良。

高二时，母亲被诊断为癌症晚期，住院接受化疗。为支付巨额医疗费，父亲变卖家产债台高筑，无力承担三本院校的高额学费。她本想辍学，但在母亲坚持下来校报到。仅有小姨、婶婶等亲戚补贴的一点生活费用，经济极其困难。新学期开学2个月，母亲最终救治无效病逝。学生感到压力巨大、精神紧张、情绪低落；食欲下降、头晕乏力、失眠多梦，曾2次昏厥。最近一直精神恍惚，不自觉流泪，心脏偶有绞痛感，非常痛苦难过，同时又有解脱感、虚无感、痛苦无助，主动来医院寻求帮助。

第五节 心理护理练习

一、目的

1. 能够应用护理程序对患者进行心理问题的评估。
2. 根据评估资料做出护理诊断。

二、准备

1. 学生　按护士标准穿戴整齐，调整心态，做好定位。
2. 场所　教室或宽敞的场所。

三、过程与方法

1. 分组　将班级成员按人数分成6~8人的学习小组。
2. 分组讨论病案，分析病情。
3. 写出该患者的心理问题及原因。
4. 列出心理护理程序。

四、总结

1. 小组派代表发言，同学给予评价。
2. 老师就各组的发言给予综合评价，重点评价应用心理护理程序的方法是否确切。

五、内容

案例1：李先生，男，47岁，身高175cm，体重90kg，企业管理人员，其工资是家庭收入的主要来源。因感觉胸闷、心前区隐隐作痛，到医院就诊，经检查，确诊为"冠心病"，收住院治疗。

患者平素身体健康，有吸烟史，每日10支，因工作关系，经常陪客人吃饭、喝酒。性格特点：争强好胜永不服输，虽然已到中年，工作上一点也不想输给年轻人，但精力和体力有限，只能以消耗健康为代价。自述平素工作紧张，压力大，很少准时下班。住院后，神情紧张、顾虑重重，时刻害怕死亡的来临，所以对医护人员的治疗给予积极的配合。入院3天后，病情虽有所控制，但并未解除担心，表现为情绪低落、悲哀、失眠、食欲减退。

案例2：唐女士，52岁，于入院当日晨练时突然出现口角向左侧偏斜，右侧肢体无力，活动不利，言语不清。急来医院就诊，头部CT显示：脑血栓。

入院治疗。平日每日三餐，每日饮水量约2 000mL。发病以来，患者因咀嚼肌、舌肌等运动障碍而出现吞咽障碍，不思饮食，只少量饮水。平日睡眠规律，有午睡习惯，小便时无尿频、尿急及排尿困难，大便每日1次，无腹泻、便秘，发病后出现尿潴留而留置尿管。平日喜欢户外活动，每日坚持晨练。因女儿工作较忙，患者近2年来和女儿一家同住，每日负责做饭，接送外孙上幼儿园。发病以来，患者卧床，进食、更衣等日常活动均需他人协助。

患者发现高血压3年，最高达200/110mmHg，平日自觉头晕时才服用药物，未规律服药和监测血压。患者50岁绝经，否认药物及食物过敏史，否认家族遗传史，无烟酒嗜好。患者视力、听力正常，无定向力障碍，说话含混不清，语速较慢时方可听清。诉说担心预后不良，情绪较为激动，表现为哭泣，说话更加含混不清。身体评估：体温36.5℃、脉搏76次/分、呼吸18次/分、血压150/90mmHg。身高160cm、体重59kg。心（－）、肺（－）、腹（－）。神经系统检查：神清，构音障碍，眼底动脉硬化Ⅰ级，伸舌左偏，鼓腮不能，咀嚼力弱，右侧面部浅感觉减退，咽反射存在，右侧肢体肌张力偏低，右侧上肢肌力Ⅱ级，下肢近端Ⅳ级，远端Ⅲ级，右侧偏身感觉、振动觉均减退，右侧巴宾斯基征（＋）。

案例3：张女士，27岁，现职文秘，未婚，独居。3年前在本科即将毕业的时候，因为失恋首次发病，表现为整个学期都情绪低落、抑郁，毕业论文答辩几乎无法顺利完成，当时非常绝望甚至企图自杀，后经过治疗康复。最近半个月情绪突然高涨，无心工作，四处逛街，购物挥霍，后穿得花枝招展，戴着彩色帽子，到处惹来奇异目光。一次她的同学陪她上餐厅，她却因小事与服务员吵起来，非常激动，令同学非常尴尬。她还常常在凌晨起床，大声唱歌骚扰邻居，最后该患者被送往医院治疗。

案例4：赵女士，28岁，研究生，未婚，某外企部门主管。在公司组织的一次体检中，发现患有乳腺癌，并已有淋巴结转移，必须立即进行根治手术。患者入院后知道自己的病情，表现为闷闷不乐，寡言少语，不愿意与人交往，对生活缺乏信心。

第六节 护理人员心理品质及其培养练习

一、目的

1. 培养学生的职业心理素质，提高自我的人文素养。
2. 为患者提供更高质量的护理服务。

二、准备

1. 学生 按护士标准穿戴整齐，调整心态，模拟扮演患者、患者家属、护士。
2. 场所 教室或宽敞的场所。

三、过程与方法

1. 分组 将班级成员按人数分成6~8人的学习小组。
2. 分组讨论。
3. 写出护士的心理困扰及原因。
4. 思考护士心理调整的有效途径。

四、总结

1. 小组派代表发言，同学给予评价。
2. 老师就各组的发言给予综合评价，重点评价护理过程中职业道德、护士心理健康对工作和生活带来的影响、护士心理健康维护策略。

五、内容

案例1：一天中午，一个男子抱着孩子气喘吁吁地跑进医院，孩子浑身是血，他把孩子抱到护士站时已经累得说不出话来了。紧跟在他身后的是孩子的母亲，大声痛哭，语无伦次。护士给孩子安排好测量生命体征，并通知医生。一切按照规定程序，有条不紊地进行。

后来孩子的病太重，转入了ICU病房。ICU病房一直是无陪护的，家属只能在病房外的走廊里等着每日一次的探视，孩子的爷爷、奶奶、外公、外婆、爸爸、妈妈都在等候着召唤。每当有护士从ICU出来，他们急忙凑近，想探听孩子的消息。但是护士总是很忙很急，每次出来都有明确的事情办，几乎不多说一句话，办完事立即把门关上，仿佛病房外都是致病菌，都是传染源，多说一句话就多些感染的概率。下班时护士也是匆匆忙忙，即使搭上几句话也是边走边说，从不停留。焦躁的家属没有能力改变医院的探视制度，也不敢谴责医护人员。

一个星期过去了，孩子的病越来越重，孩子的病最终没有治好，孩子的父亲急白了头。当他们一行七八人提着大包小包离开的时候，孩子的父亲走出门又转回来沙哑着嗓子对护士长说："从我儿子入院到去世你们一直很平静。"说到这他把护士站里的每个护士都扫了一眼，接着说："我没有说错吧，天使们？你们中间谁主动关心、主动问候过？我挑不出你们工作中的错误，但是，你们太过冷漠，你们面对的不是患者，是机器！"

这位患者家属的质疑值得我们深思。

案例2：护士小王是一位年轻的精神科护士，在她负责的病区收住一位重症精神病患者，这位患者每日不停谩骂护理人员，而且是不停地叫护士的名字，直到她答应后，再开始指名道姓地骂这个护士。作为精神科的护士，小王能理解患者的行为，但是这种谩骂还是让她很不舒服。随着这种不舒服感觉的加深，上班对于护士小王成了沉重的负担。于是小王去和这位患者的主治医生沟通。可是医生表示，因为该患者是"科研患者（即参与某科研项目的患者）"，正在参与一项新药物的治疗效果试验，医生希望收集到完整全面的数据，不愿意患者中途脱落。因此，目前不能对他采取项目研究内容以外的干预行为。但护士小王意识到患者的这种情况使得自己护理工作的风险增大，感到很焦虑，也很无助。然而回到家里，面对家人和孩子时，小王又不想把工作上的不愉快和压力带到家里，不想因为工作上的烦恼而影响家庭，于是极力压抑自己的情绪，强装平静。这样，负面情绪在家里也不能释放。慢慢地，护士小王的焦虑越来越明显。她开始回避集体活动，疏远同事和朋友，对家人刻薄、挑剔，在工作中对患者也越来越没有耐心，最近还在工作中出了一些小差错，幸亏护士长发现及时，才没有酿成大祸。她开始逐渐需要靠一些药物支持，才能应对日常的工作和生活。

案例3：王护士，29岁，在重症监护病房工作，工作紧张忙碌，休息时间还要参加职称晋升的学习和考试，以及收集资料，撰写论文。孩子刚上幼儿园，而王护士的爱人工作也非常繁忙，无人接送小孩，两人经常因小事发生争吵。近期王护士对工作感到厌烦，注意力不集中，感觉特别疲劳，经常与同事和患者出现矛盾和冲突。

案例4：谢护士，20岁，中专学历，独生子女，父母为普通工人，家庭关系良好，无躯体异常情况。近一个月多月来心情烦躁，情绪低落，晚上失眠，白天没有精神，上班经常出现小差错，特别害怕碰到静脉输液的操作。考虑到护士工作的特殊性，和自己目前这样的状态，只好请假了2周，想休息一下，缓解压力后状态好点后重新上班，但好像没有改善，故前来救助。回忆自小成绩好，在护校理论和技能都是名列前茅，毕业后通过层层考核脱颖而出，被一家三甲医院聘用。工作半年多，自己兢兢业业，手脚勤快，吃苦耐劳，服务态度好，得到护士长、同事的认同和患者的表扬，感觉自己越来越爱这份工作了。可是，一个月前，早上治疗时间，她给一位老病号输液。这个患者的血管不是很明显，穿刺失败。患者当时脸上不是很好看，说："护士小妹，你技术还需要锻炼啊，我来这么多天，每天都是一针见血哦，你今天怎么准备给我来两针了啊。"虽然患者没有大骂，但当时他数落的话语让谢护士很无地自容，别人都能扎进的血管她却扎不进去，所以那次的操作失败让她觉得对自己的自信心伤害很大，甚至怀疑自己是否具有当好护士的能力了。

案例回顾

相信通过本章节的学习，同学们对于王女士的心路历程有了清晰的理解，对于小李护士对恶性肿瘤晚期患者的人文关怀也有更深刻的感悟，也希望大家能根据患者的心理反应特点制定出帮助患者走出困境的心理护理计划。

南丁格尔曾说过，"护士其实就是没有翅膀的天使，是真、善、美的化身"。护士应怀有对生命的敬佑之心，将珍爱生命的爱心化为心理护理实践，提高患者的健康水平，同时也不应忽视对自己生命本身的关注与呵护。心理护理就是根据一定的心理科学原理，采用特定的方法和程序，帮助人们改善心境、消除心理烦恼和促进康复。对于心理护理工作者而言，不但需要具备广泛的心理学知识，更应掌握多种心理干预的实际技能，一些经典的心理治疗方法，同样可以在心理护理工作中选择使用。

参考文献

[1]杨艳杰，曹枫林.护理心理学[M].4版.北京：人民卫生出版社，2017.

[2]刘晓虹.护理心理学[M].3版.上海：上海科学技术出版社，2015.

[3]曹新妹，黄乾坤，金小丰.护理心理学[M].武汉：华中科技大学出版社，2015.

[4]姚树桥，杨艳杰.医学心理学[M].7版.北京：人民卫生出版社，2020.

[5]刘晓虹，李小妹.心理护理理论与实践[M].北京：人民卫生出版社，2012.

[6]吴斌.护理心理学[M].合肥：安徽大学出版社，2011.

[7]张贵平.护理心理学[M].北京：科学出版社，2010.

[8]刘端海，洪珍兰.护理心理学[M].武汉：华中科技大学出版社，2020.

[9]曹新妹，粟幼嵩.护理心理学[M].武汉：华中科技大学出版社，2020.

[10]郝玉芳.护理心理学新世纪[M].3版.北京：中国中医药出版社，2016.

[11]赵慧华，徐筱萍.临床护士职业防护[M].上海：上海科学技术出版社，2017.

[12]黄人健，李秀华.护理学高级教程[M].北京：人民军医出版社，2014.

[13]吴欣娟，杨萃，程云.老年专科护理[M].北京：人民卫生出版社，2019.

[14]化前珍，老年护理学[M].3版.北京：人民卫生出版社，2013.

[15]崔焱.儿科护理学[M].5版.北京：人民卫生出版社，2014.

[16]曹新妹.精神障碍护理[M].北京：人民卫生出版社，2020.

[17]徐丽华，钱培芬.重症护理学[M].北京：人民卫生出版社，2013.

[18]李峥，刘宇.护理学研究方法[M].2版.北京：人民卫生出版社，2018.

[19]黄希庭，郑涌.心理学导论[M].3版.北京：人民教育出版社，2015.

[20]曹新妹，粟幼嵩.护理心理学：数字案例版[M].武汉：华中科技大学出版社，2020.

[21]梅萍萍.护理心理学[M].武汉：华中科技大学出版社，2021.

[22]孙萍，崔秀娟.护理心理学基础[M].2版.北京：人民卫生出版社，2020.

[23]王一然，王奇金.慢性病防治的重点和难点：《中国防治慢性病中长期规划（2017—2025年）》解读[J].第二军医大学学报，2017，38（07）：828-831.

[24]刘晓虹，裴艳等.护理心理学[J].护士进修杂志，2015，30（1）：1-3.

[25]章艳婷，钱新毅，李建军.临终患者尊严死的研究进展[J].护理学杂志，2020，35（7）：15-18.

[26]潘路晨，颜巧元，琚满娣.癌症患者死亡教育研究进展[J].护理学杂，2022，37（1）：103-105.

[27]张莉，张军，黄晓莉.美国妇产科医师协会《优化产后护理》意见解读[J].妇产与遗传（电子版），2017，7（4）：37-39.

[28]林欢，邹雨辰，杨敏霄，等.儿童自我报告及其主要照顾者报告结局一致性研究[J].解放军护理杂志，2020，37（5）：45-48.

[29]方海龙.小儿屏气发作15例临床分析[J].汕头大学医学院学报，2003，16（4）：220-223.

[30]尹国燕，张琪.婴儿屏气发作的家庭环境因素调查分析[J].长治医学院学报，2008，22（3）：185-186.

[31]王晓敏，蔡建新，叶冬兰.小儿情感交叉擦腿综合征治验[J].湖南中医杂志，2012，28（6）：72.

[32]吴洪艳.活体器官移植供体短缺心理因素的分析[J].中国组织工程研究与临床康复，2008，12（18）：3519-3522.

[33]郭祯，黄海，韦林山，等.器官移植术后患者心理健康及影响因素研究进展[J].华南国防医学杂志，2014，28（7）：730-732.

[34]曾铁英，毛秋婷，吴辉.中文版优逝期望量表信效度分析[J].中华现代护理杂志，2016，22（34）：4897-4901.